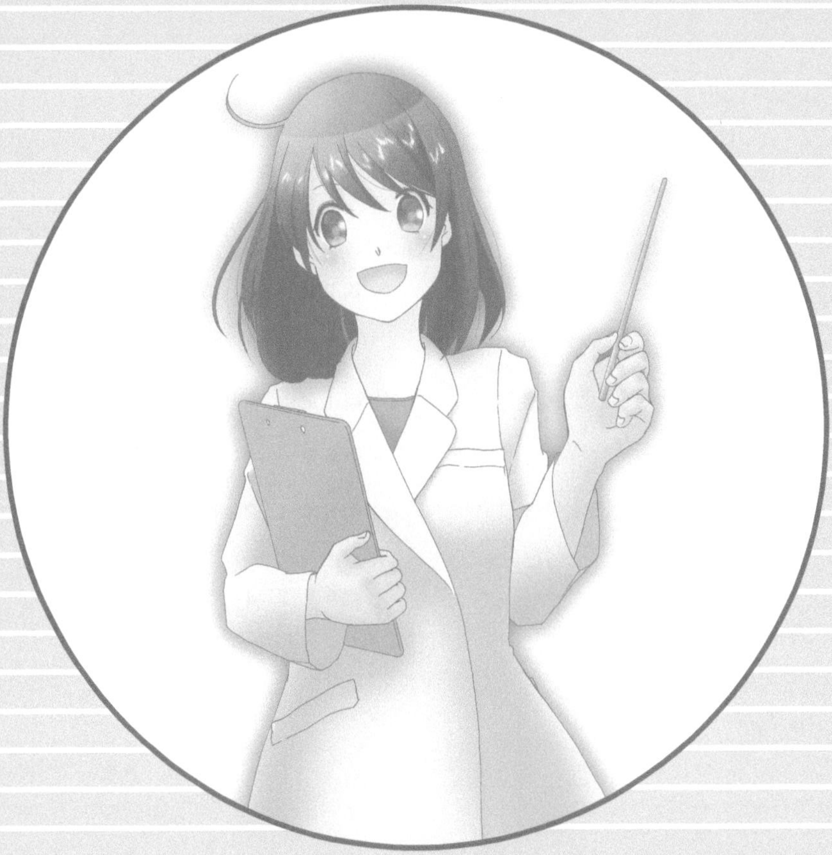

公衆栄養学

地域から国内外までの栄養問題に取り組むために

荒牧礼子・今井絵理　編

化学同人

執筆者一覧

荒牧　礼子	神戸学院大学栄養学部教授	第２章-1～3，第５章-1，2
今井　絵理	滋賀県立大学人間文化学部生活栄養学科准教授	第３章-3，4，第４章
栗山　孝雄	東北生活文化大学家政学部家政学科教授	第１章
黒川　通典	摂南大学農学部食品栄養学科教授	第６章
中出麻紀子	兵庫県立大学環境人間学部食環境栄養課程准教授	第３章-1，2，4～6
東　あかね	京都府立大学名誉教授 京都産業大学保健管理センター所長	第５章-3，4
三好　美紀	青森県立保健大学大学院健康科学研究科国際地域栄養研究室准教授	第２章-4，第３章-7

（五十音順）

ステップアップ栄養・健康科学シリーズ　編集委員

尼子　克己　仁愛大学人間生活学部健康栄養学科教授

北島　幸枝　東京医療保健大学医療保健学部医療栄養学科准教授

中島　　肇　和洋女子大学大学院総合生活研究科教授

（五十音順）

はじめに

公衆栄養学は，地域や職域などさまざまな人間集団を対象として，人びとが健康で望ましい食生活が実現できるよう支援するために行う実践栄養学です．

私たちを取り巻く環境はたえず変化し，管理栄養士・栄養士に求められるニーズも大きく変わってきています．わが国の平均寿命は世界でもトップレベルですが，健康寿命との格差は約10年あるといわれています．この格差を縮小することが医療費・介護費の縮小，強いては健康寿命の延伸につながり，重要になってきます．高齢者が寝たきりでなく自立した生活を営むためには，早期からのサルコペニアやフレイルを予防することが必要不可欠であり，その対策が求められています．

社会のニーズをいち早く捉え，支援体制を具体的に構築するためには，エビデンスに基づき最新のデータを読み取る力，データをまとめて解析する力やマネジメント力が欠かせません．また食の専門家として，国内外の論文などから正しい情報を選別できるスキルも必要でしょう．

2019（平成31）年3月に，管理栄養士国家試験出題基準（ガイドライン）が厚生労働省から報告されました．本書は，このガイドラインに則り，各章で学ぶポイントを押さえ整理しながらわかりやすくまとめました．最新の情報を取り入れ，重要だと考えられる箇所は丁寧に説明しています．公衆栄養学の領域に留まらず，管理栄養士の他領域で履修する項目は，各章の扉ページで記述しました．執筆者は，みな公衆栄養，栄養疫学，公衆栄養活動に長年携わってきた研究者で，管理栄養士養成校で学生たちの教育にも携わっています．

本書は学生たちが，管理栄養士としての知識を総合的に捉えられるよう編集しており，章によっては例題を取り入れるなど，確実に理解し実践に役立つ内容となっています．本書が，広く活用されることを願ってやみません．

最後に，本書の出版にあたり，ご尽力いただいた化学同人編集部の山本富士子氏，上原寧音氏，編集部に深く感謝申し上げます．

2020年2月

執筆者を代表して　荒牧礼子，今井絵理

ステップアップ栄養・健康科学シリーズ
刊行にあたって

栄養士・管理栄養士養成施設には，毎年約20,000人もの学生が入学しています．高校で化学や生物などを十分に学んでこなかったりすると，入学後に始まる講義や実験には戸惑う学生も多いことと思います．理系とあまり意識せず入学してきた学生も少なからずいるようです．

ステップアップ栄養・健康科学シリーズは，やさしく学び始めて，管理栄養士国家試験受験に備えて基礎の力が身につくことを目指す教科書シリーズです．高校で学ぶ化学や生物，数学などの基礎を適宜織り込みながら，学生たちが拒否反応を起こさないように，基礎から理解でき，大学で学ぶさまざまな講義の内容に結びつけて修得できるように構成し，記述にも心がけました．

さらに，別の科目で学んだ内容がまた別の科目にも関連することが思い浮かぶようにもしています．たとえば食品学で学ぶ食品成分の機能と基礎栄養学で学ぶ栄養素の機能，生化学で学ぶ代謝を関連づけられると，臨床栄養学や応用栄養学，栄養教育論で学ぶ栄養療法が理解しやすくなるでしょう．

子どもたちへの食育，若い女性の極端なやせの増加，運動習慣を含む生活習慣に由来する非感染性疾患の増加，超高齢社会のなかでの介護予防や生活支援の必要性などという社会状況を眺めてみても，栄養士・管理栄養士がこのような社会で貢献できる役割はこれからも非常に大きいものといえます．

卒業後にさまざまな施設を始めとした社会で活躍していく学生たちに，大学で基礎となる力をしっかりと身につけて学んでほしい．このような願いをもってシリーズ全体を編集しています．多くの栄養士・管理栄養士養成課程で本シリーズの教科書が役に立てば，これ以上の喜びはありません．

ステップアップ栄養・健康科学シリーズ　編集委員

公衆栄養学　目　次

第1章

公衆栄養の概念

この章で学ぶポイント

★公衆栄養の意義や目的，生態系やコミュニティとの関連について理解しよう．

★公衆栄養活動について，日本の歴史や現在の課題について学ぼう．

★ヘルスプロモーションや自己管理能力，疾病予防の内容を理解し，公衆栄養活動との関連を考えてみよう．

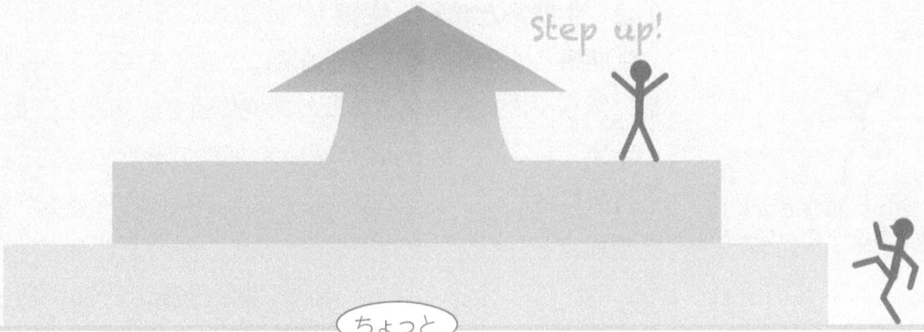

◆学ぶ前に（ちょっと）復習しておこう◆

QOL（quality of life）
人びとが営む生活を，数量で示すことのできる豊かさのみではなく，満足度のように精神的な豊かさを含めて考えること．生活の質，生命の質ともいう．

生態系
その地域に住む生き物の集団と，生き物が住む環境をひとまとまりにして考えること．生き物たちと，生き物を含まない要素が互いに影響しあい，生態系を構成している．

脚気
ビタミンB_1が体内で不足して起こる．現代では，偏食，アルコール依存症などによって発症することが多い．膝蓋腱反射を利用して診断される．

少子・高齢社会
15歳以下の年少人口の割合が低く，65歳以上の老年人口の割合が高い社会．日本は世界と比べても少子・高齢化が進んでいる．

1　公衆栄養の概念

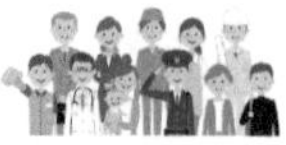

1.1　公衆栄養の意義と目的

人間が生きるうえで望むことは「健康で長生きすること」だろう．その実現を目指すのが公衆衛生である．公衆衛生の「公衆」は不特定多数の「人びと」,「衛」は「まもる」,「生」は「いのち（生命)」を示す．つまり，公衆衛生は，「人びとの命をまもることを追及するもの」といえる．

公衆衛生の方法はさまざまである．たとえば，インフルエンザなどの感染症にかからないために実施する予防接種や，病気にかからないよう健康教育を受けること, ストレス解消の手段を見つけることなどがあげられる．

これら公衆衛生活動のうち，栄養の点から不特定多数の人びと（集団）を対象に，健康の保持･増進を目指すのが**公衆栄養**である．公衆栄養では，人が日常生活を営んでいる集団レベル（居住地域レベル，市町村レベル，都道府県レベル，あるいは学校や職域など）で，人びとの食事の内容や栄養摂取状況を把握し，栄養面のサポート（栄養指導や栄養教育）を通じて栄養改善を行うことにより，対象者の健康状態，栄養状態の改善と向上を目指す．さらに，公衆栄養を学問として追及するのが**公衆栄養学**である．また，さまざまな地域や地域住民など集団を対象に，公衆栄養に関する活動を健康面や栄養・食生活に関する課題を，栄養改善の視点から展開することを**公衆栄養活動**という．

公衆栄養，公衆衛生ともに，対象となる人びとの **QOL**（quality of life：**生活の質**）の向上を図ることを目的としている．

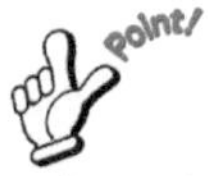

健康の三本柱

健康の保持･増進のためには，運動･栄養・休養が必要な要素である．具体的には，運動では，ジョギングやウォーキングなどの運動やスポーツ，家事などの日常動作である身体活動を行い，栄養では，１日３食の食事を栄養のバランスよく規則的にとり，休養では肉体的，または精神的な疲れをとるために心身を休めることで，健康を保持し，増進させることを目指す．

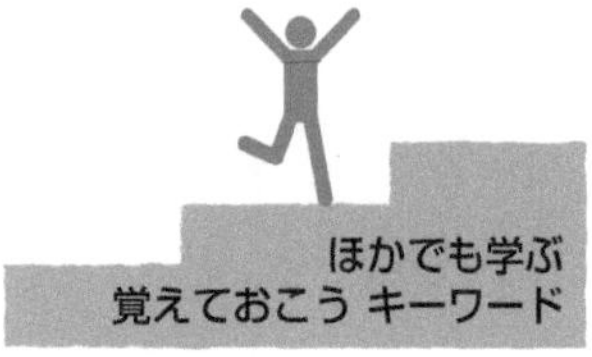

集団レベル
➡栄養教育論

1.2　生態系と食料・栄養

生態系とは，自然界のある地域に生息するすべての生物と，それらの生活に関与する気候や温度などの環境要因を一体として捉えたものである．いい換えれば，生物と自然環境との関係である．

自然環境には，小型の草食動物が土地に生えている草を食べ，大型の肉食動物はその小型の草食動物を食べるといった流れが存在する．このような，「食べる，食べられる」関係を**食物連鎖**という．

植物以外の人間を含む生物が生きるためには，エネルギーや栄養素をもつ食べ物を摂取して，体内に取り込む必要がある．これは，生態系の一部を食料として食べることでもある．

つまり，公衆栄養活動を展開する際には，生態系を考慮した活動が必要である．また，学問として公衆栄養学を学ぶ際も，生態系の存在を意識できることが大切である．

公衆栄養活動や食育活動の際に使用するいい回しの１つに，「食べることは生きること．生きることは食べること．」という言葉がある．この言

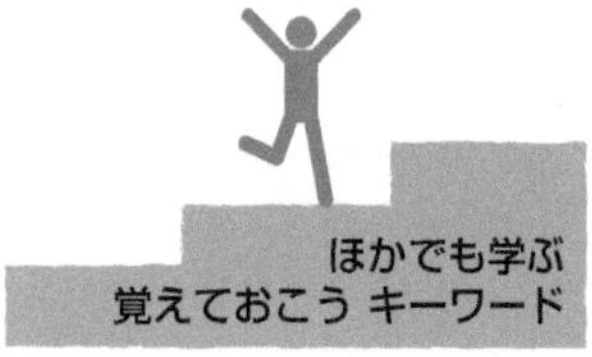

食物連鎖
➡食べ物と健康

表 1.1　保健・医療・福祉・介護分野と対象

分　野	対　象
保健分野	地域保健，学校保健，産業保健など
医療分野	病院，診療所などの医療機関など
福祉分野	児童福祉，障がい者福祉，高齢者福祉など
介護分野	介護保険制度，高齢者福祉など

葉は，公衆栄養と生態系の関係を考える際にも役に立つ．

1.3　保健・医療・福祉・介護システムと公衆栄養

公衆栄養は，さまざまな地域や職域などの集団を対象に活動を行う．とくに地域住民を対象として活動する場合，地域には乳児から高齢者まで，幅広い年齢層の住民が存在する．また，住民の健康状態，食生活や栄養摂取状況などにも個人差がある．

個人差
第 4 章を参照.

管理栄養士や栄養士が公衆栄養活動を展開する際には，保健，医療，福祉，介護の各分野（表 1.1）との連携・協働が必要である．

人びとの生活は，これらの分野が入り組んで成り立っている．また，各分野には，専門的な知識や技術を用いて当該分野で活躍する専門職や関係者がいる．例として，保健分野の保健師，医療分野の医師や歯科医師などがあげられる．管理栄養士や栄養士は，「食や栄養」の視点から公衆栄養活動に取り組むことになる．そのとき，保健・医療・福祉・介護分野の専門職や関係者と連携・協働することで，対象とする地域住民や集団を幅広い視点から，多面的かつ包括的に捉え，健康の保持・増進に取り組み，最終的に QOL（生活の質）の向上へと展開することが可能となる．

1.4　コミュニティと公衆栄養活動

管理栄養士や栄養士が公衆栄養活動を行う地域には，図 1.1 のようなさまざまな**コミュニティ**が存在する．

コミュニティとは，居住地域や健康に関する問題点，価値観をはじめ，なんらかの共通性をもった人びとの集まりである．人びとは，複数のコミュニティに属していることが多い．公衆栄養活動は，これらのコミュニティを対象として行われる．その際，コミュニティの組織化，なかでも地域住民の自主的・主体的な参加によるコミュニティ・オーガニゼーション（地区組織活動）が重要である．**コミュニティ・オーガニゼーション**とは，地域住民が従来「個人が取り組んでいた健康に関する問題」を，「コミュニティで取り組み解決し，同時にその過程で，住民同士の組織化を進めていく」という考え方である．

コミュニティ・オーガニゼーションが実現するほど，その地域の**ソーシャ**

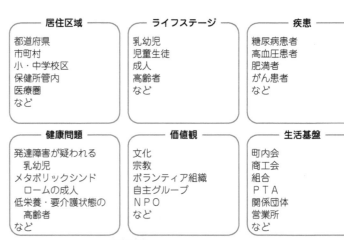

居住区域
都道府県
市町村
小・中学校区
保健所管内
医療圏
など

ライフステージ
乳幼児
児童生徒
成人
高齢者
など

疾患
糖尿病患者
高血圧患者
肥満者
がん患者
など

健康問題
発達障害が疑われる乳幼児
メタボリックシンドロームの成人
低栄養・要介護状態の高齢者
など

価値観
文化
宗教
ボランティア組織
自主グループ
ＮＰＯ
など

生活基盤
町内会
商工会
組合
ＰＴＡ
関係団体
営業所
など

図 1.1　コミュニティの種類

参考：井上浩一，草間かおる，村山伸子，『公衆栄養学』〈サクセス管理栄養士講座〉第一出版（2014），p. 3 より改変．

ル・キャピタル（人と人とのつながり，人間関係の豊かさなど，地域の結束力を表す概念）も高まる．一般的に，ソーシャル・キャピタルが高い地域は，住民の健康度も高いといえる．

2　公衆栄養活動

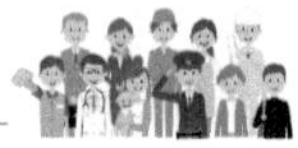

2.1　公衆栄養活動の歴史

(1) 日本の公衆栄養活動のはじまり　–明治時代の脚気対策–

日本の公衆栄養活動は，明治時代の脚気対策がはじまりである．脚気は，日本では江戸時代に江戸（東京）を中心に，白米を好んで食べていた富裕層の間で大流行したといわれており，「江戸患い」ともよばれていた．

明治時代の脚気対策において対象となったのは，軍隊（軍人たち）であった．1884（明治17）年，海軍軍医の**高木兼寛**（1849 ～ 1920年）は，脚気が多発していた海軍で，軍艦乗務員の食事を見直した．具体的には，ふだんの食事内容を，白米に麦を加えたものに変更した．加えてたんぱく質を多く含む肉，野菜などを取り入れた．その結果，軍隊で脚気を発症する者は減少し，脚気が原因で死亡する者はいなくなった．高木がとった脚気対策は，管理栄養士や栄養士が行う栄養改善そのものである．

同じ頃，陸軍軍医の森林太郎〔森 鴎外（1862 ～ 1922年）〕は，脚気の原因について，当時の日本の医学界の主流を占めた伝染病説より検討した．森は，1886（明治19）年に著した「日本兵食論」においても，これまでの日本の食生活を肯定し，高木のように食事を見直すことは考えていなかった．しかし，高木，森とも，脚気の発症原因を解明するには至らなかった．

その後1910（明治43）年，**鈴木梅太郎**（1874 ～ 1943年）が米ぬかか

Point!
高木兼寛
現在の宮崎県宮崎市出身．
生涯「病気を診ずして病人を診よ」の精神を大切にした．語学，経済，経営，教育，政治の方面にも明るく，開拓者，芸術家，宗教家としての顔ももつ．

Point!
「日本兵食論」
森 鴎外，鴎外全集第17巻，鴎外全集刊行会，1924（大正13）年．

Point!
鈴木梅太郎
現在の静岡県牧之原市出身．
ビタミン B_1 を抽出することに成功し，オリザニンと名付けた．そのほか人工合成酒を工業化するなどした．

ら脚気予防に有効な物質である**オリザニン**（**ビタミン** $\mathbf{B_1}$）を発見した．高木，森，鈴木の脚気対策は，日本の公衆栄養活動の原点になったともいえるだろう．

(2) 栄養士の誕生　–大正時代–

佐伯 矩（1876 ～ 1959 年）は 1914（大正 3）年に，私立の栄養研究所を設立した．佐伯は米国で学んだ栄養学から，栄養改善の必要性を感じていた．佐伯は，1920（大正 9）年に内務省が創設した国立栄養研究所（現在の**国立研究開発法人医療基盤・健康・栄養研究所　国立健康・栄養研究所**）の初代所長に就任している．1924（大正 13）年には，私立の栄養学校を設立し，栄養指導者の養成を開始した．1926〔大正 15（昭和元）〕年には，栄養学校の第 1 回卒業生が**栄養技手**として，給食管理や栄養教育などの活動に携わった．この栄養技手こそ，現代の栄養士である．

(3) 公衆栄養活動の発展　—昭和時代～現在—

1929（昭和 4）年には，内務大臣名で国民栄養改善についての指示があり，それ以降，栄養士が各地方庁に配置され，栄養改善運動の展開，栄養知識の普及啓発が行われた．

1937（昭和 12）年，保健所法が制定され，保健所業務のなかに栄養改善指導が取り入れられた．また，保健所に栄養士が配置され，地域住民の栄養指導にあたった．なお，保健所法は，1994（平成 6）年に**地域保健法**に改正されている．

1938（昭和 13）年には厚生省（現在の厚生労働省）が設置され，栄養行政は厚生省の所管となった．同時に，国立栄養研究所は内務省から厚生省に移管された．

太平洋戦争（第二次世界大戦）が終戦を迎えた 1945（昭和 20）年以降，日本の公衆栄養活動に関する行政，組織，法規，制度は大きく発展した．同年 12 月，連合軍最高司令部（**GHQ**）の指令に基づき，東京都内で一般住民を対象とした栄養摂取状況調査と身体状況調査が実施された．この調査が，現在の国民健康・栄養調査のはじまりである．同調査は後年，全国規模で実施されるようになった．

1947（昭和 22）年には**栄養士法**が公布され，栄養士の資格が法制化された．さらに同年には保健所法が全面改正され，保健所に栄養士を配置することが規定された．1952（昭和 27）年には**栄養改善法**が公布され，栄養改善活動が法的に規定された．栄養改善法は，2002（平成 14）年の**健康増進法**の公布に伴い，廃止されている．

1950 年代に入ると，財団法人日本食生活協会が制作した**栄養指導車**（キッチンカー）が登場した（図 1.2）．栄養指導車は，バスの後部に調理施設を設置した車両で，まず 1954（昭和 29）年に東京都に登場した．その後，全国各地を巡回し，栄養指導や栄養に関する知識の啓発普及，栄養

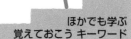

ほかでも学ぶ　覚えておこう キーワード

鈴木梅太郎によるオリザニンの発見
➡基礎栄養学

Point!

佐伯　矩

現在の愛媛県西条市の出身．栄養学を学問として独立させた．また「三輪説（栄養とは「健康の根本」「経済の基礎」「道徳の泉源」であるとする説）」を提唱．ほか，1 日 3 食をバランスよくとることの重要性を毎回完全食にて示した．

Point!

栄養士法

栄養士・管理栄養士の定義と免許などを規定している．2000(平成 12) 年に改正され，改正によって栄養士と管理栄養士の業務上の違いを明確に位置づけた．また，管理栄養士が登録制から免許制となった．

Point!

栄養改善法

1952(昭和 27) 年に制定．その後この法律の改正に伴って，大規模集団給食施設への管理栄養士の配置努力が制定される．2002(平成 14) 年まで国民健康・栄養調査はこの法律に基づき実施されていた．

Point!

健康増進法

栄養改善法に代わって 2003(平成 15) 年に施行された．おもに管理栄養士・栄養士が関連する規定内容には，①健康増進事業実施者の責務，②市町村による生活習慣相談などの実施，③国民健康・栄養調査の実施，④特定給食施設に対する栄養管理，都道府県知事の行為 (施設の設置者に対する指導・助言・管理栄養士必置施設の指定)，⑤特別用途表示の許可，⑥食事摂取基準の策定，栄養表示基準，などがあげられる．

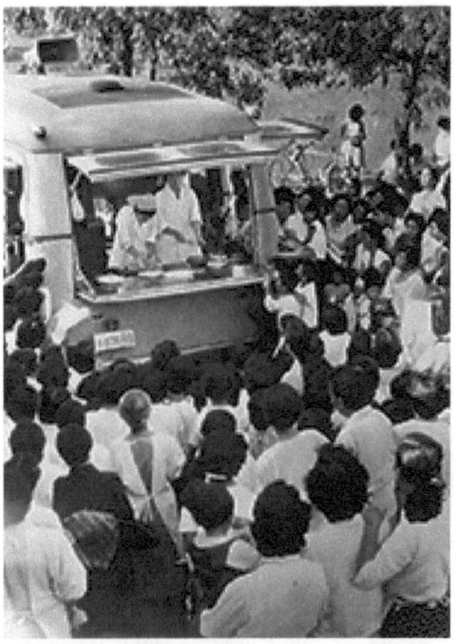

図 1.2　栄養指導車（キッチンカー）
社団法人日本栄養士会,『社団法人設立 50 周年記念誌』, 日本栄養士会（2009）.

改善活動に貢献した.

1962（昭和 37）年に栄養士法が一部改正され，管理栄養士制度が創設された.

1978 年，国民の総合的な健康づくりを目指す「**第 1 次国民健康づくり対策**」が開始された．この対策は，1978（昭和 53）～ 1988（昭和 63）年までの 10 年間の実施期間で行われた．同対策は，第 2 次「**アクティブ 80 ヘルスプラン**」(1988 年～)，第 3 次「21 世紀における国民健康づくり運動（**健康日本 21**）」〔2000（平成 12）年～〕, 第 4 次「**健康日本 21（第二次）**」〔2013（平成 25）年～〕と変遷を繰り返しながら継続的に実施されている．扱う内容には，栄養・食生活に関する項目とその現状値，目標値が示されている.

2000 年代に入ると，食育が重要視されるようになった．日本では，2004（平成 16）年に**栄養教諭**の免許制度が創設された．栄養教諭は，栄養に関する専門性と教育に関する資質をあわせもち，学校における食育の中心的役割を担う．また，2005（平成 17）年には**食育基本法**が公布され，食育の重要性が法律で示された.

ほかでも学ぶ
覚えておこう キーワード

栄養教諭
➡栄養教育論

ほかでも学ぶ
覚えておこう キーワード

食育基本法
➡栄養教育論

国家試験ワンポイントアドバイス

公衆栄養学に関する歴史は深く広い．本章では紹介しきれなかった出来事については，本書のほかの章やほかの成書などを活用し，知識を整理し，かつ深めたい.

2.2　生態系保全のための公衆栄養活動

生態系と公衆栄養の関係については，本章の「1　公衆栄養の概念」において，次の 2 点を示した.

・人間を含む生物が生きるために食物をとることは，生態系の一部を食料として食べること.
・公衆栄養活動を展開する際には，生態系を考慮した活動が必要であること.

これらの2項目に関して，地球レベルでの生態系の保全を考えるには，工業の発展などに伴う大気，水，土壌の汚染，さらには地球温暖化など，さまざまな環境問題の把握が不可欠である．

日本の問題点について公衆栄養に関する点から捉えると，食料自給率の低下や食品ロスの状況などが報告されている．これらの対策として，**地産地消**や**フードマイレージ**を意識した食料の購入などがあげられる．また，**食生活指針**〔2016（平成28）年一部改正〕の第9項において，食料資源や環境問題を扱った内容が示されている．これらは，生態系保全のための公衆栄養活動に結びつくものである．

ほかでも学ぶ 覚えておこう キーワード

地産地消
➡食べ物と健康

ほかでも学ぶ 覚えておこう キーワード

フードマイレージ
➡食べ物と健康

食生活指針
第2章を参照.

2.3　地域づくりのための公衆栄養活動

「地域づくり」という言葉から，地域住民がある一定のまとまりで存在する地域について，「健康な地域づくり」を目指すことを目標として公衆栄養活動を行う．なお，「地域」には，さまざまな集団レベルがある．「1.1 公衆栄養の意義と目的」でも触れたように，住民が居住し，日常生活を送っている地区レベル，市町村レベルや都道府県レベル（地方自治体レベル），さらに状況によっては，国レベルを地域と捉えることも想定される．本章の地域の集団レベルは，地区・市町村・都道府県のレベルで考えることとする．

公衆栄養活動は，**アセスメント**と**PDCAサイクル**〔**アセスメント**（**Assessment**）・**計画**（**Plan**）・**実施**（**Do**）・**評価**（**Check**）・**改善**（**Act**）を繰り返しながら継続的に実施し，状況の改善，課題の解決を目指す流れ〕の流れにそって展開される．また，このときのアセスメントからPDCAサイクルの改善（A）までの一連の流れを，**公衆栄養マネジメント**という．

アセスメントとPDCAサイクル〔アセスメント（Assessment）・計画（Plan）・実施（Do）・評価（Check）・改善（Act）
第4章を参照.

まず，アセスメントで，対象地域や地域住民の実態を把握し，健康面や栄養・食生活に関する課題を明確化する．そのうえで，課題解決のための目標を設定し，そのための方法を考え，準備をする．この課題解決のための事業をつくる流れが計画（P）である．入念に計画を立てたうえで，事業を実施（D）する．実施後に，評価（C）を行う．課題解決のために実施した事業について，成果のみられた点，改善が必要な点を把握する．改善（A）が必要な点については，事業の修正を行う．そのうえで，次の事業の計画へ発展させる．

公衆栄養活動は，5年間，あるいは10年間など，ある程度の期間をかけて繰り返し実施したうえで，課題の解決に至ることが多い．

地域づくりのための公衆栄養活動を展開するためには，公衆栄養マネジメント，PDCAサイクルの流れに沿って実施することが重要である．さらに，先述のコミュニティ・オーガニゼーション（地区組織活動）やソーシャル・キャピタルについても考え，事業を計画するのが望ましい．

2.4　ヘルスプロモーションのための公衆栄養活動

(1) ヘルスプロモーション

「人びとが自己の健康をコントロールし，改善することができるようにするプロセス」という健康に関する概念である．1986（昭和61）年に世界保健機関（**WHO**）がカナダのオタワで開催した国際会議において，**オタワ憲章**として定義された．

なお，「人びとが自己の健康をコントロールし，改善することができる」とは，「人びとが自らの健康づくりに取り組めるような状態」といえる．

ほかでも学ぶ 覚えておこう キーワード

オタワ憲章
➡臨床栄養学，栄養教育論

(2) ヘルスプロモーションの戦略

① **唱道**（advocacy）

健康問題に関連するすべての分野に働きかけ，健康に導くよう行動すること．

② **能力の付与**（enabling）

健康のための知識や技術を，すべての人に平等に伝えること．

③ **調停**（mediation）

健康に関連するすべての部門の協力を促進すること．

(3) ヘルスプロモーションの展開

グリーンらは1991（平成3）年に，「ヘルスプロモーションとは，健康的な行動や生活状態がとれるように教育的かつ環境的なサポートを組み合わせることである．」と述べている．

つまり，**ヘルスプロモーション**はQOL（生活の質）の向上を目的とし，

Point!

グリーン (L.W.Green)
プリシードモデル (1981年) の発明者．健康教育の方法をプリシード・プロシードモデルによって体系づけた．プリシードは，1986年のオタワ憲章をうけて，プロシードという要因が新しく加わり，プリシード・プロシードモデルとなる．

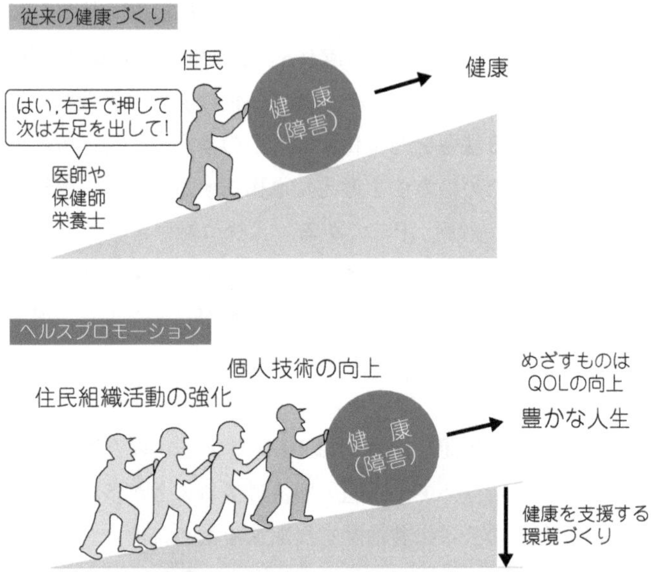

図1.3　ヘルスプロモーションの概念

注1　上の図は従来の健康づくりを表しており，下の図がヘルスプロモーションを表している．
八倉巻和子，井上浩一 編著，『五訂公衆栄養学　第2版』〈Nブックス〉，建帛社（2017），p. 11.

人びとへの健康教育の実施，ならびに健康を支援する政策の実施や環境の整備などにより展開される．以上の内容をまとめたのが図 1.3 である．

従来の健康づくりでは，ヘルスプロモーションとは異なり，住民個人に対して医師や保健師，栄養士が健康に関する知識や技術を提供していた．住民はその指示や教えにしたがい，ひとりで健康づくりを行っていた．

(4) ヘルスプロモーションの実現と活動方法

ヘルスプロモーションに関する活動は，次の５つの項目が連携することによって可能となる．

① 健康的な公共政策づくり
② 健康を支援する環境づくり
③ 地域活動の強化
④ 個人の技術・技能の開発
⑤ ヘルスサービス内容の刷新

2.5 住民参加

ヘルスプロモーションの概念（図 1.3）でも示したように，人びとが健康になるためには，自分だけではなく地域の人びとと，ともに地域全体で取り組むことが必要である．

これらの点から公衆栄養活動を展開する際には，**住民参加**が重要である．住民参加により，健康に関する**住民組織活動**が強化される．その結果，地域住民の健康状態や栄養状態の改善・向上につながり，さらにはQOLの向上がもたらされる．

2.6 自己管理能力のための公衆栄養活動

ヘルスプロモーションを進めるうえで，重要な考えの１つとして**自己管理能力（エンパワーメント）**があげられる．エンパワーメントは，ヘルスプロモーションと同様にオタワ憲章で示された．

「エンパワーメントとは，人びとや組織，コミュニティが，自分たちの生活をコントロールする能力を獲得するプロセスである」と定義されている．これは，「住民や組織，コミュニティが抱えるさまざまな問題を，国や地方自治体などの第三者に委ねるのではなく，主体的に自分たちの生活の変革を目指し，自己管理能力を獲得するプロセスである」と示唆している．

エンパワーメントには，次の３つのレベルが存在する．

① 個人レベル

個人が自分の生活に対して意思決定をし，生き方をコントロールできる能力を向上させる．

② 組織レベル

個人が組織の構成員として情報や権限を共有し，意思決定のうえ，組織活動の計画・実施・評価を展開するためのマネジメント能力を向上させる．

③ コミュニティレベル

コミュニティ内の個人や組織が，さまざまなスキルや資源を用いて，コミュニティ内の管理能力を高め，社会ニーズを実現するための集団としての取組みを展開すること．

これら各レベルが相互に関連することにより，「個人－組織－コミュニティ」のエンパワーメントを高めていくことにつながる．さらに，エンパワーメントが高まると**ソーシャル・キャピタル**が育まれて，地域における主体的な組織活動の促進に結びつく．この流れは，公衆栄養活動においても，地域住民の健康に関する活動への主体的参加から，最終的には地域住民の QOL（生活の質）の向上に発展することに沿っている．

2.7　ソーシャル・キャピタルの醸成と活用

ソーシャル・キャピタルとは，人と人とのつながり，人間関係の豊かさなど，地域の結束力を表す概念である．コミュニティ・オーガニゼーションが実現するほど，その地域のソーシャル・キャピタルは高まる．また，エンパワーメントが高まるとソーシャル・キャピタルが育ち，地域における主体的な組織活動の促進に結びつく．

わが国では，2012（平成 24）年 7 月に実施された地域保健法の基本指針の一部改正の事項として，「ソーシャル・キャピタルを活用した自助および共助の支援の推進」が提示された．これは，地域保健対策の推進にあたっては，地域のソーシャル・キャピタルを活用し，住民による共助への支援を推進することを示している．実際に，ソーシャル・キャピタルを活かした健康づくりや自主組織の育成などに着手した自治体もみられる．

表 1.2　疾病予防の種類と特徴

種類	疾病の自然史	段階		例
一次予防	発症前段階	第一段階	健康増進	健康教育，栄養指導
		第二段階	特異的予防	予防接種，アレルゲン対策
二次予防	発症段階	第三段階	早期発見・早期治療	がん集団検診，人間ドック
	不顕性期～顕性期	第四段階	重症化予防	糖尿病患者に対する栄養指導
三次予防	発症段階		再発防止	腎不全患者に対する人工透析
	顕性期～回復期	第五段階	リハビリテーション	機能回復訓練，作業療法

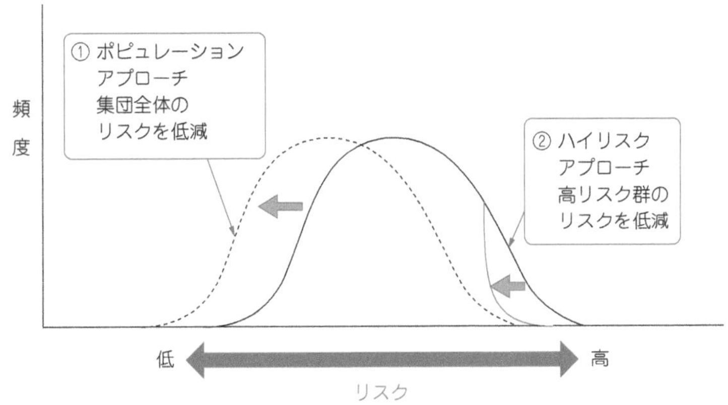

図 1.4 ポピュレーションアプローチとハイリスクアプローチ
医療情報科学研究所,『公衆衛生が見える 2018-2019』, メディックメディア (2018), p. 5.

2.8 疾病予防のための公衆栄養活動

(1) 疾病予防の考え方，一次予防，二次予防，三次予防

疾病予防には，次の3つの段階がある．また，表 1.2 に，疾病予防の種類と特徴を示す．

① 一次予防

健康な状態のときに，疾病にかからないよう未然に防ぐこと．

② 二次予防

疾病にかかった(発症した)場合，早期に発見し，早期に治療すること．

③ 三次予防

疾病発症後のリハビリテーションや，障害が残った場合の社会復帰のように，再発や障害の進行を防ぐこと．

現在の日本では，がんをはじめとする生活習慣病の発症，ならびに死亡が問題となっている．生活習慣病の発症には，食生活や食習慣，栄養摂取状況が密接に関係している．その発症予防のための公衆栄養活動は，今後ますます重要になることが予想される．

(2) ポピュレーションアプローチとハイリスクアプローチ

公衆栄養活動で疾病予防を扱う際には，対象とする集団への健康面，栄養面に関する働きかけが重要である．そのためのアプローチとして，次の2つがあげられる (図 1.4)．公衆栄養活動においては，これら2つのアプローチを組み合わせて取り組むことが重要である．

① ポピュレーションアプローチ

対象とする集団全体を好ましい方向に移動させる方法．集団全体のリスクファクター（危険因子）を低下させる．

② ハイリスクアプローチ

対象とする集団において，疾病を発生する高いリスクをもった者に対象

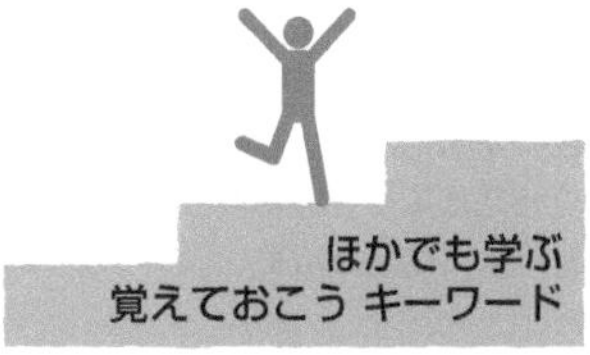

一次予防，二次予防，三次予防
➡社会・環境と健康，栄養教育論

国家試験ワンポイントアドバイス

公衆衛生学の教科書では，「疾病の自然史」という内容で扱われる．ポイントは，予防の種類と特徴，例を正確に理解することが大事である．

国家試験ワンポイントアドバイス

ポピュレーションアプローチ，ハイリスクアプローチの特徴とちがいを理解しよう．

を絞り込み，そのリスクを軽減する方法．

2.9　少子・高齢社会における健康増進

現在の日本は，出生数の減少による少子化と，食生活や衛生面をはじめとする生活環境の改善や医学の発展により，平均寿命の延伸による高齢化が進行している．

日本では，少子・高齢社会に対応するさまざまな政策，制度が制定されている．ここでは，少子・高齢社会における健康増進に関して，公衆栄養活動を行ううえで課題となる点について考えてみたい．

(1) 少子社会における課題

日本では近年，**子どもの貧困**が問題になっている．厚生労働省の国民生活基礎調査によると，2018（平成30）年の子どもの貧困率は13.5％であり，7人に1人が貧困状態であるという結果になった．2012（平成24）年の同調査の結果より2.8％改善されたものの，子どもの貧困には継続して対応する必要がある．日本では，2013（平成25）年に「**子どもの貧困対策の推進に関する法律**」が制定された．

家庭の経済的な理由で勉強や進学が思うようにできない，食事が食べられない，医療機関を受診できないなど，厳しい状況におかれた子どもが存在する．このような状況に対して，自治体やNPO法人による就学支援，ボランティアなどによる**こども食堂**など，子どもが直面する問題に対する

Point!

貧困率

国内において，所得が低く経済的に貧しい状態にある世帯の割合を示す．相対的貧困率と絶対的貧困率の2つがある．相対的貧困率は，全国民一人ひとりの所得を計算して高い順番に並べたとき，真ん中の所得の半分（貧困ライン）に満たない人の割合を示す．絶対的貧困率とは，生きるために最低限必要となる収入がない人の割合を示す．

Column

こども食堂

子どもに無料または数百円程度で食事を提供する活動である．2012年に東京で始まり，その後，全国に拡大した．2023（令和5）年2月の時点で，全国に7,363か所が存在する．

ボランティアやNPO団体などが，地域の公民館や児童館，休業日の飲食店などで実施している．子どもだけの利用が可能である．開催頻度は主催者によって異なり，週に1回，1〜2か月に1回とさまざまである．活動名を「こども食堂」とせずに「ワクワク食堂」などとして，子どもへの食事提供のみならず地域住民にも開放し，地域のつながりの場として活動しているケースも見られる．2020年の新型コロナウイルス感染症の拡大にともない，食事の提供を弁当や食材等の配布（フードパントリー）などの活動にかえ，続けている食堂もある．

こども食堂ネットワーク
kodomoshokudou-network.com/
NPO法人 全国こども食堂支援センターむすびえ
musubie.org

取組みも広がっている．

公衆栄養活動を行ううえでも，このような現状を考慮し，子どもや家庭，学校，地域や自治体などとの連携を密にして活動を行う必要がある．

(2) 高齢社会における課題

日本の高齢者に関する公衆栄養関係の問題では，**低栄養**があげられる．加齢に伴う歯の喪失，嚥下機能や消化・吸収機能の低下，身近な場所に買い物のできる店がなくなる，食事の支度が困難になるなど，身体面のみならず生活環境なども影響し，その結果，たんぱく質・エネルギー欠乏症状態（低栄養）に陥りやすくなる．

高齢社会における公衆栄養活動については，健康面や栄養面に関する対応に加え，自治体や行政と連携し，高齢者の経済状況も含めた対応が必要である．また，高齢者が孤立状態に陥ることがないよう，地域や福祉関係者と協力して地域住民との交流の機会を設け，地域とのつながりを築くことが重要である．

Point!

高齢者の経済状況

日本の平均寿命は男女とも80歳を超え，長生きすることが可能となった．その一方で，日常生活をやりくりするための経済状況が厳しいケースもみられる．とくに年金のみで生活をしている場合，日常生活以外の金銭的な出費が困難な状況もあげられる．そのため，親族や親しい人の冠婚葬祭に出席できず，そのことが原因で親族や地域との付き合いから遠ざかり，孤立してしまう場合もある．さらに，独り暮らしになる，認知症を発症するなど，さまざまな要因が重なると，孤独死に至ることも想定される．

国家試験ワンポイントアドバイス

少子・高齢社会に対応するさまざまな政策，制度の制定を本書，他章で確認しておく．

復習問題を解いてみよう
https://www.kagakudojin.co.jp

第2章

健康・栄養問題の現状と課題

この章で学ぶポイント

★国民健康・栄養調査から，日本人の栄養摂取状況の特徴を理解しよう．

★これまでの栄養施策を学び，これからの食に関する課題を知ろう．

★諸外国の栄養問題の現状と課題を理解しよう．

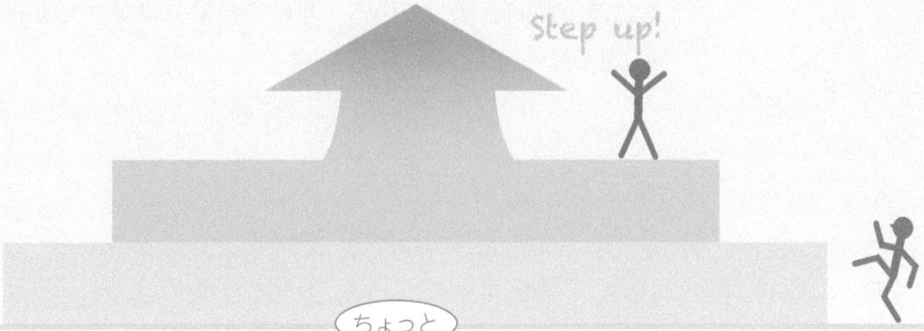

ちょっと

◆学ぶ前に復習しておこう◆

ワーク・ライフ・バランス
働く人びとすべてが，仕事と仕事以外の生活（育児や介護，趣味や学習，休養，地域活動など）両方を充実させる働き方・生き方である．

共食
共食によって，食事の楽しみを知り，コミュニケーション能力の育成や食事マナーの習得につながるほか，食事の栄養バランスが整いやすくなるなどの効果を期待できる．

鉄欠乏性貧血
食事由来の鉄摂取不足，鉄吸収不良，または大量の失血などが原因で最も多く報告されている栄養障害．妊娠可能年齢の女性，妊婦，早産児，生後6か月以上の乳幼児，10代女児などに多くみられる．

微量栄養素
1日あたりの必要量は微量ながらも，人の発達や代謝機能を適切に維持するために必要なビタミン，ミネラルを指す．途上国ではビタミンA，鉄，ヨード，亜鉛が欠乏，不足しており依然として深刻な問題となっている．

1　食事の変化

第二次世界大戦以降，私たちの食事内容は大きく変遷した．その結果，栄養素摂取量に大きな変化をもたらした．一連の栄養素摂取状況における変化を把握する資料として，1946（昭和 21）年から実施されている**国民健康・栄養調査**〔2003（平成 15）年より，国民健康・栄養調査へ名称変更〕がある．ここでは国民健康・栄養調査結果をもとに，戦後から現在に至る栄養素摂取状況の変化と現状について学習する．

1.1　エネルギー・栄養素摂取量

栄養素など摂取量の年次推移について，1975（昭和 50）年を 100 として 2017（平成 29）年まで 5 年ごとに平均値の推移を図 2.1 に示した．1975 年以降では，脂質とくに動物性脂質が増加し，動物性たんぱく質はほぼ横ばい，エネルギー，たんぱく質，カルシウムは減少傾向，炭水化物，鉄には大きな減少がみられた．以下，国民健康・栄養調査結果報告書（令和元年）をもとに栄養素摂取状況の推移について述べる．

(1) エネルギー摂取量

エネルギーの平均摂取量は，20 歳以上を年齢階級別にみると令和元年調査時では 60 歳代で最も高い．また 1995（平成 7）年と比較すると，エネルギーの平均摂取量は 20 歳代から 50 歳代において大きく減少する一方で，60 歳代は微減し，70 歳代は増加している（図 2.2）．

(2) たんぱく質摂取量

たんぱく質摂取量は，1975 年に比較すると総量・動物性たんぱく質ともに減少傾向を示している．年齢階級別では男女とも 60 歳代が最も高い（図 2.3）．

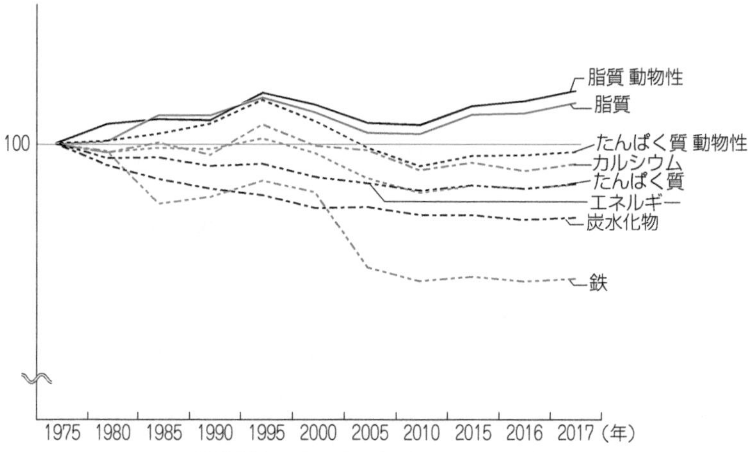

図 2.1　栄養素摂取量の年次推移

厚生労働省，国民健康・栄養調査（平成 29 年）より．

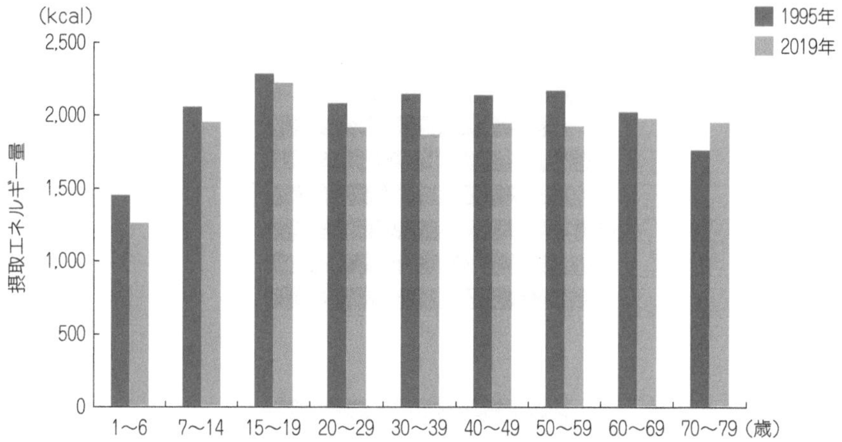

図 2.2　**年齢階級別エネルギーの平均摂取量の比較（1995 年と 2019 年）**

厚生労働省，国民健康・栄養調査（令和元年）より．

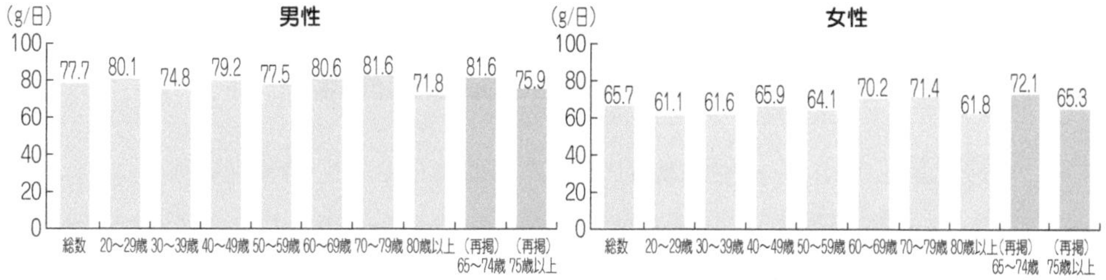

図 2.3　**性・年齢階級別たんぱく質摂取量（20 歳以上）**

厚生労働省，国民健康・栄養調査（令和元年）より．

(3) 脂質摂取量

脂質摂取量は，1975 年に比較し総量，動物性脂質ともに増加した．国民健康・栄養調査年次別結果（令和元年）では 1975 年以降エネルギー摂取量が減少しているため，脂肪エネルギー比率（エネルギー摂取量に占める脂質摂取量の割合）は高くなっている．性別では，女性の方が男性より高く，年齢階級別では，年齢が高いほど低い傾向にある（図 2.4）．

国民健康・栄養調査報告書（令和元年）の「栄養素など摂取状況調査の結果」では，脂肪エネルギー比率の区分ごとの人数とその割合を，20 歳以上の年齢階級別に総数・男性・女性で示している．そのうち脂肪エネルギー比率が 30％以上の区分にあてはまる者の割合は，30 ～ 39 歳女性で最も高い．続いて 20 ～ 29 歳女性となっている．

(4) 炭水化物摂取量

炭水化物摂取量については，1975 年に比較して 2017 年では約 76％にまで減少している（図 2.1）．炭水化物エネルギー比率（エネルギー摂取量に占める炭水化物摂取量の割合）は，年齢が高いほど高い傾向にある（図

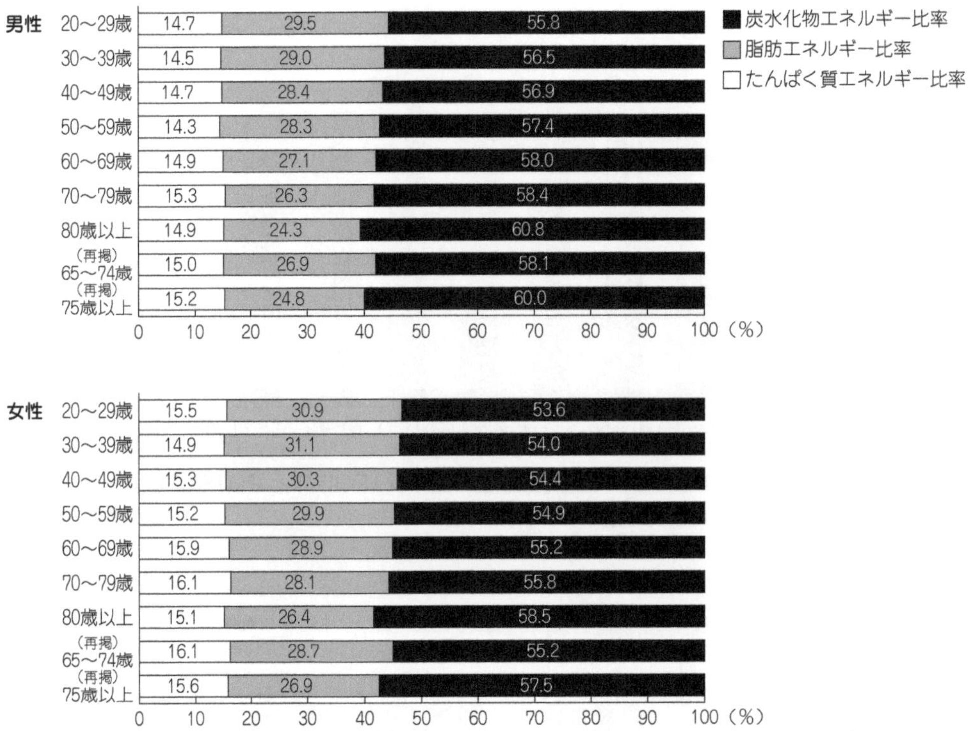

図 2.4　エネルギー産生栄養素バランス（20 歳以上，性・年齢階級別）

注 1）各比率は個々人の計算値を平均したもの．
注 2）炭水化物エネルギー比率＝100－たんぱく質エネルギー比率－脂肪エネルギー比率
厚生労働省，国民健康・栄養調査（令和元年）より．

2.4）．

(5) 鉄摂取量

鉄摂取量は，1975 年以降大きく減少し，2019 年には半分近くまで減少している（図 2.1）．20 歳以上 49 歳以下の年齢階級と 50 歳以上の年齢階級別鉄摂取量を比較すると，20 歳以上 49 歳以下の摂取量が少ない（図 2.5）．

(6) 食塩摂取量

食塩摂取量について 2003（平成 15）年から調査実施年（2019 年）までの推移を図 2.6 で示した．

2003 年以降食塩摂取量は年々減少しており，国民健康・栄養調査結果（令和元年）では，男性 10.5 g，女性 9.0 g となった（図 2.6）．しかしながら，健康日本 21（第二次）の摂取目標量値である男性 8 g 未満，女性 7 g 未満を上回る数値を示している．また，20 歳以上年齢階級別でみると男女とも 60 歳代で摂取量が最も高くなっている（図 2.7）．

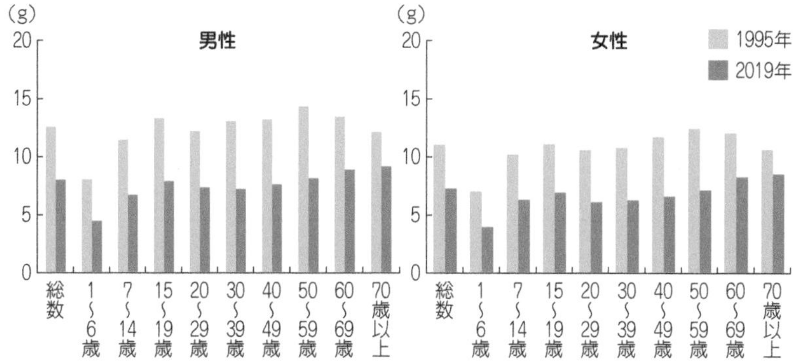

図 2.5　性・年齢階級別鉄摂取量の比較（1995 年と 2019 年）

厚生労働省，国民健康・栄養調査（令和元年）より．

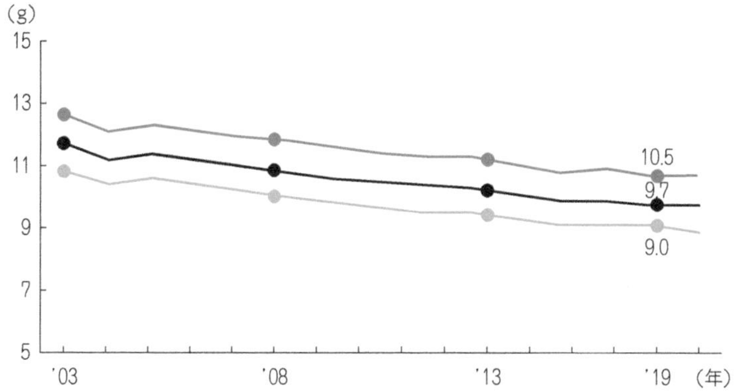

図 2.6　食塩摂取量年齢調整平均値の年次推移

注 1）2012 年，2016 年は抽出などを考慮した全国補正値．

注 2）年齢調整値は平成 22 年国勢調査による基準人口を用いて算出．

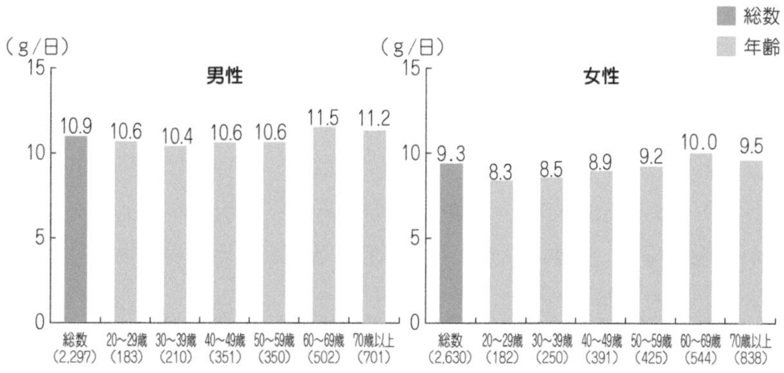

図 2.7　食塩摂取量の平均値（20 歳以上，性・年齢階級別）

厚生労働省，国民健康・栄養調査（令和元年）より．

表 2.1　食品群別摂取量の平均値の年次推移（総数，1 人 1 日あたり）

年		1975	1985	1990	1995	2000	2005	2010	2015	2016	2017
いも類	総量	60.9	63.2	65.3	68.9	64.7	59.1	53.3	50.9	53.8	52.7
	さつまいも・加工品	11	10.7	10.3	10.8	9.3	7.2	7.2	6.6	7.4	8
	じゃがいも・加工品	22.1	25.6	28.2	30.3	30.5	28.5	25.9	25.1	26.2	25.1
	その他のいも	27.8	26.9	26.7	27.8	24.9	23.5	20.3	19.3	20.2	19.6
砂糖・甘味料類		14.6	11.2	10.6	9.9	9.3	7	6.7	6.6	6.5	6.8
豆類	総量	70	66.6	68.5	70	70.2	59.3	55.3	60.3	58.6	62.8
	大豆・加工品	67.2	64.3	66.2	68	68.4	57.7	53.9	58.6	57.2	61.6
	その他豆・加工品	2.8	2.3	2.3	2	1.9	1.5	1.3	1.7	1.4	1.2
種実類		1.5	1.4	1.4	2.1	1.9	1.9	2.1	2.3	2.5	2.6
野菜類	緑黄色野菜	48.2	73.9	77.2	94	95.9	94.4	87.9	94.4	84.5	83.9
	その他の野菜	189.9	178.1	162.8	184.4	180.1	185.3	180	187.6	181.5	192.2
果実類		193.5	140.6	124.8	133	117.4	125.7	101.7	107.6	98.9	105
きのこ類		8.6	9.7	10.3	11.8	14.1	16.2	16.8	15.7	16	16.1
藻類		4.9	5.6	6.1	5.3	5.5	14.3	11	10	10.9	9.9
動物性食品	総量	303.3	320	340	366.8	338.7	324.7	308.2	329	329.7	336.1
	魚介類	94	90	95.3	96.9	92	84	72.5	69	65.6	64.4
	肉類	64.2	71.7	71.2	82.3	78.2	80.2	82.5	91	95.5	98.5
	卵類	41.5	40.3	42.3	42.1	39.7	34.2	34.8	35.5	35.6	37.6
	乳類	103.6	116.7	130.1	144.5	127.6	125.1	117.3	132.2	131.8	135.7
油脂類		15.8	17.7	17.6	17.3	16.4	10.4	10.1	10.8	10.9	11.3
菓子類		29	22.8	20.3	26.8	22.2	25.3	25.1	26.7	26.3	26.8
調味嗜好飲料	嗜好飲料類	119.7	113.4	137.4	190.2	182.3	601.6	598.5	788.7	605.1	623.4
							92.8	87	85.7	93.5	86.5
補助栄養素・特別保健用食品							11.8	12.3			
その他		11.7	13.7	14.3	17.6	19.4					

国民健康・栄養調査（平成 29 年）

注 1）平成 13 年より分類が変更された．とくにジャムは「砂糖類」から「果実類」に，味噌は「豆類」から「調味料・香辛料類」に，マヨネーズは「油脂類」から「調味料・香辛料類」に分類された．「動物性食品」の「総量」に「バター」，「動物性油脂」が含まれるため，内訳合計としては一致していない．また，平成 13 年から調味を加味した数量となり，米・加工品の米は「めし」・「かゆ」など，その他の穀類・加工品の「干しそば」は「ゆでそば」など，藻類の「乾燥わかめ」は「水戻しわかめ」など，嗜好飲料の「茶葉」は「茶浸出液」などで計算している．その他のいも・加工品には，「でんぷん・加工品」が含まれ，その他の野菜には「野菜ジュース」「漬けもの」が含まれる．

注 2）平成 15 年から平成 23 年までは補助栄養素（顆粒，錠剤，カプセル，ドリンク状の製品〔薬品も含む〕）および特定保健用食品からの調査を行った．

注 3）平成 24 年，28 年は抽出率などを考慮した全国補正値である．

1.2　食品群別摂取量

食品群別摂取量の平均値の年次推移（1975 ～ 2017 年）を表 2.1 に示した．2001（平成 13）年より分類項目の変更が実施された．ジャムは砂糖類から果実類へ，味噌は豆類から調味料・香辛料類へ，マヨネーズは油脂類から調味料・香辛料類へ，乾物は戻し重量に，米はめしに変更された．詳細は表 2.1 の脚注を参照されたい．

野菜類や果実類の摂取量については，経年変化により摂取する年齢層の差が大きいため，年齢階級別に平均摂取量を図 2.8 に示した．野菜類は

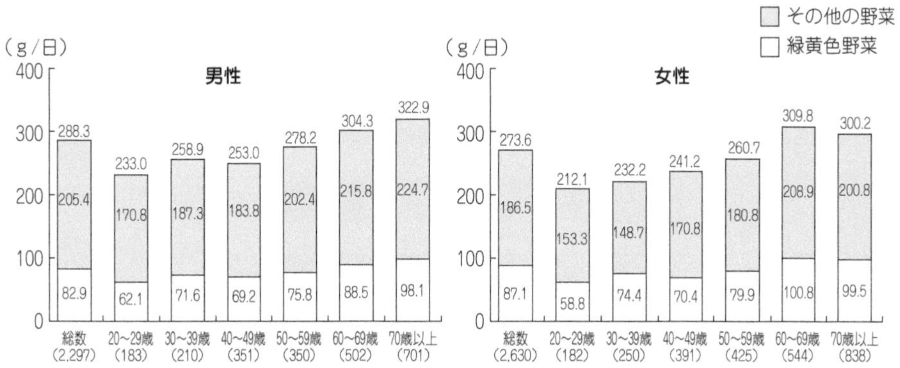

図 2.8　野菜摂取量（20 歳以上，性・年齢階級別）

厚生労働省，国民健康・栄養調査（令和元年）より．

年齢階級が高くなるにつれ摂取量が多くなるものの，現状ではすべての年齢層において**健康日本 21（第二次）**の目標量 350 g には達していない．とくに 20 歳代女性の摂取量は少なく，調査実施年の結果では目標の 350 g に達していない者の割合は 85％であった．果物は，20 歳以上 49 歳以下の年齢階級と 50 歳以上の年齢階級を比較すると 20 歳以上 49 歳以下の摂取量が少なく，30 ～ 39 歳の年齢階級の摂取量が最も少ない．

(1) エネルギー比率の年次推移

エネルギーをどの食品群からとっているのかを表す数値として，食品群別摂取エネルギー比率を 1975 ～ 2017 年まで 10 年ごとに示した(図 2.9)．1975 年時は，穀類（米・加工品）から摂取するエネルギー比率は約 40％を占めていたが，2017 年には約 27％まで大きく低下した．小麦・加工品，

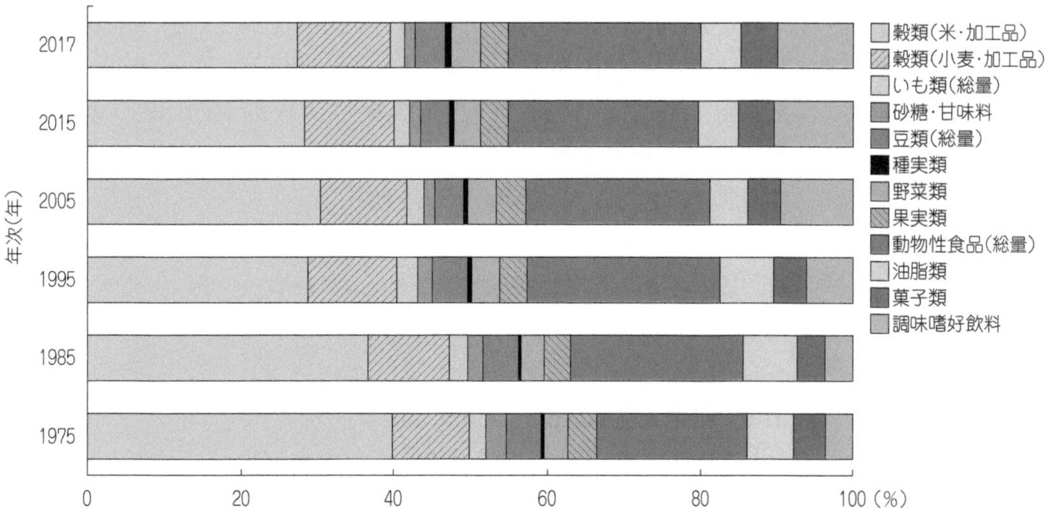

図 2.9　食品群別エネルギー比率の年次推移（総数，1 人 1 日あたり）

厚生労働省，国民健康・栄養調査（平成 29 年）より．

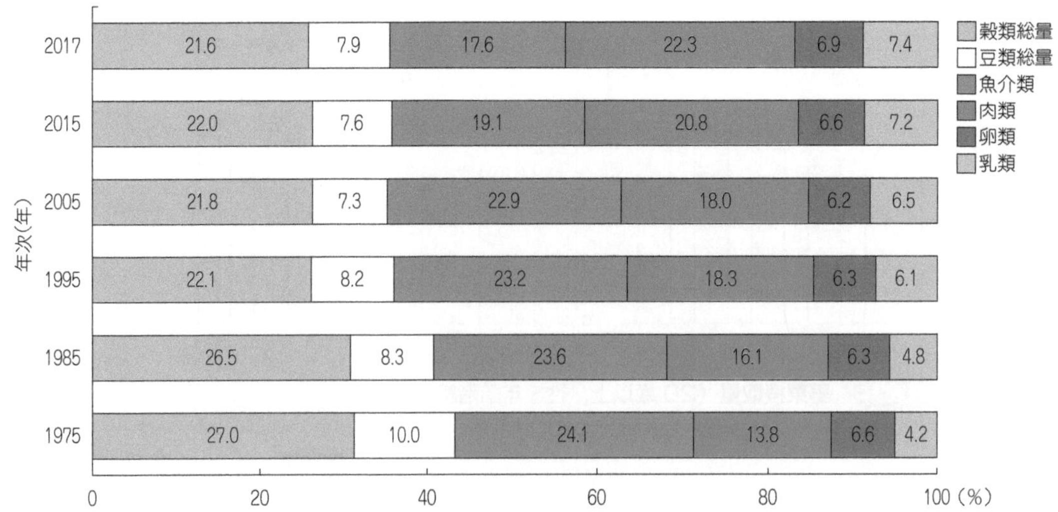

図 2.10　食品群別たんぱく質比率の年次推移（総数，1人1日あたり）
厚生労働省，国民健康・栄養調査（平成29年）より．

油脂類では大きな変化はみられない．一方，調味嗜好飲料は，1975年時には3%であったが2017年には約10%に増加した．

(2) たんぱく質比率の年次推移

たんぱく質をどの食品群からとっているのかを表す数値として，食品群別摂取たんぱく質比率を1975～2017年まで10年ごとに示した(図2.10)．1975年調査時では主要なたんぱく質供給源であった穀類，魚介類は減少し，豆類も減少している．代わって肉類が大幅に増加し，主要なたんぱく源となった．乳類からの摂取比率も増加傾向にある．

(3) 脂質比率の年次推移

脂質をどの食品群からとっているのかを表す数値として，食品群別脂質比率を1975～2017年まで10年ごとに示した（図2.11）．1975年時の主要な脂肪供給源は，油脂類と肉類であった．肉類は一旦減少したものの2017年には1975年時と同程度を示している．一方，油脂類は1995年頃から急激に減少しているが，これは2001年にマヨネーズの分類が油脂類から調味料・香辛料類へ変更したことが原因であると考えられる．菓子類は，1995年から摂取比率が上昇している．穀類，豆類，魚介類，乳類に関しては1975年～2017年にかけて大きな変化はみられない．

1.3　料理・食事パターン

日本人の栄養摂取状況の変化をエネルギーバランスでみると，1975年と2017年との比較では，炭水化物のエネルギー比率が減少し，脂質のエネルギー比率が増加した．脂質摂取比率が増加した背景には，穀類の減少および肉類など動物性食品の増加，加えて菓子類の急激な摂取量の増加が

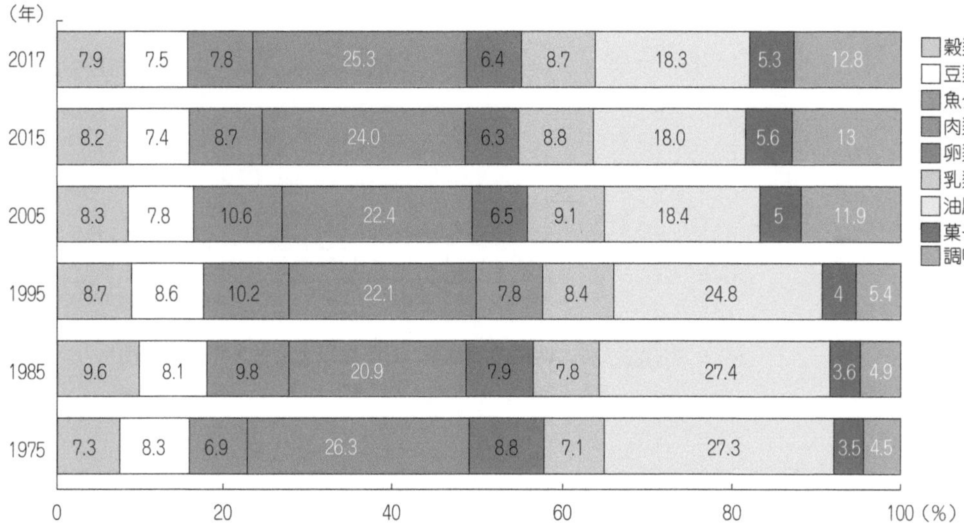

図 2.11　**食品群別脂質比率の年次推移（総数，1 人 1 日あたり）**

厚生労働省，国民健康・栄養調査（平成 29 年）より．

あげられる．

食事パターンは，社会状況，経済状況から影響を受ける．食事バランスガイドでは，栄養バランスのとれた食事にするには主食・主菜・副菜がそろった食事パターンが望ましいとしている．主食・主菜・副菜を組み合わせた食事の頻度が高いものほど，炭水化物，たんぱく質および野菜の摂取状況が食事摂取基準などの目標値に近いことが報告されている．

(1) 主食・主菜・副菜を組み合わせた食事をする頻度

第４次食育推進基本計画では，主食・主菜・副菜をそろえた食事を 1 日 2 回以上ほぼ毎日食べている国民の割合を 50％にすることを目指している．**食育に関する意識調査報告書**〔2019（平成 31）年 3 月〕によれば，1 日に 2 回以上主食･主菜･副菜のそろった食事をしている日が「ほぼ毎日」と回答した人の割合は 58.6％,「ほとんどない」と回答した人の割合は 7.0％であった．世代別にみると，男女とも 20 歳代から 40 歳代までの若い世代ほど低い傾向にあった．主食・主菜・副菜のうち主食・主菜のみで副菜を食べていない人の割合が最も高く，主菜・副菜のみで主食を食べていない食事パターンの人は 10％程度であった．

Point!

食育に関する意識調査報告書(平成 31 年)

平成 31 年 3 月農林水産省により報告書が出された．食育に対する国民の意識を把握し，今後の食育推進施策の参考とする目的で作成されている．

2　食生活の変化

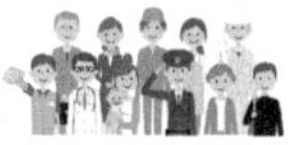

2.1　食行動

(1) 朝食の欠食に関する状況

国民健康・栄養調査結果（令和元年）では，朝食の欠食率は男性で 14.3％，女性で 10.2％であり，男性は 40 歳代，女性は 30 歳代で最も高くなっ

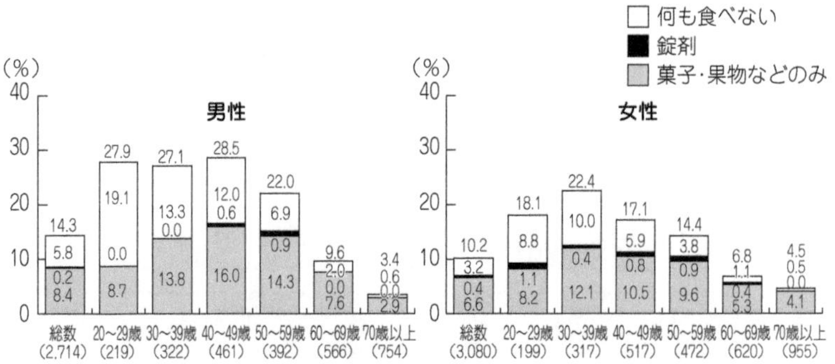

図 2.12　朝食の欠食率（20 歳以上・性・年齢階級別）

厚生労働省，国民健康・栄養調査（令和元年）より．

ている（図 2.12）．なお，ここで定義している欠食とは① 食事をしなかった場合，② 錠剤などによる栄養素の補給，栄養ドリンクのみの場合，③ 菓子，果物，乳製品，嗜好飲料などの食品のみを食べた場合（①＋②＋③）としている．

(2) 外食，持ち帰り弁当，調理済み食品の利用状況

手軽さから持ち帰り弁当や調理済み食品を利用する人は多い．国民健康・栄養調査結果（平成 27 年）によれば，外食を週 1 回以上利用している人の割合は男性 40.6％，女性 25.1％であり，女性に比較し男性のほうが高く，男女とも若い世代のほうが利用率は高かった．また，持ち帰り弁当や惣菜を週 1 回以上利用している人の割合は男性 41.1％，女性 39.4％であり，まったく利用しないと回答したのは 30 歳代が最も少なく，続いて 40 歳代となっていた．

惣菜を利用する理由として，農林水産省による食育に関する意識調査報告書（平成 29 年）によれば「つくる手間が省ける」をあげた人の割合が 57.8％と最も高く，「調理する時間がない」39.8％，「自分がつくれないものが食べられる」30.7％の順であった（複数回答）．今後持ち帰り弁当，調理済み食品を利用する人はますます増加することが予想される．

(3) 家族との共食

食育の原点とは，家族が食卓を囲んでともに食事をとりながらコミュニケーションを図ることであり，共食を通じて，食の楽しさを実感することが大切である．**第 4 次食育推進基本計画**において，**仕事と生活の調和（ワーク・ライフ・バランス）**などの推進にも配慮しつつ「朝食または夕食を家族と一緒に食べる**共食**の回数」を，平成 27 年度の週 9.7 回から令和 2 年度までに週 11 回以上にすることを目標としている（図 2.13）．

農林水産省による食育に関する意識調査報告書（令和 5 年 3 月）によれば，家族と同居している人が家族と一緒に食べる頻度について，朝食は「ほとんど毎日」と回答した人は 48.4％であったのに対して，夕食は「ほとん

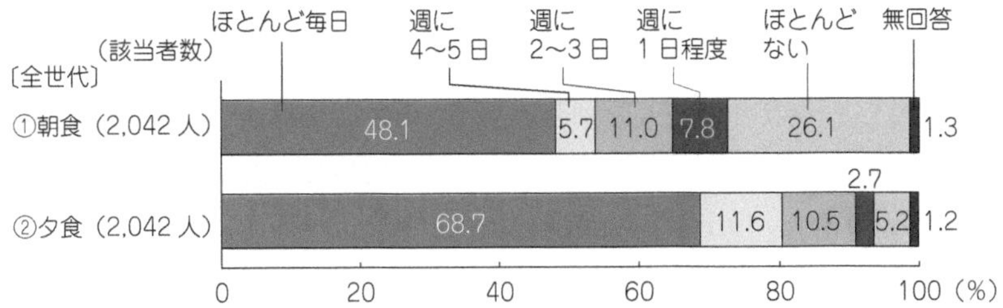

図 2.13　朝食あるいは夕食を家族と一緒に食べる「共食」の回数

農林水産省，食育に関する意識調査報告書（令和 5 年）より．

ど毎日」と回答した人は 68.7％であり，朝食に比較し夕食のほうが一緒に食べる割合が高い結果であった．性・年齢別にみると，一人で食べる頻度について家族と一緒に食べることが「ほとんどない」と回答した人は男性 20 〜 39 歳で 45.5％と低く，夕食については 9.1％であった．

(4) 地域などでの共食経験

第 4 次食育推進基本計画では，「地域などで共食したいと思う人が共食する割合」の目標値を 70％としている．食育に関する意識調査報告書によれば，地域や所属コミュニティ（職場などを含む）での食事会などがあれば参加したいかの問いに対し，参加したいと回答した人の割合は 36.7％であり，そのうち過去 1 年間の参加経験があると回答した人は 42.7％でコロナ禍前のデータと比較し大きく減少した．

2.2　食知識，食態度，食スキル

望ましい食生活へと変容させるために食知識は重要であるが，食知識のみでは変容につながらないことが多く報告されている．食知識を望ましい食習慣へと結びつけるためには，健康や栄養に配慮した食事をするといった食に対する関心，**栄養成分表示**を利用する頻度や参考にしているかどうかといった食スキルにも目を向ける必要がある．ここでは，農林水産省の食育に関する意識調査報告書をもとに記述する．

(1) 食育への関心度

食育に関する意識調査報告書〔2019 年（平成 31）年 3 月〕によれば，食育に関心があると回答した人は 76.0％と食育への高い関心を示している．男性に比較し女性のほうが関心を示す割合は高く，世代間別では男性の若い世代（20 〜 39 歳）で低い結果であった．ふだんの食生活でとくに力を入れたい食育の内容として「栄養バランスのとれた食生活を実践したい」をあげた人の割合は 54.3％と最も高い．一方で主食・主菜・副菜のそろった食事ができない理由として時間や手間をあげる人が多くいる．

(2) 健全な食生活の心がけ

日頃から健全な食生活を心がけている人の割合は 73.6%と，4 人に 3 人が心がけていると回答している．食育への関心度と同様，男性に比較し女性のほうが心がけている人の割合は高く，とくに 50 歳代以上の女性にその割合は高かった．一方，心がけていないと回答した人は，20 ～ 60 歳代の男性と 20 歳代の女性に高い値を示した．

(3) 栄養成分表示の参考度

消費者庁による平成 28 年度**消費者意識基本調査**結果によれば，食品の包装容器にある栄養成分表示をみたことがあると回答した人は，90.6%と高い割合を占めていた．そのうち栄養成分表示を参考にすると回答した人の割合は，54.9%と過半数にのぼっていた．表示のどこを参考にするかについては，エネルギー（熱量）が 88.5%と最も高く，次に脂質 74.1%，食塩相当 70.2%の順であった．ほかの項目では食物繊維 16.9%，たんぱく質 14.7%であった（図 2.14）．

栄養成分表示を参考にしない理由として最も高かった意見が「栄養成分そのものに関心がない」であり，39.1%の人が答えている．ほかには「表示されている栄養成分の意味が理解できない」,「表示を参考にする必要がない」の順に意見があげられた．栄養成分表示は，食品を購入し，摂取する際に栄養量を確認できる重要な情報源であるため，わかりやすい表示方法とともに積極的な活用が望まれる．

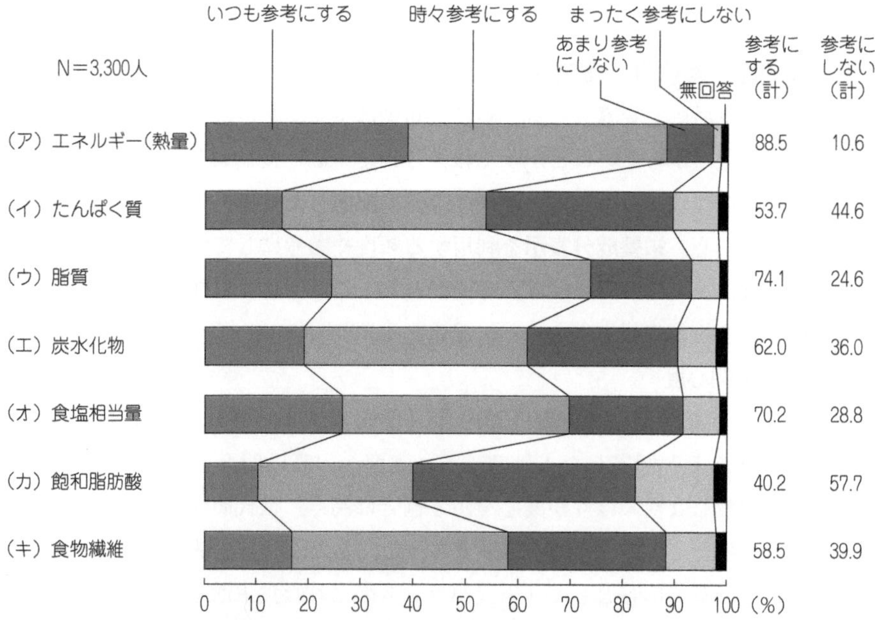

図 2.14　栄養成分表示を参考にしている人の割合

消費者庁，「平成 28 年度消費者意識基本調査」の結果についてより．

3　食環境の変化

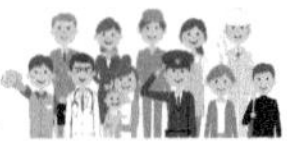

日本の食生活は元来，近隣地域で生産，あるいは採取される食品を中心に構成されており，そのことが地方独特な**食文化**を形成した．しかし近年のさまざまな社会環境の変化, 技術の進歩による社会の急速な発展に伴い，食生活に大きな変化が生じた．

2020（令和2）年の国勢調査によると日本の人口は, 前回調査の2015（平成27）年に比較して減少し1億2,622万7,000人となった．また，都道府県別の人口では，47都道府県中39道府県で減少している．世帯数は前回調査よりも増加して5,572万世帯となった．しかし，一般世帯の1世帯あたりの構成人員は2.27人となり減少している．

人口の減少，都会への集中化，単独世帯の増加などにより食に対する意識，食環境も大きく変容している．現在の食環境を**フードシステム**（食品の生産・流通・消費）と食情報の提供の面から記述する．

3.1　食品生産・流通の変化

フードシステムとは食品の生産・流通・消費を一連の動きとして捉えることである．日本の場合，生産システムは，第一次産業従事者の減少，高齢化により輸入に依存している．食料自給率は現在低率を示しており，カロリーベースで1965（昭和40）年には74％であったが，平成28年度は38％に低下した．コールドチェーン技術（生産・輸送・消費における低温流通体系）の飛躍的な発達もあり，国内の流通のみだけではなく輸出入にも大きな影響を与えている．

流通システムについては，以前は専売小売店が中心であったが1960年代の高度成長期から大量生産，大量消費の時代に入り，スーパーマーケットが中心となった．規模も大型化し, 全国規模となった．市場は, 1991（平成3）年のバブル崩壊以降，2008（平成20）年のリーマンショックを通じて「失われた20年」といわれる不況で市場の低迷が続いた．その後，消費者における価値観の多様化が進み, 購買意識にも大きな変化が起こった．コンビニエンスストアが急成長し2017年（平成29年）現在では，前年比3.2％増の56,000店舗となっている．

しかしながら，人口の都市集中に伴い問題となりつつあるのが**フードデザート**である．フードデザートとは，**食**（**food**）**と砂漠**（**desert**）すなわち食品が入手困難になった状態を意味している．原因に都市部の専売小売店の廃業，スーパーの郊外型化などがあげられる．問題対応策として，都市部のコンビニエンスストアでは生鮮食品販売の業態が見受けられる．

なお，日本においては，過疎地域に住む高齢者で買い物の困難な人が増加しており，**買い物難民**という言葉も発生している．国民の栄養を確保するためにも，過疎地域への対策を実施することが急務である．

今後もインターネット，物流の進化が進み，購買のあり方にも変化が起こり得るだろう．さらなる食品の安全，安心を追求するためにも，フードシステムつまり，生産・流通・消費を一連の流れとして捉え，情報の共有化など，各々の場面で共有することが求められる．

3.2　食情報の提供

テレビや雑誌，インターネット，SNS（social networking service：ソーシャルネットワーキングサービス）によるさまざまな食情報が氾濫している．**フードファディズム**（food faddism）とは，科学的な根拠が乏しい情報であるにもかかわらず，ある特別な食品や栄養素が健康に与える影響を過大に評価することをいう．これらの多くは企業からの情報であり，消費者が正しい情報を選択することが困難な状況となっている．

消費者庁が行った平成 28 年度消費者意識基本調査の結果によれば，「インターネットサイトからの情報で判断する」と回答した者は 47.7% であり，インターネットによる情報を半数の者が判断基準としていることになる．また，何らかの消費者被害をうけたという人は 8% にのぼったことが報告された．より正確な情報を発信することは，消費者が食品を選択するために重要である．インターネット上での公正かつ正確な情報発信の整備が必要である．

食品表示に関しては，「食品の包装表示をみたことがあり，食生活の参考にする」人が 54.9% を示している．食品の栄養成分表示による判断が購入要因となってきており，今ある情報を詳細にし，統一することが求められる．また，栄養成分表示のさらなる活用を実施するためにも消費者に対して啓蒙活動が必要である．

氾濫する食品情報を整理し，消費者が安心して食品を選択できるように適切な情報提供を目的として**保健機能食品制度**が創設された．これは食品全般を対象としている．この制度の業務は厚生労働省より 2009（平成 21）年 9 月 1 日に消費者庁に移管された．保健機能食品には，個別許可制の**特定保健用食品**，自己認証制の**栄養機能食品**，届け出制の**機能性表示食品**の 3 種類がある．

(1)　特定保健用食品

健康の保持・増進に役立つことが科学的根拠に基づいて認められ，国が効果や安全性について審査を行い，その機能を表示できる食品．申請には多額の費用と時間が必要となる．

(2)　栄養機能食品

栄養成分（ビタミン，ミネラル）補給のために利用される食品で栄養成分の機能を表示できる食品．厚生労働省の定めた基準をクリアし，**栄養機**

能，**注意喚起**，**機能の表示**が義務づけられた．届け出，許可申請を必要としない．

(3) 機能性表示食品

一定の科学的根拠を基に，事業者自らの責任において科学的根拠に基づいた機能性を表示した食品．消費者庁長官に届け出ることが必要な食品であり，保健機能食品制度に 2015（平成 27）年 4 月から加わった．機能性表示食品を届け出る企業の増加に伴い，食品の機能性をわかりやすく表示した情報が増え，商品の選択肢を増やし，消費者のより欲する商品の正しい情報取得が可能となった．

3.3　フードバランスシート

フードバランスシート（food balance sheets：**食料需給表**）は，日本で供給される食料の生産・輸入から消費までの総量を明らかにしたものである．**国際連合食料農業機関**（food and agriculture organization：**FAO**）の手引きに準拠して毎年農林水産省で作成され，国際比較が可能である．フードバランスシートには国民 1 人あたりに供給される**純食料**ならびに栄養素量が示されている．**供給純食料**とは，**粗食料**に歩留まりを乗じて算出される．**供給栄養量**とは，1 人・1 日あたりの供給量に栄養成分量（熱量，たんぱく質，脂質）を乗じて算出する．この算出に用いられる栄養成分量は，原則として**日本食品標準成分表 2020 年版（八訂）**による．計測期間は 4 月 1 日から翌年 3 月 31 日までの 1 年間である．

食料需給の全般的動向，栄養量の水準とその構成，食料消費構造の変化などを把握するために作成され，食料自給率の算出や長期見通し，農業政策の基礎資料として利用される．また，供給数量および供給栄養量は，消費者に供給された食料について計算されたもので，実際の摂取量および摂取栄養素量ではない．

3.4　食料自給率

食料自給率とは，国内で消費される食料がどの程度国内生産でまかなえているかを示す指標である．食料自給率には**品目別自給率**と**総合食料自給率**の 2 種類があり，品目別自給率は**重量ベース**で示され，総合食料自給率については**カロリー（供給熱量）ベース**と**生産額ベース**の 2 通りの方法で算出している．

ただし畜産物は，国内産であっても輸入した飼料を使って生産された分については，国内産として計上されていない．

日本の自給率は昭和 40 年以降低下傾向で推移しており，農林水産省の令和元年度食料自給率についてでは，カロリーベースは 38%，生産額ベースは 66% であった．2015（平成 27）年以降の食料自給率の推移を表 2.2

Point!

純食料

粗食料（国内生産量と輸入量から在庫量，輸出量，動物飼料，種子用，減耗量を差し引いたもの．1 年間に国内で消費に回された食料のうち，食用向けの量）に歩留りを乗じたものであり，人間の消費に直接利用可能な食料の形態に換算した数量を表している．つまり，粗食料を人間の消費に直接利用可能な形態に換算した量で，野菜の芯や魚の頭部，内臓などの通常食しない部分を除いた量を表すものである．

減耗量

食料が生産された農場などの段階から，輸送，貯蔵などを経て家庭の台所などに届く段階までに失われるすべての数量が含まれる．なお，家庭や食品産業での調理，加工段階における食料の廃棄や食べ残し，愛がん用動物への仕向量などは含まれない．

表2.2　諸外国・地域の食料自給率（カロリーベース）の推移

	1961	1971	1981	1991	2001	2011	2020
アメリカ	119	118	162	124	122	127	115
カナダ	102	134	171	178	142	258	221
ドイツ	67	73	80	92	99	92	84
フランス	99	114	137	145	121	129	117
イタリア	90	82	83	81	69	61	58
イギリス	42	50	66	77	61	72	54
オーストラリア	204	211	256	209	265	205	173
日本	78	58	52	46	40	39	37

注1）日本は年度．それ以外は西暦

注2）食料自給率は総供給熱量に占める国内供給熱量の割合である．畜産物，加工食品については，輸入飼料，輸入原料を考慮している．

注3）ドイツについては統合前の東西ドイツを合わせた形で遡及している．

注4）日本および上記諸外国以外は，データが不足しているため，試算していない．

注5）FAO（food balance sheets）および上記諸外国のデータは，過去に遡って修正されることがある．

注6）諸外国の食料自給率は，2020年のデータが最新値となる．2021年，2022年ともに日本では38%であった．

農林水産省．

に示す．農林水産省では，食料安全保障という観点から2030（令和12）年までの食料自給率の目標をカロリーベースで45%，生産額ベースで75%まで引き上げることを目標としている．

(1) 品目別自給率

$$\text{品目別自給率} = \frac{\text{国内生産量(t)}}{\text{国内消費仕向量(t)}}$$

$$\text{国内消費仕向量} = \text{国内生産量(t)} + \text{輸入量(t)} - \text{輸出量(t)} \pm \text{在庫増減量(t)}$$

(2) 総合食料自給率

$$\text{カロリーベース自給率} = \frac{\text{1人1日あたり国内供給熱量(kcal)}}{\text{1人1日あたり総供給熱量(kcal)}} \times 100$$

供給熱量は日本食品標準成分表2015年版に基づき，重量を熱量に換算したうえで，各品目を合計して算出する．

$$\text{生産額ベース自給率} = \frac{\text{食料の国内生産額（円）}}{\text{食料の国内消費仕向額（円）}} \times 100$$

国内生産額は**農業物価統計**の農家庭先価格などに基づき，重量を金額に換算したうえで各品目を合計して算出する．

先進国と比べると，2019年ではカナダ266%，オーストラリア200%，アメリカ132%，フランス130%，ドイツ88%，イギリス66%，イタリア60%となっており，日本の食料自給率（カロリーベース）は先進諸国のなかで最低の水準となっている（図2.15）．

国内消費仕向量

1年間に国内で消費に回された食料の量（国内市場に出回った食料の量）を表す量．
国内生産量＋輸入量－輸出量－在庫の増加量（または＋在庫の減少量）によって算出される．

国内生産量

輸入した原材料により国内で生産された製品を含む．たとえば，原料大豆を輸入して国内で搾油された大豆油は，油脂類の大豆油の国内生産量として計上する．ただし，大豆油そのものの輸入は大豆油の輸入として計上する．

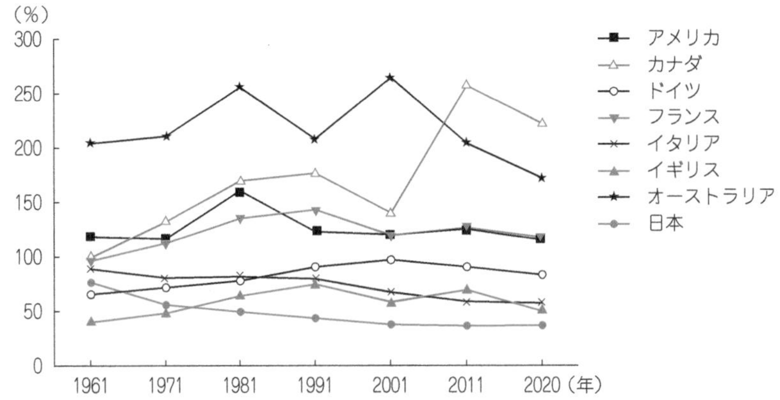

図 2.15 **諸外国・地域の食料自給率（カロリーベース）の推移**
農林水産省，令和 2 年度食糧需給表より．

(3) 食料自給力

食料自給力とは，日本の農林水産業がもつ食料の潜在生産能力を表す．また食料自給力が，どれだけのカロリー（供給熱量）を最大限に生産できるかを計算したものが**食料自給力指標**である．

食料自給力指標は，2015（平成 27）年 3 月に策定された**食料・農業・農村基本計画**において新たに提示された．食料自給率では，農地などで現在食料を生産していない状態や場所などの能力（潜在生産能力）が反映されない．そのため食料自給力指標では，農地などを最大限活用することを前提に，生命と健康の維持に必要な食料の生産を複数パターンに分けたうえで，それぞれの熱量効率が最大化された場合の国内農林水産業生産による 1 人 1 日あたり供給可能熱量を示す．つまり，各品目の生産量に熱量を乗じて計算され，歩留まりと減耗量を考慮して 1 人 1 日あたりの熱量で示されたものである．

Point!
食料自給力の構成要素
農産物は農地・農業用水などの農業資源，農業技術，農業就業者．水産物は潜在的生産量，漁業就業者．

食料自給力指標（kcal / 人・日）

$$= \frac{\Sigma i\ (\text{品目}\ i\ \text{の生産量} \times \text{品目}\ i\ \text{の単位重量あたり熱量})}{\text{人口} \times 1\ \text{年間の日数}}$$

また，現在の食生活と異なる点などを考慮し，熱量効率を最大化して作付けする場合，以下の 4 パターンを中心に示す．

- パターン A：主要穀物（米，小麦，大豆）中心・栄養バランスを一定程度考慮．
- パターン B：主要穀物（米，小麦，大豆）中心．
- パターン C：いも類中心・栄養バランスを一定程度考慮．
- パターン D：いも類中心．

農林水産省による平成 29 年度の食料自給力指標（日本の潜在生産能力）

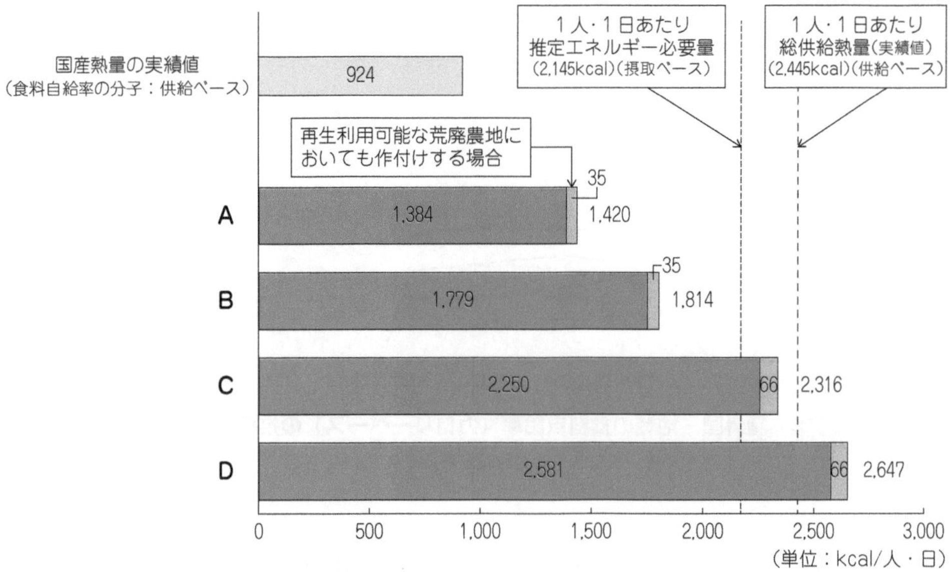

図 2.16　食料自給力指標（平成 29 年度）

農林水産省 HP，日本の食料自給力より．

をみると，現実の食生活とは大きく異なるパターン C・D では，推定エネルギー必要量などに達するものの，より現実に近い米・小麦・大豆中心の栄養バランスを考慮したパターン A では，1 人 1 日あたり 1,384 kcal と試算されており，推定エネルギー必要量を下回る結果となった（図 2.16）．

4　健康・栄養問題の現状と課題

4.1　諸外国の健康・栄養問題の現状と課題

1990 年代より，グローバル化の急速な進展に伴って，人の行き来が盛んになると同時に，新型インフルエンザなどの新興感染症や疫病が世界規模で大流行（パンデミック）することが重要な問題となっている．

グローバル化が栄養，すなわち人びとの食生活におよぼす影響も少なからず存在する．過去 20 年間で人びとの食および行動パターンにみられる世界的な変化により，エネルギーバランスの不均衡や体重増加だけではなく食事内容そのものが大きく変化している．

グローバル・ヘルスのなかで，**非感染性疾患**（non-communicable diseases：**NCDs**）は大きな課題となっており，栄養の現状と課題をきちんと把握し，それに対応した取組みが重要視されている．

Point!

グローバル・ヘルス

先進国，発展途上国に関わらず保健医療の国際問題が発生し，健康格差が生じている．これらの問題の実態を明らかにして解決方法を探る分野として国際保健はこれまでインターナショナル・ヘルスが一般に使用されてきたが，問題は規模が大きく，国境を取り払って解決を目指す必要があり，近年では，グローバル・ヘルスが使用されている．

4.2　先進諸国

WHO によると，世界の 19 億人の成人（20 歳以上）が過体重（BMI ≧ 25）で，そのうち 6 億人以上は肥満（BMI ≧ 30）である〔2016（平成

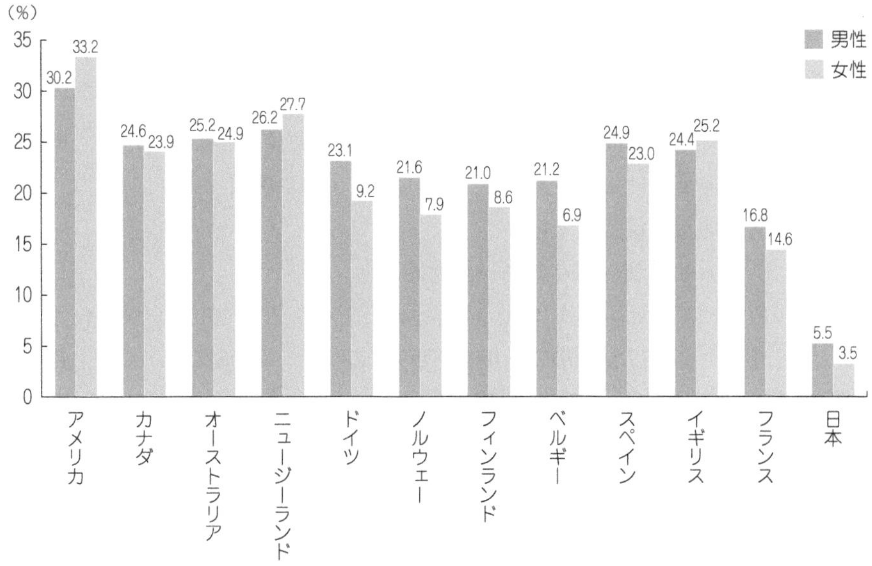

図 2.17 成人の肥満（20 歳以上）

参考：WHO World Health Statistics（2011）より.

28）年現在〕. また, 世界の 5 歳未満の小児のうち 4,200 万人が過体重と推定されている.

先進国の 20 歳以上における肥満者（BMI ≧ 30）の割合は, アメリカが男女とも 30％以上で, 成人の 3 人に 1 人が該当する. カナダ, オーストラリア, ニュージーランド, イギリスでも約 4 人に 1 人は肥満であることが報告されている（図 2.17）.

肥満は, 2 型糖尿病や高血圧症, 心疾患, 脳卒中, がんなどの非感染性疾患（NCDs）の主要なリスクファクターとなることから各国で重点的な施策が進められているが, 十分な進捗がみられないのが現状である.

これまで肥満や非感染性疾患（NCDs）は先進国特有の問題とされてきたが, 近年, 開発途上国でも経済発展とともに, とくに都市化の進む地域の高所得の人びとの間で急増している.

4.3 開発途上国

(1) 栄養問題の概要

現在, 世界人口の 1 割にあたる 8 億 2,100 万人が十分な食料を得られていない, すなわち最低エネルギー必要量を摂取できていないと推計されている（The State of Food Insecurity in the World 2019. FAO）. また, 世界の 5 歳未満児の死因のうち, 半数以上が栄養不良に起因していると報告されている（WHO, 2015）.

開発途上国では, 衛生問題から感染症の罹患率が高く, 栄養不良が加わり, 乳幼児の死亡率の高さが依然として深刻な問題となっている. 栄養必要量を満たすのに十分な量の食物を摂取できない低栄養の状態が続くと，**たんぱく質・エネルギー欠乏症**（PEM），鉄・ビタミン A・ヨウ素・亜鉛などの微量栄養素欠乏症などの栄養不良に陥る．

また近年，開発途上国のとくに都市部で，肥満や心疾患，がん，糖尿病などの非感染性疾患（NCDs）が増加しており，開発途上国における健康・栄養問題も複雑化している．

(2) たんぱく質・エネルギー欠乏症

クワシオルコール
エネルギーを摂取できていても，たんぱく質摂取が不足している場合に発症．おもな特徴は，毛髪変化，皮膚疾患，浮腫，成長遅滞，知能障害，肝臓肥大など．

マラスムス
エネルギーもたんぱく質も不足した状態で発症．極度の体重減少（標準体重の 60%以下），皮下脂肪消失，筋萎縮，発育障害などを起こし，乳児であっても老人様顔貌を呈する．

たんぱく質とエネルギー，もしくはどちらか一方の不足が長期化し，悪化すると，**クワシオルコール**や**マラスムス**といった重篤なたんぱく質・エネルギー欠乏症（PEM）に陥る．

最近では，大規模な自然災害（干ばつ，地震，洪水など）および紛争などの緊急事態を除くと，これらクワシオルコールやマラスムスのような重度の PEM は減少してきているが，表面的に観察しただけでは判定が難しい，中・軽度の栄養不良の蔓延が開発途上国において大きな問題となっている．

Z-score
分布の平均値からのずれを示す値．各指標の Z-score は，測定値と国際標準値の平均値の差を標準偏差で割って算出する．

中・軽度の栄養不良の判定には，身長と体重を測定し，年齢データを基にして，年齢別身長，年齢別体重，身長別体重を健康な小児の基準集団の標準値と比較する形で算出する方法が用いられている．その結果，各指標の Z-score が－ 2 未満の小児をそれぞれ慢性栄養不良，低体重，急性栄養不良と判定している．

BMI
計算式は，体重(kg)/ 身長$(m)^2$

なお，成人の栄養状態評価においても身長と体重を測定するが，この場合は BMI を用いるのが一般的であり，BMI 18.5 未満を**慢性エネルギー欠乏症**（chronic energy deficiency：CED）と判定している．

(3) 微量栄養素欠乏症

微量栄養素欠乏症の予防・対策には，カプセル投与による補給，食物への添加，食物ベースのアプローチがある．

食物ベースのアプローチとは，食事内容を改善するアプローチである．「農業政策や品種改良などによる生産の促進」「栄養教育・行動変容プログラムなどによる世帯・個人レベルでの調理・加工・保存・食事の摂取内容の改善」などの戦略を含む．欠乏症の深刻さや程度，時期に応じてこれらの方法を適切に組み合わせることで，より効果を上げることができる．

(4) ビタミン A 欠乏症

微量栄養素の不足，ビタミン A 欠乏症
https://www.who.int/nutrition/topics/vad/en/

ビタミン A 欠乏症は，開発途上国の半数以上で公衆衛生上の問題となっており，とくにアフリカや東南アジアの国ぐにの乳幼児や妊婦への影響がより深刻である．世界の約 2 億 5,000 万人の就学前児童がビタミン A 欠乏症であり，欠乏地域では多くの妊婦がビタミン A 欠乏症にかかっている．また，毎年 25 万～ 50 万人のビタミン A 欠乏症の乳幼児が失明し，この半数が失明後 1 年以内に死亡していることが報告されている．最近の研究では，ビタミンAの補給（supplementation）により，子どもの死亡が23%減少することも報告されている．

(5) 鉄欠乏

鉄欠乏は世界で最も一般的な栄養障害であり，単一の栄養欠乏症のなかでは最も高い頻度でみられる．WHOは，世界人口のほぼ1/3を占める約20億人が**鉄欠乏性貧血**であると推定しており，とくに多い地域は，アフリカ，南アジア，南米である．

開発途上国の妊婦の約半数と就学前児童の約40%が貧血であると報告されている．深刻な鉄欠乏性貧血により，仕事や学習の能力が低下し，乳幼児の場合は知能発達の遅れ，妊産婦の場合は分娩時出血による死亡や敗血症，低出生体重児の出産，周産期の感染症などによる死亡の危険性が増加する．鉄欠乏性貧血が解決すれば，妊産婦死亡の20%が改善するといわれている．

(6) ヨウ素欠乏症

ヨウ素欠乏症の妊婦と子どもへの影響はとりわけ深刻である．妊娠中では，早産や死産のリスクが高くなり，胎児では重症化すると**クレチン症**を引き起こす．

ヨウ素不足の土壌で栽培される食物ではヨウ素が不足するため，ヨウ素欠乏症は土壌にヨウ素が不足しているアルプス，ヒマラヤ，アンデスなどの内陸山岳地域や，バングラデシュのような大雨・洪水が多発して土壌が洗い流されたような地域で多発する．

欠乏症対策としては，食塩へのヨード添加が最善の方法とされている．ヨウ素添加塩が普及し，途上国の約66%の世帯で使用されるようになったが，依然として54か国でヨウ素欠乏症の問題が残っていると報告されている〔2017（平成29）年現在〕．

(7) ライフサイクルにおける栄養不良

ある時点で栄養不良に陥り，改善への努力がなされないと，次のライフステージおよび次のライフサイクルに大きく影響する．すなわち，栄養不良は世代を超えて引き継がれていく．母親は，とくに妊娠中に低栄養であった場合，胎児の子宮内発育不全や，出生時低体重，慢性栄養不良のおもなリスクファクターになることが知られている（図2.18）．

慢性栄養不良は乳児期から2～3歳までの間に起こることが知られており，この時期の正常な発育を確保するために，適切な母乳と離乳食の習慣を推進することの重要性が提唱されている．成人期の慢性疾患（高血圧，糖尿病，脂質代謝異常など）のリスクを乳児期の低栄養が，増加させることが指摘されており（**DOHaD学説**），生まれてくる子どもの生涯にわたる影響が懸念されている．

Point!

クレチン症
甲状腺機能低下症のうち，出産前から乳児期にはじまるものをいう．深刻な言語障害や運動機能の発達遅延，身体の発育障害を引き起こす．

Point!

DOHaD学説
出生前から出生後の発達期における種々の環境因子が，成長後の健康や種々の疾病発症リスクに影響を及ぼすという概念（日本DOHaD学会）．

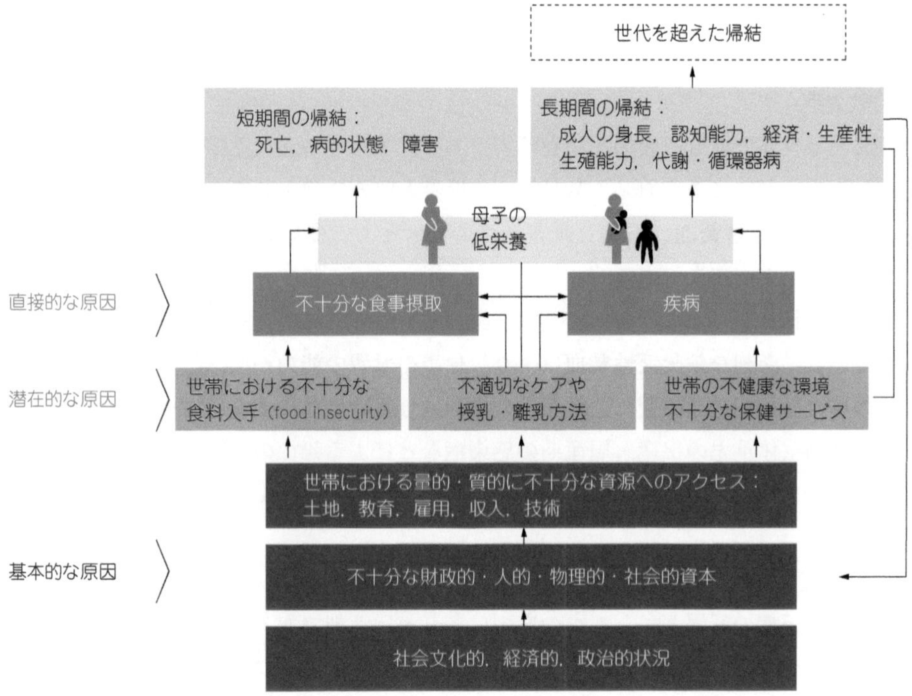

図 2.18　母子の低栄養を規定する要因についての概念図

UNICEF Report 2013-Tracking Progress on Child and Maternal Nutrition.

4.4　地域間格差

国連ミレニアム開発目標（Millennium Development Goals：MDGs）では，世界で生産される食料をすべて平等に分配すれば，すべての人びとが 1 日に 2,760 kcal を消費できる試算になると報告している．しかし，実際には多くの先進国では食料余剰，過剰摂取が，開発途上国では慢性的な食料不足，飢餓と栄養不良という格差が存在するのが現状である．

所得別に予防可能なリスクファクターが生存と**障害調整生存年数**（disability-adjusted life years：DAILYs）に及ぼす寄与率をみると，低所得国では小児の低体重のリスクが最も高く，その他にも不適切な母乳哺育，ビタミン A 欠乏，亜鉛欠乏などの栄養に関連した要因が大きなリスクとなっていることがわかる（図 2.19）．一方，高所得国では，タバコ，アルコール，過体重と肥満の要因がリスクとなっている．

これらの食料・栄養問題には，保健・栄養に直接関連する因子だけではなく，政治的・文化的・社会的要因も大きな影響を与えている．近年，開発途上国のなかでも経済発展とともに，食事内容（穀類中心から高脂肪・糖分過多への移行）の変化および身体活動量の低下など，ライフスタイルの変化によって疾病構造が変化する**栄養転換**（nutrition transition）がみられる国が増加している．

Point!

障害調整生存年数

障害調整生存年数とは，集団の健康を表す指標の 1 つである．ある集団における疾病負荷や介入の効果の尺度，集団の健康の妥当な指標といわれている．

低所得国

高所得国と同じく，1 人あたり GNI でみた 2013 年の所得水準 1,045 ドル以下を低所得国に分類している．アフリカ南部の国ぐにを中心に計 41 か国・地域で構成されている．

高所得国

世界銀行の定義では，新興諸国 146 か国・地域を所得水準に応じて高所得国・中所得国・低所得国の 3 つのグループに分けている．高所得国は，1 人あたり GNI でみた 2013 年の所得水準が，12,746 ドル以上の国・地域と定義する．76 か国・地域で構成される．

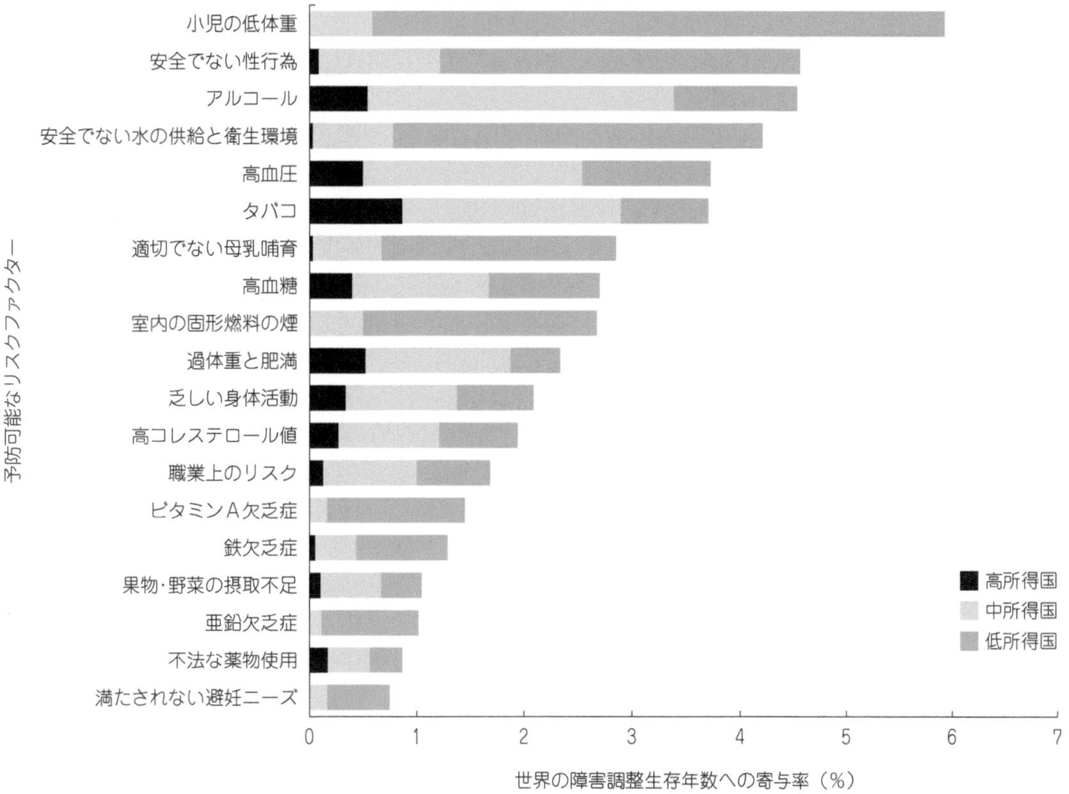

図 2.19　国の所得レベル別予防可能なリスクファクターが 障害調整生存年数に及ぼす寄与率（2004 年）
参考：Global health risks. WHO（2009）.

これら開発途上国では，都市部と地方農村部の格差のみならず，同じ人口集団・コミュニティ・家庭内においても，低栄養と過剰栄養が同時に存在する**栄養問題の二重負担**（double burden of malnutrition）が新たな課題である．これら栄養問題には，国レベルでの対処が急務となっている．

復習問題を解いてみよう
https://www.kagakudojin.co.jp

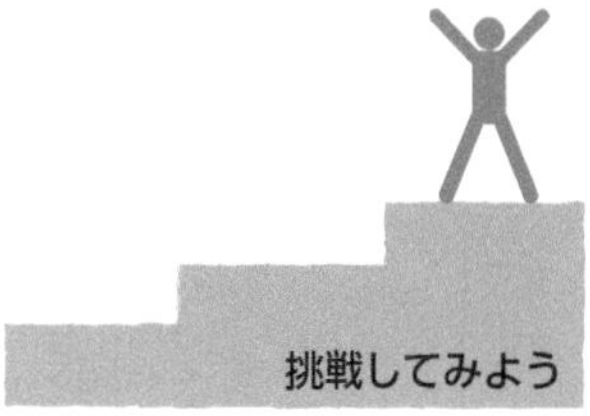

第3章

栄養政策

この章で学ぶポイント

★栄養士，管理栄養士の役割の違い，国試受験資格を理解しよう．
★現在実施されている健康・栄養政策，指針，ツールについて理解しよう
★国民健康・栄養調査の目的，対象者の抽出方法と活用方法，実施される調査票の種類と記入方法について理解しよう．
★保健・栄養分野の国際機関の役割および諸外国の栄養政策を理解しよう

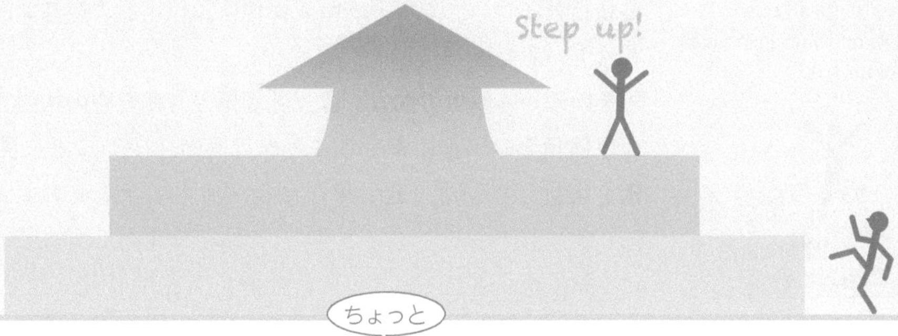

ちょっと ◆学ぶ前に復習しておこう◆

食事記録法
秤量記録法（調理前か喫食前の食品を秤量），目安量記録法（食品や料理の目安量を記録）の2つがある．

健康増進法
国民の健康の保持・増進を目的に2003年から施行．国民健康・栄養調査の実施は，この法律に規定される．

国勢調査
人口・世帯の実態を明らかにするため5年に1回行われる調査．全国民を対象に世帯ごと行う全数調査．

国民生活基礎調査
国民生活の基礎的事項を明らかにするため，3年に1回の大規模調査と各年の簡易調査が実施されている．

1　日本の公衆栄養活動

1.1　健康づくり施策と公衆栄養活動の役割

(1) 厚生労働省

厚生労働省は公衆栄養分野と関わりが深い省庁の１つである．厚生労働省の組織図を図 3.1 に示す．**厚生労働省健康局**は，保健所などを通じた地域保健の向上，エボラ出血熱，エイズ，結核などの感染症や生活習慣病の一次予防対策などを講じる組織である．この健康局のなかにある**健康課**では，「国民の健康増進および栄養の改善ならびに生活習慣病に関する事項」，「健康増進法，栄養士法および調理師法に関する事項」，「食生活の指導および国民健康・栄養調査に関する事項」，「高血圧症，心臓病，糖尿病その他生活習慣病の予防に関する事項」，「たばこおよびアルコール対策に関する事項」，「地域における保健の向上に関する事項」などの健康の保持・増進に関する事柄を取り扱っている．**健康日本 21**，**日本人の食事摂取基準**の策定も健康局が担当している．また，厚生労働省老健局では，介護保険制度をはじめとする「高齢者介護・福祉施策に関する事項」を取り扱う．保険局では，「健康保険，船員保険，国民健康保険などの医療保険制度および後期高齢者医療制度に関する企画立案に関する事項」を取り扱っている．

Point!
健康課
2015 年 10 月に健康局で組織の再編が行われる前は，がん対策・健康増進課という名称であった．

厚生労働省では，健康日本 21（第二次）の着実な推進を目指し，行政栄養士が，優先されるべき施策の企画，実施および評価を行うことができる体制を整備するため，2013（平成 25）年に，行政栄養士の業務指針である「地域における行政栄養士による健康づくりおよび栄養・食生活の基本方針について」[*]を通知した．この指針では，行政栄養士が実施すべき業務指針について，都道府県，保健所設置市および特別区，市町村別に示されている（表 3.1）．

＊健が発　0329　第４号
https://www.mhlw.go.jp/bunya/kenkou/dl/eiyou_b.pdf

そのほか，厚生労働省では，乳幼児の身体発育の状態を調査し，乳幼児の保健指導の改善に資することを目的に，10 年ごとに**乳幼児身体発育調査**を実施している．乳幼児の身長，体重の身体発育値（3，10，25，50，75，90，97 パーセンタイル値），身体発育曲線，乳幼児の栄養法などについて結果が示されている．最新の調査は 2010（平成 22）年である．

ほかでも学ぶ　覚えておこう　キーワード
身体発育曲線
➡応用栄養学

たばこ対策については，世界保健機関（WHO）が，1988（昭和 63）年より５月 31 日を「World No Tobacco Day」と定めている．これに基づき，厚生労働省でも５月 31 日を「**世界禁煙デー**」，世界禁煙デーに始まる一週間を「禁煙週間」とし，禁煙および受動喫煙防止に関する普及啓発を行っている．

(2) 文部科学省

文部科学省は，教育，科学技術・学術，スポーツ，文化の振興などの役割を担っている．栄養と関連する事項については，近年，食生活を取り巻

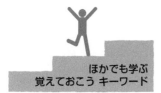

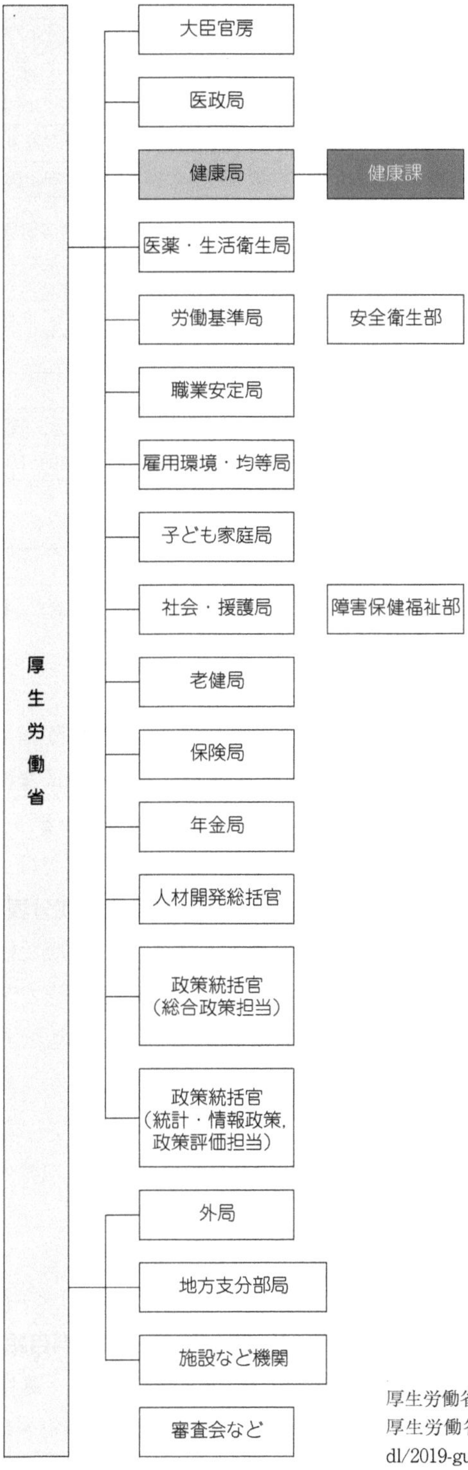

図 3.1　厚生労働省の組織図

厚生労働省，『2019 厚生労働省 業務ガイド』，(2019)，p. 35 より作成.
厚生労働省 HP，https://www.mhlw.go.jp/general/saiyo/pamphlet/dl/2019-guide_all.pdf

表 3.1　新たな行政栄養士業務指針における都道府県，保健所設置市および特別区，市町村の役割

都道府県	保健所設置市および特別区	市町村
(1) 組織体制の整備		
(2) 健康・栄養課題の明確化と PDCA サイクルに基づく施策の推進		
(3) 生活習慣病の発症予防と重症化予防の徹底のための施策の推進		
(4) 社会生活を自律的に営むために必要な機能の維持および向上のための施策の推進		
市町村の状況の差に関する情報の収集・整理，還元する仕組みづくり	次世代と高齢者の健康	
(5) 食を通じた社会環境の整備の推進		
特定給食施設における栄養管理状況の把握および評価に基づく指導・支援		
飲食店におけるヘルシーメニューの提供などの促進		
地域の栄養ケアなどの拠点の整備		
保健，医療，福祉および介護領域における管理栄養士・栄養士の育成		
	食育推進ネットワークの構築	
健康増進に資する食に関する多領域の施策の推進		
健康危機管理への対応		

厚生労働省健康局，平成 25 年度都道府県等栄養施策担当者会議，新たな行政栄養士業務指針のねらいと健康・栄養施策の推進より．

く社会環境が大きく変化し，子どもの食生活の乱れが指摘されていることから，文部科学省が，食に関する指導の推進に中核的な役割を担う**栄養教諭制度**を創設し，2005（平成 17）年から施行している．

文部科学省科学技術・学術審議会資源調査分科会では，食品に含まれる栄養成分の基礎的データ集として，**日本食品標準成分表**を公表している．2015（平成 27）年には，日本食品標準成分表 2015 年版（七訂）が公表され，15 年ぶりに収載食品が拡充し，新たに炭水化物成分表が作成されるなど大幅に改訂し，現在は日本食品標準成分表 2020 年版（八訂）が公表されている．

文部科学省では，学校保健に関する事項については，学校における幼児，児童，生徒の発育および健康の状態を明らかにするための**学校保健統計調査**を 1948（昭和 23）年から毎年実施している．

(3) 農林水産省

農林水産省では毎年，国連食糧農業機関（FAO）の手引きに準拠して**食料需給表**を作成している．食料需給表をもとに**食料自給率**が算出される．1999（平成 11）年に，21 世紀における食料・農業・農村に関する施策の基本的指針として「食料・農業・農村基本法」が制定された．これに基づき，おおむね 5 年ごとに「**食料・農業・農村基本計画**」が作成され，食料自給率向上の目標が示されている．最新版が 2020（令和 2）年に出されている．

Point!

食に関する指導の手引き

文部科学省が作成．最新は第二次改訂版．学校における食育の必要性を示し，その推進のための目標，手順と内容，全体計画，評価（アウトカム・アウトプット），栄養教諭の役割，また給食における食育や食物アレルギー児童への対応についても記載されている．

文部科学省科学技術・学術審議会資源調査分科会

科学技術・学術審議会は，2001（平成 13）年に文部科学省へ設置された．そのうち資源調査会の食品成分部会では，日本食品標準成分表の改訂への調査・検討が行われている．

国家試験ワンポイントアドバイス

学校保健統計調査には，大学は含まれない．

ほかにも，平成 15 年度から**食品ロス統計調査**〔調査は平成 27 年度で終了〕を実施し，**食品ロス**の削減に向けて，ほかの省庁（消費者庁，文部科学省，経済産業省，環境省）と連携した**食品ロス削減国民運動**（NO-FOODLOSS PROJECT）を展開している．また，食糧自給率，環境との調和，新しい生活様式，健康への配慮，食育，サプライチェーンの状況など食をめぐる課題が多くあるなかで，消費者，生産者，食品関連事業者と行政が一体となって，現代の日本の「食」のあり方について考え，取組みを行う「**ニッポンフードシフト（NIPPON FOOD SHIFT）**」が 2021（令和 3）年から開始されている．

食育については 2005（平成 17）年の食育基本法制定以降，内閣府が担当してきたが，2016（平成 28）年 4 月より農林水産省が担当となった．農林水産省には農林水産大臣を会長とする**食育推進会議**がおかれ，5 年ごとの**食育推進基本計画**が策定される．また，1 年間の食育の推進に関して講じた施策の報告書である**食育白書**（図 3.2）も毎年発刊されている．

(4) 3 省合同

厚生労働省（厚生省），文部科学省（文部省），農林水産省が策定に関わった指針やツール，実施している統計調査などのうち，最近のものについて，表 3.2 に示す．

1.2　公衆栄養活動と組織・人材育成

(1) 保健所

(a) 保健所の歴史

1937（昭和 12）年に**保健所法**が制定され，それに基づき各地区に保健所が設置されたのがはじまりである．設置当時の保健所は，「国民の体位

保健所が行う業務
第 3 章，「2　公衆栄養関連法規」も参照.

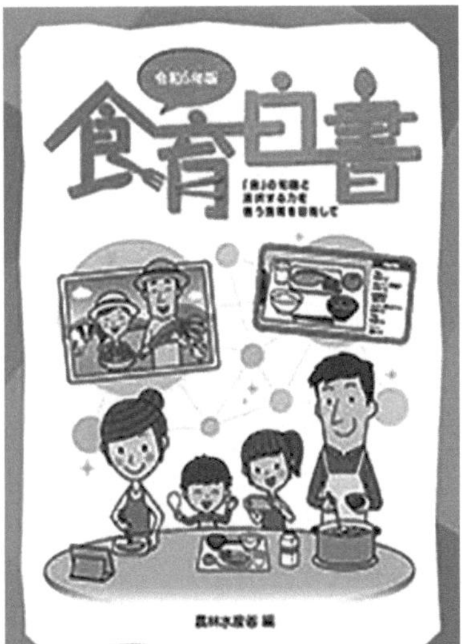

図 3.2　食育白書（令和 5 年度版）
農林水産省，『食育白書（令和 5 年版）』，日経印刷（2023）．

表 3.2　各省庁と関連する指針，ツール，統計調査など

	指針やツール	統計調査，報告書など
厚生労働省（厚生省）	・**食生活指針（2000 年）** ・**食事バランスガイド（2005 年）** ・健康づくりのための身体活動基準 2013（2013 年） ・健康づくりのための身体活動指針（アクティブガイド）（2013 年） ・日本人の食事摂取基準（2020 年版）（2019 年） ・健康づくりのための睡眠指針 2014（2014 年）	・国民健康・栄養調査 ・乳幼児身体発育調査
文部科学省（文部省）	・**食生活指針（2000 年）** ・幼児期運動指針（2012 年）	・学校保健統計調査 ・日本食品標準成分表 2020 年版（八訂）
農林水産省	・**食生活指針（2000 年）** ・**食事バランスガイド（2005 年）**	・食糧需給表 ・食品ロス統計調査 ・食育に関する意識調査 ・食育白書

を向上させるため，地方において保健上必要な指導を行う所」と規定されていた．1947（昭和 22）年には，保健所法の全面改正が行われ，保健所が食品衛生や急性感染症予防などの業務を担うこととなり，公衆衛生活動の第一線としての機能を果たすようになった．しかし，しだいに対人保健サービス分野における需要が多様化するようになり，住民への対人サービスは市町村保健センターの業務となった．

(b) 保健所の業務

地域保健法にて規定されている．おもに① 人口動態統計にかかわる事項，② 栄養の改善および食品衛生に関する事項，③ 環境衛生に関する事項，④ 精神保健や治療法が確立していない疾病などに関する事項など，**広域的・専門的・技術的拠点**としての機能を担っている．また，市町村が行う保健サービスに対し，必要な技術的援助を行っている．

(2) 市町村保健センター

国民健康づくり対策
第 3 章，「6　国の健康増進基本方針と地方計画」も参照．

第 1 次国民健康づくり対策〔1978（昭和 53）年〜〕から全国の市町村に設置される．1994（平成 6）年には**地域保健法**にて法定化された．地域保健法の第 18 条にて「住民に対し，健康相談，保健指導および健康診査その他地域保健に関し必要な事業を行うことを目的とする施設」と規定されており，あらゆるライフステージを対象とした対人保健サービスを実施している．

(3) 栄養ケア・ステーション

栄養ケアを地域住民に提供する地域密着型の拠点であり，全国に 237 か所設置されている〔2016（平成 28）年 9 月末現在〕．**日本栄養士会**または都道府県栄養士会が公益目的事業として設置・運営するものと，日本栄養士会の栄養ケア・ステーション認定制度に従い，要件を満たしていると認定された事業者が運営するものの2種類がある．栄養ケア・ステーションでは，地域住民，自治体，健康保険組合，企業，医療機関などを対象に，管理栄養士・栄養士による栄養相談，特定保健指導，調理教室の開催，セミナーや研修の講師派遣などを行っている．

(4) 保健医療従事者，職能団体

公衆栄養分野とかかわる保健医療従事者は，管理栄養士，栄養士，医師，歯科医師，歯科衛生士，看護師，保健師，理学療法士，作業療法士，臨床検査技師，健康運動指導士などがある．公衆栄養行政を効率的・効果的に進めていくためには，これら保健医療従事者間の連携が不可欠である．

また，専門資格などを必要とする職業ごとに組織された団体を職能団体といい，栄養とかかわる職能団体の代表としては，**日本栄養士会**がある．日本栄養士会は，全国の管理栄養士・栄養士免許取得者を構成員としており，各都道府県栄養士会と連携・協働して，組織を運営している．日本栄養士会は国際栄養士連盟やアジア栄養士連盟にも加盟し，世界の栄養に関する最新情報の取得や，世界の人びとの健康づくりの活動に貢献している．

(5) 食生活改善推進員（ヘルスメイト）

昭和20年代，栄養不足の状況のなかで，各都道府県の保健所が中心となって主婦を対象とした栄養教室が開催されていた．そのなかで，健康生活の実践に取り組む意欲的な主婦のグループが誕生したのが**食生活改善推進員**（ヘルスメイト）のはじまりである．食生活改善推進員の活動はボランティアであり，食育の推進および食事バランスガイドの普及・啓発，健康日本21の推進を目指して活動が行われている．食生活改善推進員の養成は**市町村**で行われており，養成講座を受講し，修了した後に市町村食生活改善推進員協議会に入会し，活動を始めることになる．2012（平成24）年からは，男性会員の加入も認められている．

(6) 国立保健医療科学院

保健，医療，福祉に関係する職員などの教育訓練や，それらに関係する調査と研究を行う機関として，2002（平成14）年に設置された．国立保健医療科学院では，現に保健，医療，福祉に従事している職員（医師，歯科医師，薬剤師，獣医師，看護師，保健師，助産師，管理栄養士，診療放射線技師，臨床検査技師，病院の幹部職員，社会福祉関係職員など）やこれから従事しようとする人に対して，専門的な研修などを行っている．

2　公衆栄養関連法規

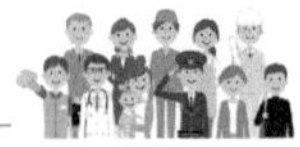

地域保健法
巻末資料参照.

2.1　地域保健法

日本では 1937（昭和 12）年に**保健所法**が制定され，**保健所**を中心に国民の衛生状態の改善，感染症の予防・治療などが行われてきた．しかし，急激な人口の高齢化と出生率の低下，慢性疾患の増加，地域住民のニーズの多様化などにより，しだいに対人保健サービスの需要が増すようになった．1978（昭和 53）年からは国民健康づくり対策が開始され，**市町村**を中心とした保健対策の推進が図られるようになり，1994（平成 6）年に保健所法が**地域保健法**に改正された．

改正に伴い，これまで保健所で実施されてきた母子保健サービスや，住民に身近な保健サービスが市町村（**市町村保健センター**）で提供されることになり，保健所は，地域保健における広域的・専門的・技術的拠点としての機能を担うこととなった．

巻末資料に地域保健法の項目の一部を記した．地域保健法の第 1 章は「総則」であり，その第 1 条には法律の目的が，第 2 条には基本理念が定められている．第 6 条では保健所が行う事項について示されている（**表 3.3**）．また，第 18 条では，市町村保健センターとその役割について記載されている．

健康増進法
巻末資料参照.

2.2　健康増進法

健康増進法は，日本における高齢化の進展や疾病構造の変化に伴い，国民の健康の増進の重要性が増大したこと，またそれを積極的に推進するための環境整備が必要とされていることを背景に，従来の栄養改善法〔1952

表 3.3　保健所が行う事項（地域保健法 第 6 条）

1. 地域保健に関する思想の普及および向上に関する事項
2. 人口動態統計その他地域保健にかかわる統計に関する事項
3. 栄養の改善および食品衛生に関する事項
4. 住宅，水道，下水道，廃棄物の処理，清掃その他の環境の衛生に関する事項
5. 医事および薬事に関する事項
6. 保健師に関する事項
7. 公共医療事業の向上および増進に関する事項
8. 母性および乳幼児並びに老人の保健に関する事項
9. 歯科保健に関する事項
10. 精神保健に関する事項
11. 治療方法が確立していない疾病その他の特殊の疾病により長期に療養を必要とする者の保健に関する事項
12. エイズ，結核，性病，伝染病その他の疾病の予防に関する事項
13. 衛生上の試験および検査に関する事項
14. その他地域住民の健康の保持および増進に関する事項

（昭和 27）年制定〕に替わり 2002（平成 14）年 8 月に公布され，2003（平成 15）年 5 月から施行された．

健康増進法制定により，2000（平成 12）年から開始された**健康日本 21**が法的根拠を得ることとなった．また，栄養改善法に基づき実施されてきた国民栄養調査は，健康増進法制定により**国民健康・栄養調査**に名称が変更となり，生活習慣に関する調査項目が拡充された．栄養改善法で規定されていた集団給食施設も，健康増進法制定により**特定給食施設**に名称が改められた．

健康増進法では，法律の目的，国民の責務，国および地方公共団体の責務，健康増進事業実施者の責務，基本方針，都道府県健康増進計画，健康診査の実施などに関する指針，国民健康・栄養調査，食事摂取基準，栄養指導員，特定給食施設，特別用途表示などに関する事項が規定されている．また，健康増進法第 25 条には，受動喫煙防止に関する事項も規定されている（表 3.4）．

2.3　食育基本法

食育基本法
巻末資料参照．

近年，日本では，食生活において，栄養の偏り，不規則な食事，肥満や生活習慣病の増加，過度の痩身志向，食の安全性の問題，食料の海外への依存などの問題が生じている．食に関する情報が社会に氾濫するなかで，人びとは食生活や食の安全性の面からも，食のあり方を自ら学ぶことが求められている．

こうした食をめぐる環境の変化を踏まえ，食育の基本理念や方向性を示し，国・地方公共団体および国民の食育の推進に関する取組みを総合的かつ計画的に推進するため，2005（平成 17）年 6 月に**食育基本法**が公布された．

表 3.4　健康増進法に定めるおもな事項

（第 1 章）		**第 16 条の 2**	**食事摂取基準**
第 1 条	目的	（第 4 章）	
第 2 条	国民の責務	第 17 条	市町村による生活習慣相談などの実施
第 3 条	国および地方公共団体の責務	**第 19 条**	**栄養指導員**
第 4 条	健康増進事業実施者の責務	第 19 条の 2	市町村による健康増進事業の実施
（第 2 章）		（第 5 章）	
第 7 条	**基本方針**	**第 20 条**	**特定給食施設の届出**
第 8 条	**都道府県健康増進計画等**	**第 21 条**	**特定給食施設における栄養管理**
第 9 条	健康診査の実施などに関する指針	第 23 条	勧告および命令
（第 3 章）		第 24 条	立入検査など
第 10 条	**国民健康・栄養調査の実施**	（第 6 章）	
第 11 条	調査世帯	第 25 条	受動喫煙防止
第 12 条	国民健康・栄養調査員	（第 7 章）	
第 13 条	国の負担	**第 43 条**	**特別用途表示の許可**
第 16 条	生活習慣病の発生の状況の把握	第 61 条	特別用途食品の検査および収去

食育基本法では，国・地方公共団体・国民の責務，食育推進基本計画，家庭・学校・保育所・地域における食育の推進，食育推進会議などに関する事項が定められている（表 3.5）．

2.4　その他の公衆栄養関連法規

(1)　母子保健法

「母性ならびに乳児，幼児の健康の保持および増進を図るため，母性，乳児，幼児に対する保健指導，健康診査，医療その他の措置を講じ，もって国民保健の向上に寄与すること」を目的に，1965（昭和 40）年 8 月に制定された．

この法律に基づき，妊娠した場合には，市町村へ妊娠の届出が必要となった．ほかにも，保護者による市町村への低体重児（2500 g 未満）の届出が行われている．一方，**市町村**では，妊娠の届出に基づく**母子健康手帳**の公布，**1 歳 6 か月児健診**（満 1 歳 6 か月を超え満 2 歳に達しない幼児），**3 歳児健診**（満 3 歳を超え満 4 歳に達しない幼児）や，新生児・妊産婦・未熟児の訪問指導などが実施されている（表 3.6）．

(2)　高齢者の医療の確保に関する法律（高齢者医療確保法）

1982（昭和 57）年に制定された老人保健法が 2008（平成 20）年 4 月に全面改正されたことにより施行された．

この法律は高齢期における適切な医療の確保を図ることを目的にしている．この法律の施行により，2008（平成 20）年から 75 歳以上の後期高齢者，および 65 ～ 74 歳の前期高齢者で一定の障害のある人を被保険者とする**後期高齢者医療制度**が開始された．また，40 ～ 74 歳を対象とし，メタボリックシンドローム（内臓脂肪症候群）に着目した**特定健康診査・特定保健指導**の実施が医療保険者に義務付けられた．

(3)　学校給食法

「学校給食および学校給食を活用した食に関する指導の実施に関し必要な事項を定め，学校給食の普及充実および学校における食育の推進を図ること」を目的に，1954（昭和 29）年に施行された．

この法律の第 10 条では，学校給食において摂取する食品と，健康の保持増進との関連性についての指導，食に関して特別の配慮を必要とする児童または生徒に対する個別的な指導，その他学校給食を活用した食に関する実践的な指導を行うものとして**栄養教諭**が規定されている．

(4)　食品表示法

従来，食品の表示について個々にルールを定めていた**食品衛生法**，**JAS 法**，**健康増進法**の 3 法の規定を統合するものとして，2013（平成 25）年 6 月に制定し，2015（平成 27）年 4 月に施行された．

これに伴い，原則として，すべての消費者向けの加工食品および添加物

Point!

後期高齢者医療制度

75 歳以上の高齢者が加入．各都道府県の広域連合が運営する医療制度．保険料は都道府県ごとの医療費水準に応じており，それを高齢者全員で公平に負担する．保険料の分担の内訳は，高齢者以外が給付費の 4 割を負担，高齢者は 1 割を負担に分担される．残りの 5 割は税金である．

Point!

特定健康診査・特定保健指導

特定健診は，40 歳から 74 歳を対象に行われる，メタボリックシンドロームに着目した健診である．この健診の結果から，生活習慣病の高い発症リスクがあり，生活習慣の改善から疾患の予防効果を期待できる対象者を選出して，保健師，管理栄養士などが生活習慣を見直す支援をするのが特定保健指導である．

ほかでも学ぶ　覚えておこう キーワード

栄養教諭
➡栄養教育論

食品衛生法
➡食べ物と健康

JAS 法
➡食べ物と健康

介護保険制度
➡社会・環境と健康

健康増進法
➡社会・環境と健康，給食経営管理論

表 3.5　食育基本法に定めるおもな事項

（第 1 章）	
第 1 条	目的
第 2 条	国民の心身の健康の増進と豊かな人間形成
第 3 条	食に関する感謝の念と理解
第 4 条	食育推進運動の展開
第 5 条	子どもの食育における保護者，教育関係者等の役割
第 6 条	食に関する体験活動と食育推進活動の実践
第 7 条	伝統的な食文化，環境と調和した生産等への配意および農山漁村の活性化と食料自給率の向上への貢献
第 8 条	食品の安全性の確保等における食育の役割
第 9 条	国の責務
第 10 条	地方公共団体の責務
第 11 条	教育関係者等および農林漁業者等の責務
第 12 条	食品関連事業者等の責務
第 13 条	国民の責務
第 14 条	法制上の措置など
第 15 条	年次報告
（第 2 章）	
第 16 条	**食育推進基本計画**
第 17 条	都道府県食育推進計画
第 18 条	市町村食育推進計画
（第 3 章）	
第 19 条	家庭における食育の推進
第 20 条	学校，保育所等における食育の推進
第 21 条	地域における食生活の改善のための取組の推進
第 22 条	食育推進運動の展開
第 23 条	生産者と消費者との交流の促進，環境と調和のとれた農林漁業の活性化など
第 24 条	食文化の継承のための活動への支援など
第 25 条	食品の安全性，栄養その他の食生活に関する調査，研究，情報の提供および国際交流の推進
（第 4 章）	
第 26 条	**食育推進会議の設置および所掌事務**
第 27 条	組織
第 28 条	会長

表 3.6　母子保健法に定めるおもな事項

（第 1 章）	
第 1 条	目的
（第 2 章）	
第 10 条	保健指導
第 11 条	新生児の訪問指導
第 12 条，第 13 条	**健康診査**
第 15 条	妊娠の届出
第 16 条	**母子健康手帳**
第 17 条	妊産婦の訪問指導など
第 18 条	低体重児の届出
第 19 条	未熟児の訪問指導
第 20 条	養育医療

への栄養成分表示〔熱量，たんぱく質，脂質，炭水化物，ナトリウム（食塩相当で表示）〕が義務付けられるなど，さまざまな食品表示についてルールが定められた．

(5) 介護保険法

1997（平成 9）年 12 月に公布され，2000（平成 12）年 4 月に施行された．介護保険法の施行と同時に 2000（平成 12）年に**介護保険制度**が開始された．

介護保険制度では，保険者は市町村および特別区であり，65 歳以上を第 1 号被保険者，40 歳以上 65 歳未満の医療保険加入者を第 2 号被保険者とした．要介護者または要支援者と認定された場合に（40 歳以上 65 歳未満では要介護または要支援の状態が特定疾病によるものであることが条件）保険給付の対象となる．

3　管理栄養士・栄養士制度と職業倫理

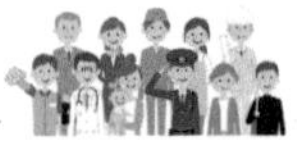

3.1　栄養士法

(1) 栄養学のはじまり

栄養を世界ではじめて科学の対象としたのは，医学博士の**佐伯 矩**である．佐伯は，世界ではじめて「**栄養学**」を提唱し，わが国における栄養学の創始者でもあることから，「栄養学の父」ともよばれている．

身体を維持するためには，三大栄養素が必要なこと，ビタミンや無機質が欠乏すると病気になることなどを実験研究によって，はじめて明らかにした．

第 1 章でも述べているように，佐伯は，1914（大正 3）年に「営養（栄養）研究所」を創設した．1920（大正 9）年には内務省の栄養研究所（現・国立研究開発法人 医薬基盤・健康・栄養研究所）が設立され，初代所長となった．1925（大正 14）年には私立栄養学校を設立して栄養士の養成を開始し，卒業生は「栄養手（栄養技手）」とよばれ，栄養改善業務に従事した．

3.2　管理栄養士・栄養士の社会的役割

少子高齢化，生活習慣病の増加，食物アレルギー児の増加などの背景より，多様化・高度化する社会や国民のニーズに対応できる管理栄養士・栄養士が求められている．

医療の場においては，**栄養サポートチーム**（nutrition support team：NST）などチーム医療も進んでおり，医療人の一人として栄養学の専門的知識および技術を収集・選択し，科学的視点から論理的に判断し，人びとの健康の保持・増進，疾病予防に貢献できる管理栄養士が求められている．また，管理栄養士の活躍の場は，医療のみならず，介護・福祉事業施設，学校，行政，民間企業など多様な領域がある．

さらに，**栄養教諭制度**が 2005（平成 17）年から始まった．栄養教諭とは，「児童・生徒の食に関する指導を充実させ，望ましい食習慣を身につけることができる」「学校給食の栄養管理ができる」といった食育のための，目標を定めて児童・生徒への指導を行っている．栄養教諭制度では，このような高い専門性をもつ管理栄養士・栄養士の輩出を目指している．

ほかにも栄養教諭は，**食育**を通して各家庭，地方行政との連携や調整を行う役割が期待されている．**学校教育法**に規定されている栄養教諭免許制度の概要を表 3.7 に示す．栄養教諭免許は，管理栄養士の免許をもち，かつ大学院修士課程を卒業した者に与えられる専修免許状，管理栄養士の免許をもち，かつ 4 年生の大学を卒業した者に与えられる一種免許状と，

表 3.7 栄養教諭免許制度の概要

免許状の種類	免許状取得要件
専修免許状（大学院修士課程修了程度）	修士の学位＋管理栄養士免許＋ 24 単位＊1
一種免許状（大学卒業程度）	学士の学位＊2 ＋管理栄養士免許又は管理栄養士養成課程修了（＋栄養士免許）＋ 22 単位
二種免許状（短期大学卒業程度）	準学士の称号＊3 ＋栄養士免許＋ 14 単位

＊1：一種免許状授与の所要資格に加えて必要な単位数.
＊2：管理栄養士養成施設（4 年制の専門学校）卒業も含む.
＊3：栄養士養成施設（2 年制以上の専門学校等）卒業も含む.

栄養士の免許をもち，かつ準学士の称号をもつ二種免許状の 3 つがある.

3.3 管理栄養士・栄養士制度の沿革

(1) 管理栄養士・栄養士制度の変遷

1945（昭和 20）年，**栄養士規則**が制定され，栄養士の身分や業務がはじめて法的に規定されるようになった．1947（昭和 22）年に施行された日本国憲法によって栄養士規則は効力を失ったが，新たに**栄養士法**が 1947（昭和 22）年に制定され，栄養士の資格は「栄養の指導に従事することを業とする者」として法制化された.

1962（昭和 37）年の栄養士法の一部改正によって，4 年間の管理栄養士制度が設けられ，管理栄養士が登録制となった．1985（昭和 60）年の栄養士法の一部改正によって，管理栄養士の国家試験制度が導入され，従来では，管理栄養士養成施設を卒業した場合に免許の取得が可能だったが，国家試験に合格した者のみに資格が与えられる制度に変更された．管理栄養士・栄養士の沿革については，表 3.8 に示す.

国家試験ワンポイントアドバイス

栄養士の免許は 2 年以上の栄養士養成施設を卒業した者に対して，都道府県知事が与える．管理栄養士の免許は，管理栄養士国家試験に合格したものに対して，厚生労働大臣が与える.

(2) 管理栄養士制度の見直し

2000（平成 12）年の栄養士法の一部改正によって，管理栄養士の制度の見直しが行われた．具体的な変更点は，管理栄養士の資格を免許制から登録制に変更，管理栄養士の定義の見直し，管理栄養士養成施設卒業生の

表 3.8 管理栄養士・栄養士制度の沿革

1945（昭和 20）年	栄養士規則が公布され，栄養士資格が免許化
1947（昭和 22）年	栄養士法が公布され，栄養士資格が法制化
1962（昭和 37）年	栄養士法が一部改正され，管理栄養士の登録制度が発足
1985（昭和 60）年	栄養士法が一部改正され，管理栄養士国家試験制度が発足
2000（平成 12）年	栄養士法が一部改正され，管理栄養士は登録制から免許制へ 管理栄養士の定義の見直し 管理栄養士養成施設卒業生の試験科目免除の廃止 栄養士養成施設卒業生の実務経験期間の延長

試験科目免除の廃止，栄養士養成施設卒業生の実務経験期間の延長である．管理栄養士の定義の見直しによって，従来は栄養士と管理栄養士の業務の区分があいまいであったが，表 3.9 に示すように明文化され，栄養士業務と管理栄養士業務の区分が明確なものになった．

国家試験ワンポイントアドバイス

公衆栄養学の科目は，行政栄養士の業務，国民健康・栄養調査，栄養疫学の基本，栄養疫学研究，公衆栄養プログラム，特定健診・特定保健指導，食品の栄養成分表示，栄養ケアマネジメントに関することが出題されている．第 31 回 (2017 年) では，計 101 問中，公衆栄養学から 18 問（18%）出題されている．

3.4　管理栄養士・栄養士養成制度

栄養士法施工令，栄養士法施行規則には，**管理栄養士国家試験**の実施や試験科目に関することについて記載されている．図 3.3 に管理栄養士国家試験受験資格について示した．

表 3.9　栄養士と管理栄養士の定義と免許の交付

	栄養士	管理栄養士
根拠法	栄養士法	栄養士法
定義	栄養士とは都道府県知事の免許を受けて，栄養士の名称を用いて**栄養の指導**に従事することを業とする者（第 1 条第 1 項）	管理栄養士とは，厚生労働大臣の免許を受けて，管理栄養士の名称を用いて，以下のことを行う者 ・**傷病者に対する療養のため必要な栄養の指導** ・個人の身体の状況，栄養状態等に応じた高度の**専門的知識および技術を要する健康の保持増進のための栄養の指導** ・特定多数人に対して継続的に食事を供給する施設における利用者の身体の状況，栄養状態，利用の状況等に応じた特別の配慮を必要とする給食管理 ・上記の施設に対する栄養改善上必要な指導等を行うことを業とする者（第 1 条第 2 項）
免許の交付	栄養士の免許は，厚生労働大臣の指定した栄養士の養成施設において 2 年以上栄養士として必要な知識および技能を修得した者に対して，**都道府県知事**が与える（第 2 条第 1 項）	管理栄養士の免許は，管理栄養士国家試験に合格した者に対して，**厚生労働大臣**が与える（第 2 条第 3 項）

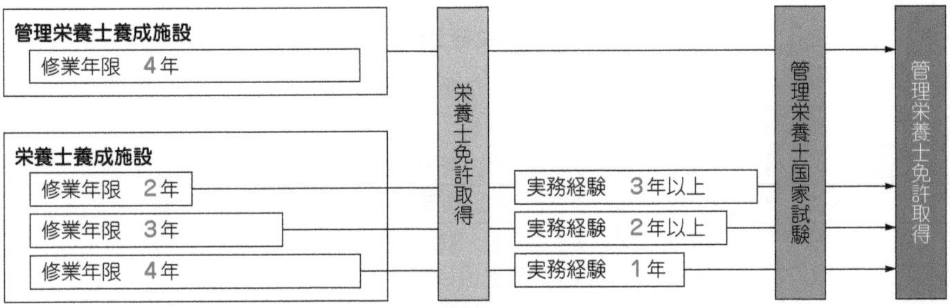

図 3.3　管理栄養士国家試験受験資格

修業年限が2年である栄養士養成施設を卒業して栄養士の免許を受けた者は3年以上，修業年限が3年である者は2年以上，修業年限が4年である者は，1年以上の栄養の指導（**実務経験**）に従事した者が管理栄養士国家試験の受験資格を得ることができる．

管理栄養士国家試験の試験科目は，社会・環境と健康，人体の構造と機能および疾病の成り立ち，食べ物と健康，基礎栄養学，応用栄養学，栄養教育論，臨床栄養学，公衆栄養学，給食経営管理論の9科目と応用力試験の合計10科目である．また，第35回（2021年）の合格状況をみると，管理栄養士養成課程（新卒）91.3%，管理栄養士養成課程（既卒）19.1%，栄養士養成課程（既卒）24.3%であった．試験の日程は，第32回（2018年）より，従来の3月下旬から3月上旬の実施になり，合格発表日も従来の5月下旬から3月下旬へ変更された．

3.5　職業倫理

職業倫理とは，「ある職業に就いている個人や集団が職能としての責務を果たすために，自らの行為を管理する基準・規範」をいう．

日本栄養士会では，管理栄養士・栄養士の倫理綱領を定めている．これによると，管理栄養士・栄養士における職業倫理とは，「すべての人びとの自己実現をめざし，健やかによりよく生きるとのニーズに応え，管理栄養士・栄養士が，**栄養の指導**を実践する専門職としての使命と責務を自覚

表 3.10　管理栄養士・栄養士倫理要綱

栄養士憲章	管理栄養士・栄養士倫理綱領
制定（昭和57年6月17日） 私たち栄養士は，国民の健康と福祉向上の見地から，職業の重要性と社会的使命を強く自覚し，ここに栄養士憲章を制定して栄養士の規範とし，その実践を期するものである．	制定　平成14年4月27日 改訂　平成26年6月23日 本倫理綱領は，すべての人びとの「自己実現をめざし，健やかによりよく生きる」とのニーズに応え，管理栄養士・栄養士が，「栄養の指導」を実践する専門職としての使命と責務を自覚し，その職能の発揮に努めることを社会に対して明示するものである．
〔専門性の自覚〕 1．栄養士は，国民の健康改善・健康づくりの指導者として誇りと責任をもって社会に貢献する． 〔業務の原則〕 1．栄養士は，常に人の立場を尊重して誠実に業務を遂行する． 〔生涯学習〕 1．栄養士は，社会の信頼にこたえるために常に人格の形成と知識および技術の向上に努める． 〔融和と連携〕 1．栄養士は，常に栄養改善事業・健康づくり事業の充実のため，社会との融和と連携に努める． 〔栄養士会〕 1．栄養士は，日本栄養士会に属し，栄養士会員としての自覚のもとに社会的責任を全うする．	1．管理栄養士・栄養士は，保健，医療，福祉および教育などの分野において，専門職として，この職業の尊厳と責任を自覚し，科学的根拠に裏づけられかつ高度な技術をもって行う「栄養の指導」を実践し，公衆衛生の向上に尽くす． 2．管理栄養士・栄養士は，人びとの人権・人格を尊重し，良心と愛情をもって接するとともに，「栄養の指導」についてよく説明し，信頼を得るように努める．また，互いに尊敬し，同僚およびほかの関係者とともに協働してすべての人びとのニーズに応える． 3．管理栄養士・栄養士は，その免許によって「栄養の指導」を実践する権限を与えられた者であり，法規範の遵守および法秩序の形成に努め，常に自らを律し，職能の発揮に努める．また，生涯にわたり高い知識と技術の水準を維持・向上するよう積極的に研鑽し，人格を高める．

日本栄養士会

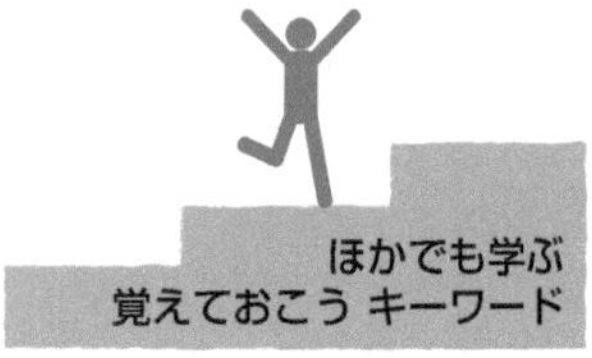

インフォームドコンセント
➡臨床栄養学

し，その職能の発揮に努めることを社会に対して明示するもの」と明記されている（表 3.10）．

病院で働く場合，医療従事者となるため，職業倫理としては，「患者のために最善を尽くすこと」，「患者の秘密を守る」，「**インフォームドコンセント**を行う」ことが必須である．また，行政栄養士として働く場合，管理栄養士・栄養士としての職業倫理のみならず，公務員倫理も必要となる．公務組織としての倫理，つまりは国民に求められる行政のあり方や公務員の服務規律を理解し，仕事に従事しなくてはならない．

4　国民健康・栄養調査

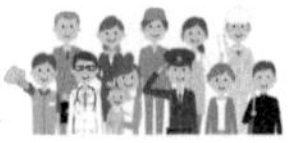

4.1　調査の沿革・目的

（1）調査の沿革

(a) 調査の歴史

国民栄養調査は，第二次世界大戦後，困窮する国民の栄養状態を把握し海外からの食糧援助を受けるための基礎資料として，1945（昭和 20）年 12 月に連合国軍総司令部（GHQ）によって開始された．1952（昭和 27）年には，国民の栄養改善の必要性から国民栄養調査が**栄養改善法**に規定され，法律に基づき国が実施する調査となった．2003（平成 15）年には栄養改善法に替わり**健康増進法**が施行され，「国民栄養調査」から「**国民健康・栄養調査**」へと名称が変更された．

2012（平成 24）年，2016（平成 28）年には，健康日本 21（第二次）に伴う都道府県格差の把握のため，例年の 4 倍の人数を対象とする大規模調査が行われている．

(b) 調査対象地域の変化

開始当初は東京都内 35 区，約 30,000 人を対象に実施されたが，1946（昭和 21）年には 4 都市および 19 都道府県に調査地区が拡大された．調査が全国 46 都道府県に拡大されたのは 1948（昭和 23）年である．1973（昭和 48）年には，米国からの沖縄返還により，調査県に沖縄が加わった．

(c) 調査項目と内容の変遷

調査開始当初は，熱量および栄養素摂取量のほかに，栄養素摂取不足による身体的症状（貧血，毛孔性角化症（もうこうせいかくかしょう），口内炎，腱反射消失，浮腫など）などについて調査が行われた．

身長，体重は開始当初から現在まで継続的に調査されている．血圧は 1956（昭和 31）年，血液検査は 1989（平成元）年，腹囲は 2003（平成 15）年以降，継続的に調査が行われている．

また，従来は世帯単位の摂取量と世帯人数などから 1 人あたりの摂取量が推定されていたが，1995（平成 7）年に比例案分法が導入され，これにより性別，年齢階級別摂取量が公表されるようになった．2001（平成13）年からは，エネルギーや栄養素摂取量の算出の際に，調理による重量や栄養素などの変化が考慮されるようになった．2003（平成15）年に国民健康・栄養調査に名称が改められた際には，それに伴い生活習慣に関する調査項目が拡充された．

(d)　調査時期の変化

食事調査の実施時期は，1963（昭和38）年までは2月，5月，8月，11月の年4回，それ以降は5月のみ年1回の実施に変更された（昭和44年のみ11月）．なお，1972（昭和47）年以降は11月のみ年1回となっている．調査日数も1994（平成6）年までは連続3日間，もしくは連続5日間であったが，1995（平成7）年に1日間の調査となった．

(2)　国民健康・栄養調査の目的

国民健康・栄養調査は，「国民の身体の状況，栄養摂取量および生活習慣の状況を明らかにし，国民の健康の増進の総合的な推進を図るための基礎資料を得ること」を目的としている．

国民健康・栄養調査のデータは，毎年の集計結果の公表だけではなく，「21世紀における国民健康づくり運動（健康日本21）」の実施評価や，日本人の食事摂取基準の策定など，幅広く活用されている．

4.2　調査の方法・内容

(1)　調査対象

国民健康・栄養調査の対象者の選定は，毎年，**厚生労働大臣**が調査地区を定め，その地区内において**都道府県知事**が調査世帯を指定することによって行う．

令和元年国民健康・栄養調査では，令和元年国民生活基礎調査の地区において設定された単位区より，層化無作為抽出された300単位区内の世帯（約4,500世帯）および当該世帯の満1歳以上の世帯員を対象とした．

(2)　調査体制

国は，調査に伴う費用を負担する．厚生労働省は国民健康・栄養調査解析検討会を開き，国民健康・栄養調査の企画・立案，調査地区の決定，報告書の作成を行う（図3.4）．都道府県知事は，国民健康・栄養調査の実施のために必要があるときは，**国民健康・栄養調査員**をおくことができる．

調査は，都道府県，保健所設置市，特別区衛生主管部（局）の統括の下，調査地区を管轄する保健所が行う．保健所では，医師，管理栄養士，保健師，臨床検査技師などが調査の実施にあたる．調査票の集計作業は，国立研究開発法人医薬基盤・健康・栄養研究所が行っている（図3.4）．

(3)　調査票の種類および調査時期

調査は，身体状況調査，栄養摂取状況調査，生活習慣調査の3種類があ

国民健康・栄養調査
第1章，第2章，第4章も参照

国民健康・栄養調査の目的
巻末資料，健康増進法，第10条を参照

国民健康・栄養調査の対象者の選定
巻末資料，健康増進法，第11条を参照

国家試験ワンポイントアドバイス
調査地区と調査世帯で指定する人が異なるので注意．

Point!
層化無作為抽出
もとの全体集団を，いくつかの層に分け，それぞれの層から標本を抜き出す方法．

Point!
調査対象数
平成24年，平成28年の大規模調査の際には，平成22年国勢調査から無作為抽出した全国475地区の世帯（1道府県あたり10地区，東京都15地区）の約23,750世帯，約61,000人を対象とした．

国家試験ワンポイントアドバイス
単位区とは，地区を地理的にさらに分割したもの（1単位区はおおむね30世帯以下から成る．）

国民健康・栄養調査の費用
巻末資料，健康増進法，第13条を参照

国民健康・栄養調査員
巻末資料，健康増進法，第12条を参照

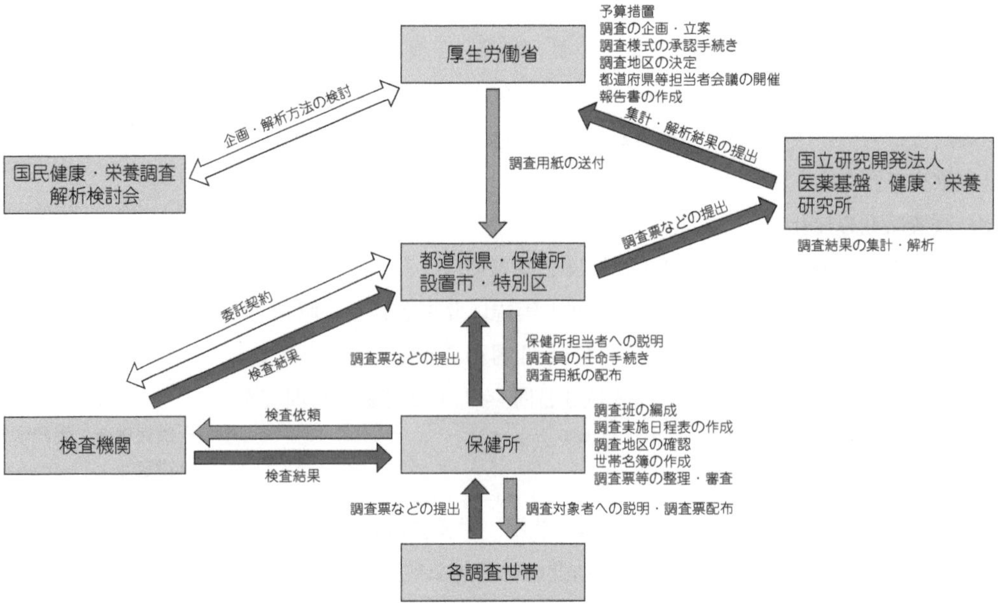

図 3.4　国民健康・栄養調査の流れ

る．調査は 11 月中に行われる．身体状況調査は，調査地区の現状を考慮し，最も高い参加率をあげうる日時を考慮して実施するため，複数日設定しても構わない．栄養摂取状況調査票，生活習慣調査票の記入は日曜日および祝日を除く任意の 1 日に行う．

(4) 調査項目

(a) 栄養摂取状況調査

自記式の調査票で満 1 歳以上を対象に調査する．栄養摂取状況調査票の前半では〔I 世帯状況（氏名，生年月日，性別，妊娠・授乳，仕事の種類）〕および〔II 食事状況，20 歳以上を対象に 1 日の身体活動量（歩数）と歩数計の装着状況〕について調査が行われる（詳しくは，厚生労働省，統計調査の調査票様式一覧，栄養摂取状況調査票を参照）．

身体活動量（歩数）については，歩数計を起床時から就寝時まで 1 日装着してもらい，測定した歩数を調査票に記入してもらう．

栄養摂取状況調査票の後半は「**食物摂取状況調査**」である．食事記録法（秤量記録法，一部目安量記録法）を用いて食物摂取状況を把握する．調査票の左ページには，世帯員全員が調査日に食べた料理名，食品名，使用量（重量を秤量または目安量で記入），廃棄量，案分比率を記入する．図 3.5 のように，世帯ごとに調査対象者が摂取した食品・料理を記録してその食品・料理を家族でどのように分けたか記入する方法を**比例案分法**という．

調査票の右ページは，調査員が記入する（図 3.5）．調査員は，調査対象者の回答内容をもとに，料理・整理番号，食品番号（各食品に割り当て

国民健康・栄養調査の集計作業
巻末資料，健康増進法，第 10 条を参照．

栄養摂取状況調査
厚生労働省，統計調査の調査票様式一覧，2. 保健衛生，令和元年国民健康・栄養調査 (2020).
https://www.mhlw.go.jp/toukei/chousahyo/dl/r01_tyousahyou_eiyou.pdf

国家試験ワンポイントアドバイス
国民健康・栄養調査における食事調査では，基本は秤量記録法で食事調査を行う．重量を量れない場合には，目安量で記入する．

食物摂取状況調査票

料理名	食品名	使用量（重量または目安量とその単位）	廃棄量	氏名 太郎 1	氏名 花子 2	氏名 桜 3	氏名 4	氏名 5	氏名 6	氏名 7	氏名 8	氏名 9	残食分 残
家族が食べたもの，飲んだもの（水以外）は全て記載してください				その料理は，誰がどの割合で食べましたか？（残した分があれば「残食分」に書いて下さい）									
カレーライス	めし	780 g		2	2	1							1
	豚肉（肩）	180 g											
	じゃがいも	180 g											
	玉ねぎ	150 g											
	にんじん（生）	124 g	皮										
	調合油	30 g											
	カレールウ	60 g											
	福神漬	45 g		▼	▼	▼							▼
ヨーグルトドリンク	ヨーグルトドリンク	125ml × 3本		1	1	1							0

調査員記入欄（ここには，記入しないでください）

料理・整理番号	食品番号	調理コード	摂取量（左記の家庭記録欄の使用量−廃棄量を記入．外食の場合は，「人前」）	案分比率 1	2	3	4	5	6	7	8	9	残
1	01088		780	2	2	1							1
	11115	B	180										
	02017	B	180										
	06153	B	150										
	06212	B	120										
	14006		30										
	17051		60										
	06143		45	▼	▼	▼							▼
2	13027		405	1	1	1							0

図 3.5　栄養摂取状況調査票（食物摂取状況調査）記入例

※調理コード，B：「ゆで物」「煮物」，R：「焼き物」，X：「上記以外の加熱調理」，「炒め物」「揚げ物」「蒸し物」など）．

られた番号），調理コード，摂取量（使用量−廃棄量），案分比率（整数）を記入する．調理コードを記入することで，加熱調理前の食品番号を選択した場合でも，栄養計算では加熱調理後の食品番号や重量に変換される．それにより，加熱調理に伴う栄養素量の変化を考慮したエネルギーおよび栄養素摂取量の計算が可能となる．

(b) 身体状況調査

身体状況調査票は，各会場で実施する身体計測と自記式の質問から成る．身体状況調査票では，以下の項目について評価を行う（詳しくは，厚生労働省，統計調査の調査票様式一覧，身体活動状況調査票を参照）．

① 身長（1 歳以上）．
② 体重（1 歳以上）．
③ 腹囲（20 歳以上）．
④ 収縮期・拡張期血圧（20 歳以上：2 回測定）．
⑤ 血液検査実施の有無（20 歳以上）．
⑥ 問診（20 歳以上）〔服薬状況，糖尿病指摘の有無，糖尿病治療の有無，運動禁止の有無，運動習慣（1 日の運動日数，運動を行う日の平均運動時間，運動の継続年数）〕．

(c) 生活習慣調査

生活習慣調査票は，自記式の質問紙調査票である．調査項目は調査年によって異なるが，ほぼ毎年把握する項目には，喫煙状況，飲酒状況，睡眠の状況，歯の本数などがある．その他，健康日本 21 の評価項目など，毎年，栄養政策の実情に合わせた調査項目が入れられる（詳しくは，厚生労働省，統計調査の調査票様式一覧，生活習慣調査票を参照）．

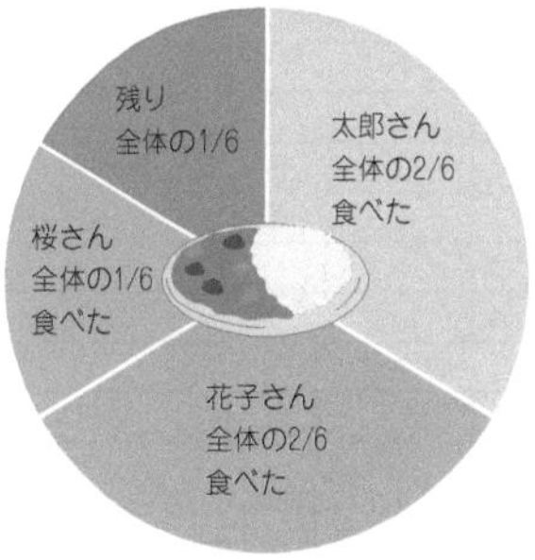

案分比率の考え方

カレーライスを太郎さん，花子さん，桜さんがそれぞれ 2/6，2/6，1/6 食べ，1/6 が残ったとする．この場合，案分比率を整数で表すと太郎さん，花子さん，桜さん，残食＝ 2：2：1：1 となる．

国家試験ワンポイントアドバイス

国民健康・栄養調査の腹囲の年齢は，平成 28 年から 20 歳以上に変更となった（それまでは 6 歳以上）．

身体状況調査

厚生労働省，統計調査の調査票様式一覧，2. 保健衛生，令和元年国民健康・栄養調査 (2018).
https://www.mhlw.go.jp/toukei/chousahyo/dl/r01_tyousahyou_sinntai.pdf

生活習慣調査
厚生労働省，統計調査の調査票様式一覧，2. 保健衛生，令和元年国民健康・栄養調査 (2020).
https://www.mhlw.go.jp/toukei/chousahyo/dl/r01_tyousahyou_seikatu.pdf

結果の概要
厚生労働省，令和元年「国民健康・栄養調査」の結果，結果の概要 (2020).
https://www.mhlw.go.jp/content/000711005.pdf

(d) 結果の公表

集計結果は，厚生労働省より概要発表および報告書としてまとめられる．令和元年の概要発表は，厚生労働省，令和元年「国民健康・栄養調査」の結果，結果の概要（2020）を参照するとよい．

5 | 実施に関連する指針，ツール

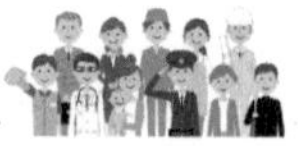

5.1 食生活指針

(1) 健康づくりのための食生活指針

日本では，生活習慣病（当時は成人病とよばれていた）の増加などを背景に，1978（昭和 53）年から「第 1 次国民健康づくり対策」が開始された．対策では，健康づくりの 3 要素（栄養，運動，休養）のなかでも栄養の分野に重点がおかれたが，その対策を広く展開するにあたり，具体的な目標を必要とした．そこで厚生省（現厚生労働省）は，1985（昭和 60）年に，5 つの大項目と詳細な項目から構成される**健康づくりのための食生活指針**を策定した（表 3.11）．

その 5 年後，「健康づくりのための食生活指針」の内容を補完するために，厚生省は，1990（平成 2）年に「**健康づくりのための食生活指針（対象特性別）**」を策定した（表 3.12）．この指針には，慢性疾患の予防を目的とした「成人病予防のための食生活指針」があるほか，子どもの成長期別（乳児期，学童期，思春期ごと）の指針，「女性（母性を含む）のための食生活指針」（若年女性，妊娠・育児中の女性，家庭の主婦，働く女性などを対象とした指針），「高齢者のための食生活指針」（高齢者の低栄養の是正や予防のための指針）がある．それぞれライフステージに応じた目標が示されている．

血液検査項目（令和元年）

1	血色素量
2	ヘマトクリット値
3	赤血球数
4	白血球数
5	血小板数
6	血糖値
7	ヘモグロビン A1c
8	総コレステロール
9	HDL–コレステロール
10	LDL–コレステロール
11	中性脂肪（トリグリセライド）
12	総たんぱく質
13	アルブミン
14	クレアチニン
15	血清鉄
16	TIBC（総鉄結合能）
17	AST（GOT）
18	ALT（GPT）
19	γ－GT（γ－GTP）
20	尿酸

筋肉量測定項目（平成 29 年）

1	四肢の筋肉量

健康づくりの 3 要素（栄養，運動，休養）
第 1 章も参照．

(2) 食生活指針

日本では，生活習慣病や，食料自給率の低下，食べ残しや利用可能な食品の廃棄など，食をめぐるさまざまな問題が平成以降，顕在化してきた．

そこで，国民の健康の保持・増進，QOL（生活の質）の向上および食料の安定確保を図るために，文部省（現文部科学省），厚生省（現厚生労働省），農林水産省の 3 省が連携して，2000（平成 12）年に**食生活指針**を策定した．

食生活指針は，10 項目の指針と 31 項目の詳細な指針から構成される．この指針の一番はじめの項目は，QOL を重視して「食事を楽しみましょう」から始まる．この指針では，バランスのとれた食事内容，食料の安定供給や食文化，環境に配慮した内容が盛り込まれている．

(3) 妊産婦のための食生活指針

若い女性では，痩身願望によるダイエットなどの要因から，食事の偏り

表 3.11 健康づくりのための食生活指針（1985 年版）

指針 1　多様な食品で栄養バランスを ・一日 30 食品を目標に ・主食，主菜，副菜をそろえて
指針 2　日常の生活活動に見合ったエネルギーを ・食べすぎに気をつけて，肥満を予防 ・よくからだを動かし，食事内容にゆとりを
指針 3　脂肪は量と質を考えて ・脂肪はとりすぎないように ・動物性の脂肪より植物性の油を多めに
指針 4　食塩をとりすぎないように ・食塩は 1 日 10 グラム以下を目標に ・調理の工夫で，むりなく減塩
指針 5　こころのふれあう楽しい食生活を ・食卓を家族ふれあいの場に ・家庭の味，手づくりのこころを大切に

表 3.12 健康づくりのための食生活指針（対象特性別）（1990 年）

『成人病予防のための食生活指針』 指針 1　いろいろ食べて成人病予防 ・主食，主菜，副菜をそろえ，目標は一日 30 食品 ・いろいろ食べても，食べ過ぎないように 指針 2　日常生活は，食事と運動のバランスで ・食事はいつも腹八分目 ・運動十分で食事を楽しもう 指針 3　減塩で高血圧と胃がん予防 ・塩辛い食品を避け，食塩摂取量は一日 10 グラム以下 ・調理の工夫で，無理なく減塩
『成長期の食生活指針』－乳児期－ 指針 1　食事を通してのスキンシップを大切に 指針 2　母乳で育つ赤ちゃん，元気
『成長期の食生活指針』－幼児期－ 指針 1　食事はリズムが大切，規則的に 指針 2　何でも食べられる元気な子 指針 3　うす味と和風料理に慣れさせよう
『成長期の食生活指針』－学童期－ 指針 1　一日 3 食規則的，バランスとれた良い食事 指針 2　飲もう，食べよう，牛乳・乳製品
『成長期の食生活指針』－思春期－ 指針 1　朝，昼，晩，いつもバランス良い食事 指針 2　進んでとろう，牛乳・乳製品を
『女性（母性を含む）のための食生活指針』 指針 1　食生活は健康と美のみなもと ・上手に食べて体の内から美しく ・無茶な減量，貧血のもと ・豊富な野菜で便秘を予防 指針 2　新しい生命と母に良い栄養 ・しっかり食べて一人二役 ・日常の仕事，買い物，良い運動 ・酒とたばこの害から胎児を守ろう
『高齢者のための食生活指針』 指針 1　健康に気をつけよう ・体重低下は黄信号 指針 2　調理の工夫で多様な食生活を ・何でも食べよう，だが食べ過ぎに気をつけて

＊各指標を一部抜粋して掲載．

や低体重（やせ）の者の割合が増加傾向にあり，問題視されていた．しかし，1990（平成 2）年の「女性（母性を含む）のための食生活指針」（表 3.12）は，妊娠期および授乳期に特化した指針ではなかった．

妊娠期および授乳期における望ましい食生活の実現に向け，「何を」「どれだけ」食べたらよいかをわかりやすく伝えるために，2006（平成 18）年に健やか親子 21 推進検討会において，**妊産婦のための食生活指針**が策

妊娠前からはじめる妊産婦のための食生活指針（2021 年）

この指針では，妊娠期における望ましい体重増加量について，「体重増加指導の目安」も示されている．
https://www.mhlw.go.jp/content/000776927.pdf

表 3.13　妊娠前からはじめる妊産婦のための食生活指針〔2021（令和 3）年〕

～妊娠前から，健康なからだづくりを～

- 妊娠前から，バランスのよい食事をしっかりとりましょう
- 「主食」を中心に，エネルギーをしっかりと
- 不足しがちなビタミン・ミネラルを，「副菜」でたっぷりと
- 「主菜」を組み合わせてたんぱく質を十分に
- 乳製品，緑黄色野菜，豆類，小魚などでカルシウムを十分に
- 妊娠中の体重増加は，お母さんと赤ちゃんにとって望ましい量に
- 母乳育児も，バランスのよい食生活のなかで
- 無理なくからだを動かしましょう
- たばことお酒の害から赤ちゃんを守りましょう
- お母さんと赤ちゃんのからだと心のゆとりは，周囲のあたたかいサポートから

Point!

食に関するできごと（2005 年以降）

2005（平成 17）年に食育基本法の制定，2013（平成 25）年度に「健康日本 21（第二次）」の開始，同年に「和食;日本人の伝統的な食文化」のユネスコ無形文化遺産への登録，2016（平成 28）年には「第 3 次食育推進基本計画」が作成された．

定された．その後，策定から約 15 年が経過し，妊産婦を取り巻く社会状況等も変化したことから，2021（令和 3）年に，妊娠前からはじめる妊産婦のための食生活指針が策定された（表 3.13）．

(4) 食生活指針の改定

2000（平成 12）年策定の食生活指針から 16 年が経過し，食生活に関する幅広い分野での施策に進展がみられたことから，2016（平成 28）年に食生活指針の改定が行われた（表 3.14）．

食生活指針の改定では，肥満予防とともに高齢者の低栄養予防が重要な健康課題となっている現状を踏まえ，「適度な運動とバランスのよい食事で，適正体重の維持を」の項目の順番を引き上げた．

また，食塩摂取量の目標値（男性 1 日 8 g 未満，女性 7 g 未満）の変更や，和食，**食品ロス**などの用語が追加されるなど，項目中の表現について一部見直しが行われた．

国家試験ワンポイントアドバイス

食品ロスとは，食べられるのに捨てられてしまう食品のこと．食品ロスには，製造工程での印刷ミスなどの規格外品，期限切れによる廃棄，食べ残し，野菜の皮の厚むきによる過剰除去などが含まれる．

国家試験ワンポイントアドバイス

「食生活指針」の改定前と改定後でどこが変わったのか，チェックしておこう．
以下の URL には新旧対応表が掲載されている．
https://www.dietitian.or.jp/trends/upload/data/16_01.pdf

5.2　食事バランスガイド

2000（平成 12）年に策定された食生活指針は，多様な視点からの望ましい食生活について，広く国民にメッセージを伝えたものであった．しかし，具体的な行動に結びつけることを目的とした情報やツールが不足していた．そこで，厚生労働省と農林水産省は 2005（平成 17）年に，**食事バランスガイド**（図 3.6）を策定した．

また，2006（平成 18）年に策定された妊産婦のための食生活指針に合わせ，**妊産婦のための食事バランスガイド**も策定された．妊産婦のための食事バランスガイドでは，妊娠期（妊娠初期，中期，末期・授乳期）別に 1 日分の付加量が示されている（図 3.7）．

(1) 食事バランスガイドのポイント

(a) コマ

食事のバランスが悪くなるとコマは倒れてしまう．つまり，コマが安定するように，バランスよく食事をとる必要を理解してもらうために，コマ

の形で示した．また，運動の重要性を，コマが安定するために必要な回転（運動）で示している．さらに，コマの軸を水分とし，食事のなかで欠かせない存在であることも示している．

表 3.14　「食生活指針」〔2016（平成 28）年改定〕

指針 1　食事を楽しみましょう
・毎日の食事で，健康寿命をのばしましょう
・おいしい食事を，味わいながらゆっくりよく噛んで食べましょう
・家族の団らんや人との交流を大切に，また，食事づくりに参加しましょう
指針 2　1 日の食事のリズムから，健やかな生活リズムを
・朝食で，いきいきした 1 日を始めましょう
・夜食や間食はとりすぎないようにしましょう
・飲酒はほどほどにしましょう
指針 3　適度な運動とバランスのよい食事で，適正体重の維持を
・普段から体重を量り，食事量に気をつけましょう
・普段から意識して身体を動かすようにしましょう
・無理な減量はやめましょう
・特に若年女性のやせ，高齢者の低栄養にも気をつけましょう
指針 4　主食，主菜，副菜を基本に，食事のバランスを
・多様な食品を組み合わせましょう
・調理方法が偏らないようにしましょう
・手作りと外食や加工食品・調理食品を上手に組み合わせましょう
指針 5　ごはんなどの穀類をしっかりと
・穀類を毎食とって，糖質からのエネルギー摂取を適正に保ちましょう
・日本の気候・風土に適している米などの穀類を利用しましょう
指針 6　野菜・果物，牛乳・乳製品，豆類，魚なども組み合わせて
・たっぷり野菜と毎日の果物で，ビタミン，ミネラル，食物繊維をとりましょう
・牛乳・乳製品，緑黄色野菜，豆類，小魚などで，カルシウムを十分にとりましょう
指針 7　食塩は控えめに，脂肪は質と量を考えて
・食塩の多い食品や料理を控えめにしましょう．食塩摂取量の目標値は，男性で 1 日 8 g 未満，女性で 7 g 未満とされています
・動物，植物，魚由来の脂肪をバランスよくとりましょう
・栄養成分表示をみて，食品や外食を選ぶ習慣を身につけましょう
指針 8　日本の食文化や地域の産物を活かし，郷土の味の継承を
・「和食」をはじめとした日本の食文化を大切にして，日々の食生活に活かしましょう
・地域の産物や旬の素材を使うとともに，行事食を取り入れながら，自然の恵みや四季の変化を楽しみましょう
・食材に関する知識や調理技術を身につけましょう
・地域や家庭で受け継がれてきた料理や作法を伝えていきましょう
指針 9　食料資源を大切に，無駄や廃棄の少ない食生活を
・まだ食べられるのに廃棄されている食品ロスを減らしましょう
・調理や保存を上手にして，食べ残しのない適量を心がけましょう
・賞味期限や消費期限を考えて利用しましょう
指針 10　「食」に関する理解を深め，食生活を見直してみましょう
・子供のころから，食生活を大切にしましょう
・家庭や学校，地域で，食品の安全性を含めた「食」に関する知識や理解を深め，望ましい習慣を身につけましょう
・家族や仲間と，食生活を考えたり，話し合ったりしてみましょう
・自分たちの健康目標をつくり，よりよい食生活を目指しましょう

国家試験ワンポイントアドバイス

【1 サービングの目安】
主食：主材料に由来する炭水化物として 40 g
副菜：主材料の素材重量として 70 g
主菜：主材料に由来するたんぱく質として 6 g
牛乳・乳製品：主材料に由来するカルシウムとして 100 mg
果物：主材料として 100 g

(b) 使用について

コマは，「主食」「副菜」「主菜」「牛乳・乳製品」「果物」の料理区分で示され，コマのイラストには，1 日にとる量の目安〔つ（SV）〕が示されている．なお，使用する際には，個人の性・年齢・身体活動量から，該当する区分を選択する（図 3.8）．食事バランスガイドに示されている SV は，1 日のエネルギー量が **2200 ± 200 kcal** のものである．

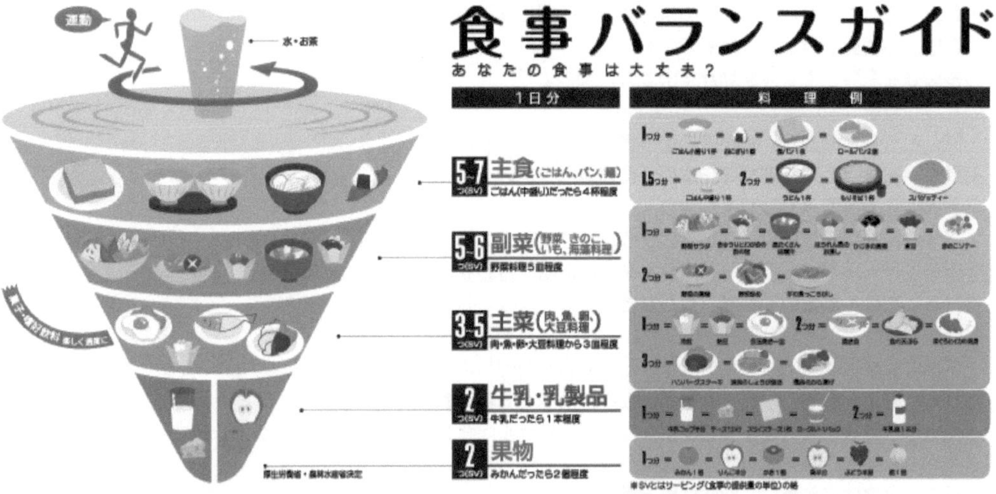

図 3.6　**食事バランスガイド（2200 ± 200 kcal の基本形）**

農林水産省

	非妊娠時	1 日分付加量 妊娠初期	妊娠中期	妊娠末期 授乳期
主食	5～7 つ(SV)	―	―	+1
副菜	5～6 つ(SV)	―	+1	+1
主菜	3～5 つ(SV)	―	+1	+1
牛乳・乳製品	2 つ(SV)	―	―	+1
果物	2 つ(SV)	―	+1	+1

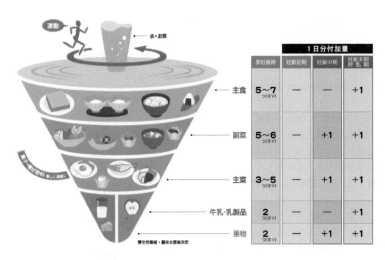

図 3.7　**妊産婦のための食事バランスガイド**

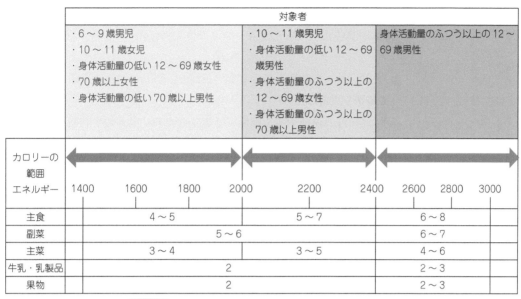

	対象者		
	・6～9歳男児 ・10～11歳女児 ・身体活動量の低い12～69歳女性 ・70歳以上女性 ・身体活動量の低い70歳以上男性	・10～11歳男児 ・身体活動量の低い12～69歳男性 ・身体活動量のふつう以上の12～69歳女性 ・身体活動量のふつう以上の70歳以上男性	身体活動量のふつう以上の12～69歳男性
カロリーの範囲 エネルギー	1400　1600　1800　2000	2200　2400	2600　2800　3000
主食	4～5	5～7	6～8
副菜	5～6		6～7
主菜	3～4	3～5	4～6
牛乳・乳製品	2		2～3
果物	2		2～3

図3.8　対象者特性別，料理区分における摂取の目安

・1日分の食事量は，活動（エネルギー量）に応じて，各料理区分における摂取の目安〔つ（SV）〕を参考にする．
・2200 ± 200 kcalの場合，副菜〔5～6つ（SV）〕，主菜〔3～5つ（SV）〕，牛乳・乳製品〔2つ（SV）〕，果物〔2つ（SV）〕は同じだが，主食の量と主菜の内容（食材や調理法）や量を加減してバランスの良い食事にする．
・成長期で，身体活動レベルが特に高い場合には，主食，副菜，主菜について，必要に応じてSV数を増加させることで適宜対応する．

(2) その他の指針

(a) 身体活動，運動に関する基準

身体活動・運動分野における国民の健康づくりに関しては，まず，健康を維持するために望ましい運動量の目安として，1989（平成元）年に厚生省（現厚生労働省）によって「健康づくりのための運動所要量」が策定された．1993（平成5）年には，「健康づくりのための運動所要量」を具体的に実施するための指針として「健康づくりのための運動指針」が策定された．その後，2006（平成18）年には「健康づくりのための運動基準2006」および，安全で有効な運動を広く国民に普及することを目的として「健康づくりのための運動指針2006（エクササイズガイド2006）」が厚生労働省により策定された．

2013（平成25）年には，健康日本21（第二次）を推進する取組みの一環として「健康づくりのための運動基準2006」が改定され，「**健康づくりのための身体活動基準2013**」および「**健康づくりのための身体活動指針（アクティブガイド）**」が策定された．

「健康づくりのための身体活動基準2013」のおもな特徴は以下の通りである．

① 身体活動（生活活動および運動）全体に着目することの重要性から，運動基準から**身体活動基準**に名称を改めた．

② 身体活動の増加でリスクを低減できるものとして，従来の糖尿病，循環器疾患などに加え，がんやロコモティブシンドローム，認知症をシステマティックレビューに追加した．

③ 子どもから高齢者までの基準を検討し，科学的根拠のあるものについて基準を設定した．

④ 保健指導で運動指導を安全に推進するために具体的な判断・対応の手順を示した．

⑤ 身体活動を推進するための社会環境整備を重視し，まちづくりや職場づくりにおける保健事業の活用例を紹介した．

「健康づくりのための身体活動基準 2013」の各年代別の基準値（図 3.9）および「健康づくりのための身体活動指針（アクティブガイド）」（図 3.10）を示す．

近年，子どもにおける，「走る，跳ぶ，投げる」といった基本的な運動能力の低下が指摘されるようになり，これを受けて文部科学省が 2012（平成 24）年に**幼児期運動指針**を策定した．ここで幼児とは，3 歳から 6 歳の小学校就学前の子どもを指す．さまざまな遊びを中心に，毎日，合計 60 分以上，楽しく体を動かすことを運動の目安としている．

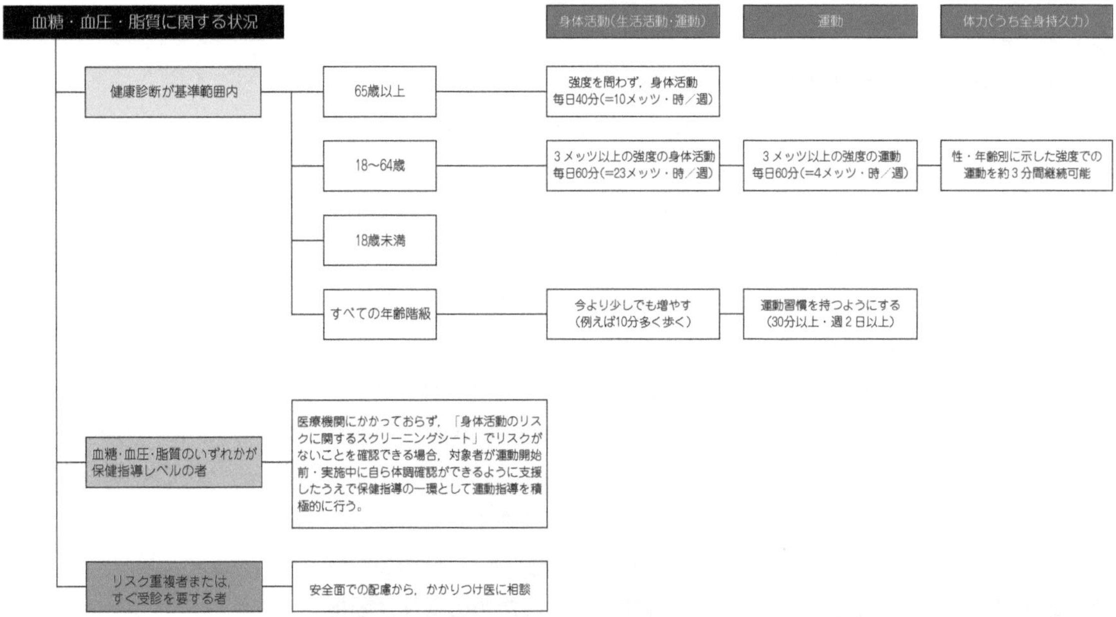

図 3.9　健康づくりのための身体活動基準 2013

注 1）「身体活動」は，「生活活動」と「運動」に分けられる．このうち，生活活動とは，日常生活における労働，家事，通勤・通学などの身体活動を指す．また，運動とは，スポーツなどとくに，体力の維持・向上を目的として計画的・意図的に実施し，継続性のある身体活動を指す．

注 2）「3 メッツ以上の強度の身体活動」とは，歩行またはそれと同等以上の身体活動．

注 3）「3 メッツ以上の強度の運動」とは，息が弾み汗をかく程度の運動．

注 4）年齢別の基準とは別に，世代共通の方向性として示したもの．

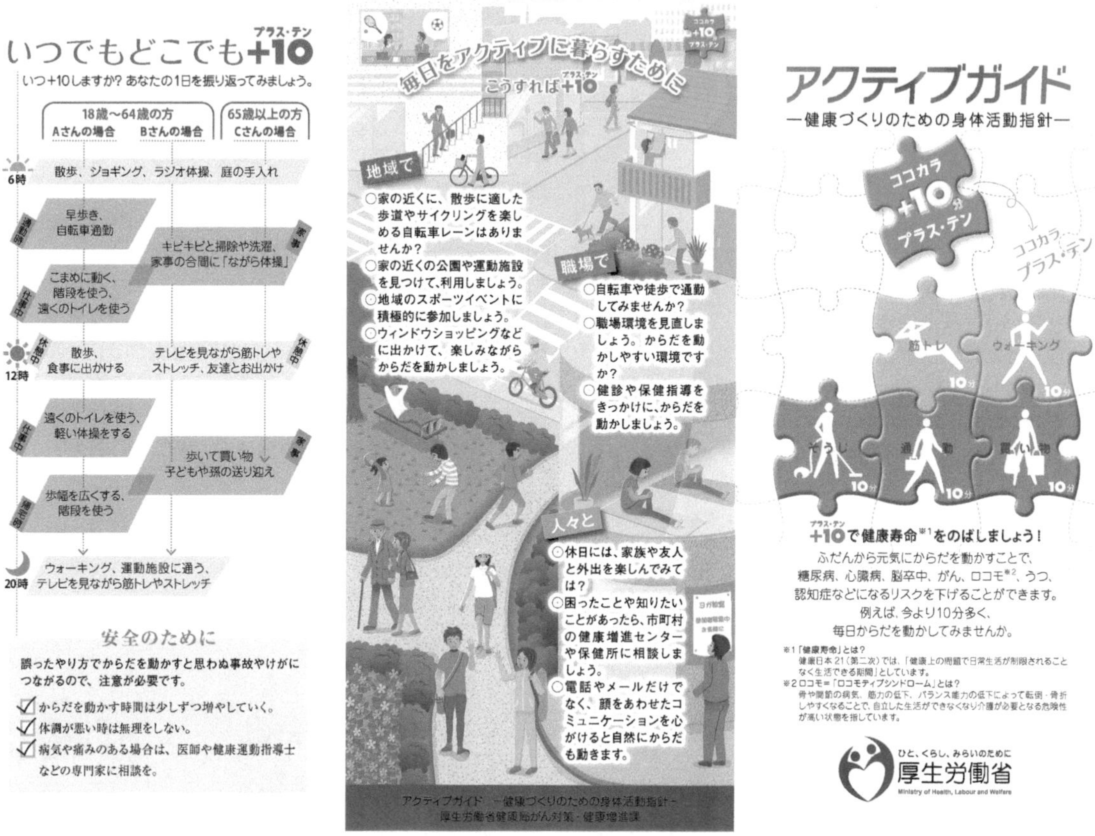
いつでもどこでも+10 プラス・テン
いつ+10しますか? あなたの1日を振り返ってみましょう。
18歳〜64歳の方
Aさんの場合
Bさんの場合
65歳以上の方
Cさんの場合
6時
散歩、ジョギング、ラジオ体操、庭の手入れ
通勤時
早歩き、自転車通勤
家事
キビキビと掃除や洗濯、家事の合間に「ながら体操」
仕事中
こまめに動く、階段を使う、遠くのトイレを使う
12時
休憩中
散歩、食事に出かける
休憩中
テレビを見ながら筋トレやストレッチ、友達とお出かけ
仕事中
遠くのトイレを使う、軽い体操をする
家事
歩いて買い物 子どもや孫の送り迎え
帰宅時
歩幅を広くする、階段を使う
20時
ウォーキング、運動施設に通う、テレビを見ながら筋トレやストレッチ
安全のために
誤ったやり方でからだを動かすと思わぬ事故やけがにつながるので、注意が必要です。
からだを動かす時間は少しずつ増やしていく。
体調が悪い時は無理をしない。
病気や痛みのある場合は、医師や健康運動指導士などの専門家に相談を。
毎日をアクティブに暮らすために
こうすれば+10 プラス・テン
地域で
○家の近くに、散歩に適した歩道やサイクリングを楽しめる自転車レーンはありませんか?
○家の近くの公園や運動施設を見つけて、利用しましょう。
○地域のスポーツイベントに積極的に参加しましょう。
○ウィンドウショッピングなどに出かけて、楽しみながらからだを動かしましょう。
職場で
○自転車や徒歩で通勤してみませんか?
○職場環境を見直しましょう。からだを動かしやすい環境ですか?
○健診や保健指導をきっかけに、からだを動かしましょう。
人々と
○休日には、家族や友人と外出を楽しんでみては?
○困ったことや知りたいことがあったら、市町村の健康増進センターや保健所に相談しましょう。
○電話やメールだけでなく、顔をあわせたコミュニケーションを心がけると自然にからだも動きます。
アクティブガイド　―健康づくりのための身体活動指針―
厚生労働省健康局がん対策・健康増進課
アクティブガイド
―健康づくりのための身体活動指針―
ココカラ +10分 プラス・テン
ココカラ プラス・テン
筋トレ 10分
ウォーキング 10分
そうじ 10分
通勤 10分
買い物 10分
+10で健康寿命※1をのばしましょう!
ふだんから元気にからだを動かすことで、
糖尿病、心臓病、脳卒中、がん、ロコモ※2、うつ、
認知症などになるリスクを下げることができます。
例えば、今より10分多く、
毎日からだを動かしてみませんか。
※1「健康寿命」とは?
健康日本21(第二次)では、「健康上の問題で日常生活が制限されることなく生活できる期間」としています。
※2ロコモ=「ロコモティブシンドローム」とは?
骨や関節の病気、筋力の低下、バランス能力の低下によって転倒・骨折しやすくなることで、自立した生活ができなくなり介護が必要となる危険性が高い状態を指しています。
ひと、くらし、みらいのために
厚生労働省
Ministry of Health, Labour and Welfare

図 3.10　健康づくりのための身体活動指針（アクティブガイド）

(b) 休養・睡眠に関する指針

休養や睡眠は QOL（生活の質）に大きく影響をおよぼす．1994（平成 6）年にはまず厚生省（現厚生労働省）により，「**健康づくりのための休養指針**」が策定された（表 3.15）．その後，睡眠不足や睡眠の質の低下などの問題が顕在化し，健康日本 21 において睡眠に関する目標項目が設定されたことから，2003（平成 15）年に「健康づくりのための睡眠指針〜快適な睡眠のための 7 箇条〜」が策定された．平成 25 年度から健康日本 21（第二次）が開始されたことを受け，2014（平成 26）年に健康づくりのための睡眠指針が改定され，「**健康づくりのための睡眠指針 2014 〜睡眠 12 箇条〜**」が新たに出された（表 3.16）．

この指針は，科学的根拠に基づいたものであり，ライフステージ・ライフスタイル別の記載があること，生活習慣病・こころの健康に関する記載が充実していることが特徴である．

表 3.15　健康づくりのための休養指針（1994 年）

1．生活にリズムを
・早めに気付こう，自分のストレスに
・睡眠は気持ちよい目覚めがバロメーター
・入浴で，からだもこころもリフレッシュ
・旅に出掛けて，こころの切り換えを
・休養と仕事のバランスで能率アップと過労防止
2．ゆとりの時間でみのりある休養を
・1 日 30 分，自分の時間をみつけよう
・いかそう休暇を，真の休養に
・ゆとりの中に，楽しみや生きがいを
3．生活の中にオアシスを
・身近な中にもいこいの大切さ
・食事空間にもバラエティを
・自然とのふれあいで感じよう，健康の息吹を
4．出会いときずなで豊かな人生を
・見出そう，楽しく無理のない社会参加
・きずなの中ではぐくむ，クリエイティブ・ライフ

表 3.16　健康づくりのための睡眠指針 2014 〜睡眠 12 箇条〜

1．良い睡眠で，からだもこころも健康に
2．適度な運動，しっかり朝食，ねむりとめざめのメリハリを
3．良い睡眠は，生活習慣病予防につながります
4．睡眠による休養感は，こころの健康に重要です
5．年齢や季節に応じて，ひるまの眠気で困らない程度の睡眠を
6．良い睡眠のためには，環境づくりも重要です
7．若年世代は夜更かし避けて，体内時計のリズムを保つ
8．勤労世代の疲労回復・能率アップに，毎日十分な睡眠を
9．熟年世代は朝晩メリハリ，ひるまに適度な運動で良い睡眠
10．眠くなってから寝床に入り，起きる時刻は遅らせない
11．いつもと違う睡眠には，要注意
12．眠れない，その苦しみをかかえずに，専門家に相談を

6　国の健康増進基本方針と地方計画

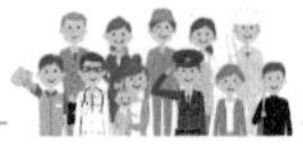

6.1　国の基本方針策定の目的・内容

日本の健康増進基本方針
第 1 章，「2.1　公衆栄養活動の歴史」，第 3 章，「5　実施に関連する指針，ツール」を参照．

日本では，脳血管疾患，悪性新生物，心疾患などの生活習慣病にかかる人が増加するなか，治療に重点を置くのではなく，国民 1 人ひとりが自分の健康は自分で守るという予防に重点をおくことを目的とし，1970 年代に国民健康づくり対策が開始された（表 3.17）．

(1) 第 1 次国民健康づくり対策〔1978（昭和 53）年〜〕

1978 年から 10 年間を期間とし，**第 1 次国民健康づくり対策**が開始された．対策では，① 生涯を通じる健康づくりの推進，② 健康づくりの基盤整備，③ 健康づくりの普及・啓発を基本とし，従来から実施されてきた妊産婦・乳幼児・高齢者などを対象とした健康診査・保健指導に加え，主婦や自営業の女性を対象とした貧血・肥満などの健康診断・生活指導，市町村保健センターの設置による住民に身近な対人サービスの提供などが行われた．

Point!
健康づくりのための食生活指針
1985（昭和 60）年，第 1 次国民健康づくり対策の期間中に策定された．

(2) 第 2 次国民健康づくり対策〔1988（昭和 63）年〜〕

1988 年には，女性の平均寿命がすでに 80 年を超え，生涯をいかに生きるか，という質的な問題が重視されるようになった．疾病予防のみならず，積極的に自分自身の健康を増進していくことが推奨されるようになった．こうした中で，「80 歳になっても自分の身の回りのことができ，社会参加もできるような高齢者を増やす」ことを目的に，10 か年計画である**第 2 次国民健康づくり対策（アクティブ 80 ヘルスプラン）**が開始された．

Point!
第 2 次国民健康づくり対策の期間に策定されたその他の施策
第 2 次国民健康づくり対策の期間中に，健康づくりのための運動所要量〔1989（平成元）年〕，「健康づくりのための食生活指針（対象特性別）」〔1990（平成 2）年〕，「健康づくりのための運動指針」〔1993（平成 5）年〕，「健康づくりのための休養指針」〔1994（平成 6）年〕なども策定された．

表 3.17　第 1 次〜第 3 次までの国民健康づくり対策の概要

対策名	第 1 次国民健康づくり対策	第 2 次国民健康づくり対策	第 3 次国民健康づくり対策
開始年	昭和 53 年から	昭和 63 年から アクティブ 80 ヘルスプラン	平成 12 年から 健康日本 21
理念	1. 生涯を通じる健康づくりの推進（成人病予防のための 1 次予防の推進） 2. 健康づくりの 3 要素（栄養，運動，休養）の健康増進事業の推進（栄養に重点）	1. 生涯を通じる健康づくりの推進 2. 栄養，運動，休養のうち遅れていた運動習慣の普及に重点を置いた，健康増進事業の推進	1. 生涯を通じる健康づくりの推進〔「一次予防」の重視と健康寿命の延伸，QOL（生活の質）の向上〕 2. 国民の保健医療水準の指標となる具体的目標の設定および評価に基づく健康増進事業の推進 3. 個人の健康づくりを支援する社会環境づくり
施策の概要	①生涯を通じる健康づくりの推進 ・乳幼児から老人に至るまでの健康診査・保健指導体制の確立 ②健康づくりの基盤整備など ・健康増進センター，市町村保健センターなどの整備 ・保健婦，栄養士などのマンパワーの確保 ③健康づくりの啓発・普及 ・市町村健康づくり推進協議会の設置 ・栄養所要量の普及 ・加工食品の栄養成分表示 ・健康づくりに関する研究の実施など	①生涯を通じる健康づくりの推進 ・乳幼児から老人に至るまでの健康診査・保健指導体制の充実 ②健康づくりの基盤整備など ・健康科学センター，市町村保健センター，健康増進施設などの整備 ・健康運動指導者，管理栄養士，保健婦などのマンパワーの確保 ③健康づくりの啓発・普及 ・栄養所要量の普及，改定 ・運動所要量の普及 ・健康増進施設認定制度の普及 ・たばこ行動計画の普及 ・外食栄養成分表示の普及 ・健康文化都市および健康保養地の推進 ・健康づくりに関する研究の実施など	①健康づくりの国民運動化 ・効果的なプログラムやツールの普及啓発，定期的な見直し ・メタボリックシンドロームに着目した，運動習慣の定着，食生活の改善等に向けた普及啓発の徹底 ②効果的な健診・保健指導の実施 ・医療保険者による 40 歳以上の被保険者・被扶養者に対するメタボリックシンドロームに着目した健診・保健指導の着実な実施（2008 年度より） ③産業界との連携 ・産業界の自主的取組との一層の連携 ④人材育成（医療関係者の資質向上） ・国，都道府県，医療関係者団体，医療保険者団体などが連携した人材育成のための研修などの充実 ⑤エビデンスに基づいた施策の展開 ・アウトカム評価を可能とするデータの把握手法の見直しなど

この計画では，従来の施策について一層の充実を図るとともに，とくに取組みの遅れていた運動面からの健康づくりに重点がおかれた．これにより，健康運動指導士，健康運動実践指導者，運動普及推進員の養成などが行われた．

(3) 第 3 次国民健康づくり対策〔2000（平成 12）年〜〕

2000 年以降は，平均寿命がさらなる延びを示す一方で，急速な高齢化，生活習慣病罹患者の割合の増加，要介護者の増加が問題となった．そこで，21 世紀の日本を，すべての国民が健やかで心豊かに生活できる活力ある社会とすることを目的に，第 3 次国民健康づくり対策である**健康日本 21**（21 世紀における国民健康づくり運動）が開始された．

健康日本 21 では，従来にも増して**一次予防**に重点をおいた対策を推進することで，壮年期死亡の減少や，**健康寿命**の延伸などを図ることが目的とされた．生活習慣病およびその原因となる生活習慣などの課題について，9 分野（栄養・食生活，身体活動・運動，休養・こころの健康づくり，た

Point!

健康運動指導士，健康運動実践指導者，運動普及推進員

健康運動指導士は，安全で効果的な運動を実施するための運動プログラム作成および実践指導計画の調整などを行う．健康運動実践指導者は，健康運動指導士の運動実施計画に基づき運動指導を行う．運動普及推進員は地域において運動の普及を行うボランティアである．

国家試験ワンポイントアドバイス

健康寿命とは，健康上の理由で日常生活が制限されることなく生活できる期間のこと．

ばこ，アルコール，歯の健康，糖尿病，循環器病，がん）に分け，10年後までの具体的目標値を提示した．2002（平成14）年には，健康日本21を中核とする国民の健康づくりと疾病予防をさらに積極的に推進するため**健康増進法**が公布され，2003（平成15）年5月から施行された．

ほかでも学ぶ 覚えておこう キーワード

健康寿命
➡社会・環境と健康

(4) 第4次国民健康づくり対策〔2013（平成25）年〜〕

健康日本21の最終評価結果を踏まえ，今後10年を見据えた第4次国民健康づくり対策〔**健康日本21（第二次）**〕が2013（平成25）年より開始された．

健康日本21（第二次）では，最終目標を「健康寿命の延伸・健康格差の縮小」とし，それを実現するため，個人の生活習慣の改善のみならず，個人を取り巻く社会環境の整備にも力を入れた．2022（令和4）年の最終評価の結果を**表3.18**に示す．再掲を除く53項目の目標のうち，「目標に達した」と「目標値に達していないが改善傾向にある」をあわせると約5割であり，一定の改善がみられたが，生活習慣に関する項目については目標未達成や悪化したものもみられた（**表3.18**）．

Point!

第3次国民健康づくり対策の期間に策定されたその他の施策

新しい「食生活指針」（2000（平成12）年），「健康づくりのための睡眠指針〜快適な睡眠のための7箇条〜」（2003（平成15）年），「食事バランスガイド」（2005（平成17）年），「健康づくりのための運動基準2006」「健康づくりのための運動指針2006（エクササイズガイド（2006））」（2006（平成18）年）なども策定された．

(5) 第5次国民健康づくり対策〔2024（令和6）年〜〕

2024（令和6）年より，第5次国民健康づくり対策〔**健康日本21（第三次）**〕が開始された．健康日本21（第三次）では，「全ての国民が健やかで心豊かに生活できる持続可能な社会の実現」というビジョン実現のために，①健康寿命の延伸・健康格差の縮小，②個人の行動と健康状態の改善，③社会環境の質の向上（自然に健康になれる環境づくり，居場所づくりや社会参加の取り組み，保健・医療・福祉等へのアクセスの確保，PHR（パーソナル・ヘルス・レコード）をはじめとする自らの健康情報を入手

表3.18　健康日本21（第二次）の最終評価の結果

	評価区分					
	目標値に達した	目標値に達していないが改善傾向にある	変わらない	悪化している	評価困難	合計
該当項目数（割合）	8項目 (15.1%)	20項目 (37.7%)	14項目 (26.4%)	4項目 (7.5%)	7項目 (13.2%)	53項目 (100.0%)
主な目標	・健康寿命の延伸 ・低栄養傾向（BMI20以下）の高齢者の割合の増加の抑制 ・共食の増加（食事を1人で食べる子どもの割合の減少） など	・食品中の食塩や脂肪の低減に取り組む食品企業及び飲食店の登録数の増加 ・利用者に応じた食事の計画，調理及び栄養の評価，改善を実施している特定給食施設の割合の増加 ・食塩摂取量の減少 など	・適正体重を維持している者の増加 ・適切な量と質の食事をとる者の増加 など	・適正体重の子どもの増加 ・生活習慣病のリスクを高める量を飲酒している者の割合の減少 ・主食・主菜・副菜を組み合わせた食事が1日2回以上の日がほぼ毎日の者の割合の増加 ・野菜と果物の摂取量の増加 など	・歯の喪失防止（新型コロナウイルス感染症の影響で調査が中止） など	

厚生労働省，「健康日本21」最終評価（概要）より．

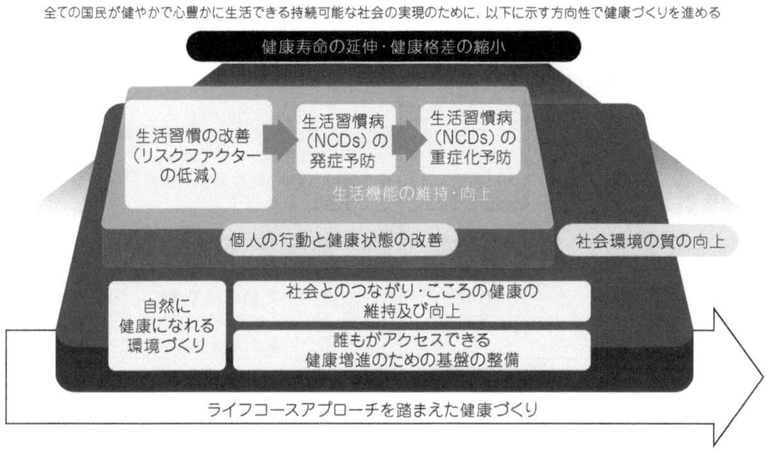

図 3.11　健康日本 21（第三次）の概念図

原生科学審議会地域保健健康増進栄養部会，次期国民健康づくり運動プラン（令和 6 年度開始）策定専門委員会，歯科口腔保健の推進に関する専門委員会，健康日本 21（第三次）推進のための説明資料（p.15）参考.

できるインフラ整備などを含む)，④ライフコースアプローチ（胎児期から高齢期に至るまでの人の生涯を経時的に捉えた健康づくり）を踏まえた 4 つを基本的な方向として掲げた（図 3.11）.

健康日本 21（第三次）の具体的目標値を表 3.19 に示す.「睡眠時間が十分に確保できている者の増加」,「COPD（慢性閉塞性肺疾患）の死亡率の減少」,「「健康的で持続可能な食環境づくりのための戦略的イニシアチブ」の推進」,「健康経営の推進」，また，女性の健康関係として「骨粗鬆症検診受診率の向上」などが新たな目標として追加された.

(6) その他，健康寿命延伸のための取組み

① 健康フロンティア戦略

健康フロンティア戦略は，健康寿命の延伸を目標とし，2005（平成 17）年から開始された 10 か年戦略である．この戦略では，「生活習慣病予防対策の推進」（がん，心疾患，脳卒中，糖尿病の分野）と「介護予防の推進」を 2 本柱とし，10 年後までの具体的数値目標を設定し，その達成を図ることにより，健康寿命を 2 年程度伸ばすことを目指すものであった.

2007（平成 19）年度からは 10 か年戦略である「**新健康フロンティア戦略**」が開始された．新健康フロンティア戦略では，国民自らが取り組むべき分野として，9 項目をあげている．またこれらの取組みを推進するために，家族一人一人の健康基盤を支える家庭の役割の見直しや，地域コミュニティの回復，更なる技術のイノベーションの実現があげられている．（図 3.12）

② スマート・ライフ・プロジェクト（Smart Life Project）

厚生労働省が健康寿命延伸を目的として 2011（平成 23）年 2 月から開

Point!

健康的で持続可能な食環境戦略イニシアチブ

食塩の過剰摂取，若年女性のやせ，経済格差に伴う栄養格差等の栄養課題や環境課題に対し，厚生労働省が主体となり，産学官等と連携・協働することで，誰もが自然に健康になれる食環境づくりを展開していくもの.

表 3.19　健康日本 21（第三次）の現状値と目標値

項目	現状	目標
健康寿命の延伸と健康格差の縮小の実現に関する目標		
①健康寿命の延伸（日常生活に制限のない期間の平均）	健康寿命：男性 72.68 年，女性 75.38 年〔令和元年度：厚生労働科学研究「健康日本 21（第二次）の総合的評価と次期健康づくり運動に向けた研究（研究代表者 辻一郎）」で算出〕 平均寿命：男性 81.41 年，女性 87.45 年（令和元年度）	平均寿命の増加分を上回る健康寿命の増加（令和 14 年度） ※令和 13 年の健康寿命（令和 15 年度に公表予定）を用いて評価予定
②健康格差の縮小（日常生活に制限のない期間の平均の下位 4 分の 1 の都道府県の平均）	下位 4 分の 1：男性 71.82 年，女性 74.63 年 上位 4 分の 1：男性 73.38 年，女性 76.50 年 （令和元年度：令和元年の健康寿命を用いて算出）	日常生活に制限のない期間の平均の上位 4 分の 1 の都道府県の平均の増加分を上回る下位 4 分の 1 の都道府県の平均の増加（令和 14 年度） ※令和 13 年の健康寿命（令和 15 年度に公表予定）を用いて算出する値を用いて評価予定
個人の行動と健康状態の改善		
生活習慣の改善		
栄養・食生活		
①適正体重を維持している者の増加（肥満，若年女性のやせ，低栄養傾向の高齢者の減少）(BMI18.5 以上 25 未満)（65 歳以上は BMI20 を超え 25 未満）	60.3%（令和元年度）　※年齢調整値	66%（令和 14 年度）　※年齢調整値
②児童・生徒における肥満傾向児の減少	10 歳（小学 5 年生）10.96%（令和 3 年度） ※男子 12.58%，女子 9.26%	令和 5 年度から開始する第 2 次成育医療等の提供に関する施策の総合的な推進に関する基本的な方針（以下「第 2 次成育医療等基本方針」という.）に合わせて設定 ※成育医療等基本方針の見直し等を踏まえて更新予定
③バランスの良い食事を摂っている者の増加（主食・主菜・副菜を組み合わせた食事が 1 日 2 回以上の日がほぼ毎日の者の割合）	なし （参考）令和 3 年度食育に関する意識調査：37.7% ※令和 2 年度に調査方法の変更があり，調査員による個別面接聴取から郵送及びインターネットを用いた自記式とされたことから，これまでの傾向と異なる可能性がある.	50%（令和 14 年度）
④野菜摂取量の増加	平均値 281 g（令和元年度）	平均値 350 g（令和 14 年度）
⑤果物摂取量の改善	平均値 99 g（令和元年度）	平均値 200 g（令和 14 年度）
⑥食塩摂取量の減少	平均値 10.1 g（令和元年度）	平均値 7 g（令和 14 年度）
身体活動・運動		
①日常生活における歩数の増加	1 日平均値　6,278 歩（令和元年度） ※ 20 ～ 64 歳：男性 7,864 歩，女性 6,685 歩 65 歳以上：男性 5,396 歩，女性 4,656 歩	1 日平均値　7,100 歩（令和 14 年度） ※ 20 ～ 64 歳：男性 8,000 歩，女性 8,000 歩 65 歳以上：男性 6,000 歩，女性 6,000 歩
②運動習慣者の増加	年齢調整値　28.7%（令和元年度） ※ 20 ～ 64 歳：男性 23.5%，女性 16.9% 65 歳以上：男性 41.9%，女性 33.9%	年齢調整値　40%（令和 14 年度） ※ 20 ～ 64 歳：男性 30%，女性 30% 65 歳以上：男性 50%，女性 50%
③運動やスポーツを習慣的に行っていないこどもの減少（体育の授業以外で週 60 分未満）	小学 5 年生：女子 14.4%（令和 3 年度） ※男子 8.8%	第 2 次成育医療等基本方針に合わせて設定 ※成育医療等基本方針の見直し等を踏まえて更新予定
休養・睡眠		
①睡眠で休養がとれている者の増加	78.3%（平成 30 年度：平成 30 年国民健康・栄養調査の結果より算出） ※ 20 歳～ 59 歳：70.4%，60 歳以上：86.8%	80%（令和 14 年度） ※ 20 歳～ 59 歳：75%，60 歳以上：90%
②睡眠時間が十分に確保できている者の増加（6 ～ 9 時間）	54.5%（令和元年度：令和元年国民健康・栄養調査の結果より算出） ※ 20 歳～ 59 歳：53.2%，60 歳以上：55.8%	60%（令和 14 年度） ※ 20 歳～ 59 歳：60%，60 歳以上：60%
③週労働時間 60 時間以上の雇用者の減少	8.8%（令和 3 年）	5%（令和 7 年） ※過労死等の防止のための対策に関する大綱の見直し等を踏まえて更新予定
飲酒		
①生活習慣病（NCDs）のリスクを高める量を飲酒している者の減少（1 日当たり男性 40 g以上，女性 20 g以上）	11.8%（令和元年度） ※男性 14.9%，女性 9.1%	10%（令和 14 年度）
② 20 歳未満の者（中学生，高校生）の飲酒をなくす	2.2%（令和 3 年度：厚生労働科学研究「喫煙，飲酒等生活習慣の実態把握及び生活習慣の改善に向けた研究」の調査結果より算出）	0%（令和 14 年度）

喫煙		
①喫煙率の減少（喫煙をやめたい者がやめる）	16.7%（令和元年度）	12%（令和 14 年度）
② 20 歳未満の者（中学生，高校生）の喫煙をなくす	0.6%（令和 3 年度：厚生労働科学研究「喫煙，飲酒等生活習慣の実態把握及び生活習慣の改善に向けた研究」の調査結果より算出）	0%（令和 14 年度）
③妊娠中の喫煙をなくす	1.9%〔令和 3 年度:令和 3 年度母子保健課調査「乳幼児健康診査問診回答状況（全国）」〕	第 2 次成育医療等基本方針に合わせて設定 ※成育医療等基本方針の見直し等を踏まえて更新予定
歯・口腔の健康		
①歯周病を有する者の減少（40 歳以上）	57.2%（平成 28 年度） ※年齢調整していない値 （参考）56.2%（平成 28 年度） ※平成 27（2015）年モデル人口を用いて年齢調整した値	40%（令和 14 年度）
②よく噛んで食べることができる者の増加（50 歳以上）	71.0%（令和元年度：令和元年国民健康・栄養調査の結果より算出） ※年齢調整していない値 （参考）72.2% （令和元年度：令和元年国民健康・栄養調査の結果より算出） ※平成 27（2015）年モデル人口を用いて年齢調整した値	80%（令和 14 年度）
③歯科検診の受診者の増加（過去 1 年間に受診した者）	52.9%（平成 28 年度：平成 28 年国民健康・栄養調査）	95%（令和 14 年度）
生活習慣病（NCDs）の発症予防・重症化予防		
がん		
①がんの年齢調整罹患率の減少（10 万人当たり）	387.4（令和元年：全国がん登録 平成 31 年報告） ※胃がん（男性）63.4，（女性）23.1，（総数）41.6 大腸がん（男性）73.2，（女性）44.9，（総数）58.2 肺がん（男性）61.9，「（女性）26.1，（総数）42.4 乳がん 100.5，子宮頸がん 13.9 ※総数は男女及び性別不詳の合計 ※数値は上皮内がんを除く値 ※年齢調整罹患率の基準人口は昭和 60 年モデル人口を使用	減少（令和 10 年度） ※基本計画の見直しに合わせて更新予定
②がんの年齢調整死亡率の減少（10 万人当たり）	110.1（令和 3 年） ※男性 146.1，女性 82.2 ※年齢調整死亡率の基準人口は昭和 60 年モデル人口	減少（令和 10 年度） ※基本計画の見直しに合わせて更新予定
③がん検診の受診率の向上	胃がん（男性）48.0%，（女性）37.1% 肺がん（男性）53.4%，（女性）45.6% 大腸がん（男性）47.8%，（女性）40.9% 子宮頸がん 43.7%，乳がん 47.4%（令和元年度）	60%（令和 14 年度） ※基本計画の見直しに合わせて更新予定
循環器病		
①脳血管疾患・心疾患の年齢調整死亡率の減少（10 万人当たり）	男性 287.5（脳血管疾患 93.7 ＋心疾患 193.8）（令和 3 年） ※女性 165.3（脳血管疾患 55.1 ＋心疾患 110.2） ※端数処理後の小数第 1 位までの数値を足し合わせているため正確な数値とは異なる場合がある	減少（令和 10 年度） ※基本計画の見直しに合わせて更新予定
②高血圧の改善（収縮期血圧の平均値，40 歳以上）	131.1 ㎜Hg　※男性 133.9 ㎜Hg，女性 129.0 ㎜Hg〔令和元年度：令和元年国民健康・栄養調査（特別集計）〕 133.6 ㎜Hg　※男性 136.9 ㎜Hg，女性 131.2 ㎜Hg〔平成 30 年度：平成 30 年国民健康・栄養調査（特別集計）〕 ※平成 30 年までは水銀血圧計，令和元年以降はハイブリット血圧計を使用	ベースライン値から 5 ㎜Hg の低下(令和 14 年度) ※令和 6 年国民健康・栄養調査の結果を用いて具体的数値を設定予定
③脂質（LDL コレステロール）高値の者の減少（160㎎/dl 以上，40 歳以上）	11.0%　※男性 9.1%，女性 12.3% 〔令和元年度：令和元年国民健康・栄養調査（特別集計）〕	ベースライン値から 25%の減少（ベースライン値× 0.75）（令和 14 年度） ※令和 6 年国民健康・栄養調査の結果を用いて具体的数値を設定予定
④メタボリックシンドロームの該当者及び予備群の減少	約 1,619 万人（令和 3 年度:2021 年特定健康診査・特定保健指導の実施状況より算出） ※平成 20 年 3 月 31 日時点の住民基本台帳人口を用いた年齢調整値 （参考）健康日本 21（第二次）最終評価で用いた値 粗データ：約 1,516 万人（令和元年度） ※特定健康診査対象者数に乗じて算出	第 4 期医療費適正化計画に合わせて設定 ※医療費適正化計画の見直し等も踏まえて更新予定

⑤特定健康診査の実施率の向上	56.5%（令和 3 年度）	第 4 期医療費適正化計画に合わせて設定 ※医療費適正化計画の見直し等も踏まえて更新予定
⑥特定保健指導の実施率の向上	24.6%（令和 3 年度）	第 4 期医療費適正化計画に合わせて設定 ※医療費適正化計画の見直し等も踏まえて更新予定
糖尿病		
①糖尿病の合併症（糖尿病腎症）の減少（年間新規透析導入患者数）	15,271 人（令和 3 年度：令和 3 年 12 月 31 日時点）	12,000 人（令和 14 年度）
②治療継続者の増加	67.6%（令和元年度：令和元年国民健康・栄養調査特別集計）	75%（令和 14 年度）
③血糖コントロール不良者の減少（HbA1c8.0% 以上の者の割合）	1.32%〔令和元年度：第 7 回 NDB オープンデータ（平成 31 年度特定健診情報）より算出〕 ※男性：1.86%，女性：0.71% （参考）健康日本 21（第二次）最終評価で用いた値 HbA1c 8.4%以上の者の割合：0.94%（令和元年度） ※都道府県判別不可を集計対象に含まず算出	1.0%（令和 14 年度）
④糖尿病有病者の増加の抑制	約 1,000 万人（平成 28 年度） （参考値）約 1,150 万人（令和元年度：大規模調査以外の年も含む令和元年までの結果からの推計）	1,350 万人（令和 14 年度） ※ 20 ～ 79 歳：950 万人（令和 14 年度）
⑤メタボリックシンドロームの該当者及び予備群の減少（再掲）	約 1,619 万人（令和 3 年度：2021 年特定健康診査・特定保健指導の実施状況より算出） ※平成 20 年 3 月 31 日時点の住民基本台帳人口を用いた年齢調整数値 （参考）健康日本 21（第二次）最終評価で用いた値 粗データ：約 1,516 万人（令和元年度） ※特定健康診査対象者数に乗じて算出	第 4 期医療費適正化計画に合わせて設定 ※医療費適正化計画の見直し等も踏まえて更新予定
⑥特定健康診査の実施率の向上（再掲）	56.5%（令和 3 年度）	第 4 期医療費適正化計画に合わせて設定 ※医療費適正化計画の見直し等も踏まえて更新予定
⑦特定保健指導の実施率の向上（再掲）	24.6%（令和 3 年度）	第 4 期医療費適正化計画に合わせて設定 ※医療費適正化計画の見直し等も踏まえて更新予定
COPD		
① COPD の死亡率の減少（人口 10 万人当たり）	13.3（令和 3 年）	10.0（令和 14 年度）
生活機能の維持・向上		
①ロコモティブシンドロームの減少（足腰に痛みのある高齢者の人数）（人口 1000 人当たり）（65 歳以上）	232 人（令和元年度）	210 人（令和 14 年度） ※令和 13 年度の値を用いて評価予定
②骨粗鬆症検診受診率の向上	5.3%（令和 3 年度）	15%（令和 14 年度）
③心理的苦痛を感じている者の減少（K6 の合計得点が 10 点以上）	10.3%（令和元年度）	9.4%（令和 14 年度） ※令和 13 年度の値を用いて評価予定
	社会環境の質の向上	
社会とのつながり・こころの健康の維持及び向上		
①地域の人々とのつながりが強いと思う者の増加	40.2% （令和元年度：令和元年国民健康・栄養調査の結果より算出）	45%（令和 14 年度）
②社会活動（就労，就学を含む）を行っている者の増加	なし（新規集計予定のため） （参考）令和元年国民健康・栄養調査 【社会参加】町内会や地域行事などの活動：43.1% ボランティア活動：15.6% スポーツ関係のグループ活動：19.6% 趣味関係のグループ活動：23.0% その他のグループ活動：16.6% ※「週 4 回以上」「週 2 ～ 3 回」「週 1 回」「月 1 ～ 3 回」「年に数回」と回答したものを集計 【就労】仕事に就いている：総数 60.9% 【就学】就学している：データなし	ベースライン値から 5%の増加（ベースライン値 +5%） （令和 14 年度） ※令和 6 年国民健康・栄養調査の結果を用いて具体的数値を設定予定
③地域等で共食している者の増加	なし （参考）令和 3 年度食育に関する意識調査：15.7%	30%（令和 14 年度）

④メンタルヘルス対策に取り組む事業場の増加	59.2%（令和３年度）	80%（令和９年度） ※労働災害防止計画の見直し等を踏まえて更新予定
⑤心のサポーター数の増加	なし （令和３年度はモデル事業中のため）	100万人（令和15年度）
自然に健康になれる環境づくり		
①「健康的で持続可能な食環境づくりのための戦略的イニシアチブ」の推進（登録数）	0都道府県（令和４年度）	47都道府県（令和14年度）
②「居心地が良く歩きたくなる」まちなかづくりに取り組む市町村数の増加	73市町村（令和４年12月時点）	100市町村（令和７年度） ※社会資本整備重点計画の見直し等を踏まえて更新予定
③望まない受動喫煙の機会を有する者の減少	なし（新規集計予定のため） （参考１）健康日本21（第二次）最終評価で用いた値 家庭：6.9%　飲食店：29.6% （令和元年国民健康・栄養調査の結果より算出） （参考２）職場：26.1% （令和元年国民健康・栄養調査の結果より算出） ※「あなたはこの１ヶ月間に望まずに自分以外の人が吸っていたたばこの煙を吸う機会（受動喫煙）がありましたか.」の問に対し，家庭：「ほぼ毎日」を選択したもの，飲食店，職場：「ほぼ毎日」，「週に数回程度」，「週に１回程度」，「月に１回程度」のいずれかを選択したものの割合を算出 ※現在喫煙者は集計対象から除く ※飲食店，職場において「行かなかった」と回答したものは集計から除く	望まない受動喫煙のない社会の実現（令和14年度）
誰もがアクセスできる健康増進のための基盤の整備		
①スマート・ライフ・プロジェクト活動企業・団体の増加	なし（新規にカウントするため）	1,500団体（令和14年度）
②健康経営の推進	12万9,040社(令和４年度:2022年宣言達成状況) ※①大規模法人部門：2,299社（令和４年３月時点の健康経営優良法人認定数） ②中小規模法人部門：126,741社（令和４年６月１日時点の状況）	10万社（令和７年度） ※日本健康会議の動向等を踏まえ更新予定
③利用者に応じた食事提供をしている特定給食施設の増加（管理栄養士・栄養士配置施設の割合）	70.8%（令和３年度）	75%（令和14年度）
④必要な産業保健サービスを提供している事業場の増加	なし（新規目標項目のため）	80%（令和９年度） ※労働災害防止計画の見直し等を踏まえて更新予定
ライフコースアプローチを踏まえた健康づくり		
こども		
①運動やスポーツを習慣的に行っていない子供の減少（再掲）	小学５年生：女子14.4%（令和３年度） ※男子8.8%	第２次成育医療等基本方針に合わせて設定 ※成育医療等基本方針の見直し等を踏まえて更新予定
②児童・生徒における肥満傾向児の減少（再掲）	10歳（小学５年生）10.96%（令和３年度） ※男子12.58%，女子9.26%	第２次成育医療等基本方針に合わせて設定 ※成育医療等基本方針の見直し等を踏まえて更新予定
③20歳未満の者（中学生，高校生）の飲酒をなくす（再掲）	2.2%（令和３年度：厚生労働科学研究「喫煙，飲酒等生活習慣の実態把握及び生活習慣の改善に向けた研究」の調査結果より算出）	0%（令和14年度）
④20歳未満の者（中学生，高校生）の喫煙をなくす（再掲）	0.6%（令和３年度：厚生労働科学研究「喫煙，飲酒等生活習慣の実態把握及び生活習慣の改善に向けた研究」の調査結果より算出）	0%（令和14年度）
高齢者		
①低栄養傾向の高齢者の減少（適正体重を維持している者の増加の一部を再掲）〔BMI20以下の高齢者（65歳以上）〕	16.8%（令和元年度）	13%（令和14年度）
②ロコモティブシンドロームの減少（再掲）（足腰に痛みのある高齢者の人数（人口1000人当たり）（65歳以上）	232人（令和元年度）	210人（令和14年度） ※令和13年度の値を用いて評価予定

③社会活動を行っている高齢者の増加（社会活動を行っている者の増加の一部を再掲）（65 歳以上）	なし（新規集計予定のため）※今後 65 歳以上で集計予定 （参考）令和元年国民健康・栄養調査の結果より算出（60 歳以上） 【社会参加】町内会や地域行事などの活動：48.1% ボランティア活動：18.7% スポーツ関係のグループ活動：21.2% 趣味関係のグループ活動：26.4% その他のグループ活動：20.1% ※「週 4 回以上」「週 2 ～ 3 回」「週 1 回」「月 1 ～ 3 回」「年に数回」と回答した者を集計 【就労】仕事に就いている：総数 36.7% 【就学】就学している：データなし	ベースライン値から 10%の増加（ベースライン値 +10%）（令和 14 年度）
女性		
①若年女性のやせの減少（適正体重を維持している者の増加の一部を再掲）（BMI18.5 未満の 20 ～ 30 歳代女性	18.1%（令和元年度）	15%（令和 14 年度）
②骨粗鬆症健診受診率の向上（再掲）	5.3%（令和 3 年度）	15%（令和 14 年度）
③生活習慣病（NCDs）のリスクを高める量を飲酒している女性の減少〔生活習慣病（NCDs）のリスクを高める量を飲酒している者の減少の一部を再掲〕	9.1%（令和元年度）	6.4%（令和 14 年度）
④妊娠中の喫煙をなくす（再掲）	1.9% 〔令和 3 年度：令和 3 年度母子保健課調査「乳幼児健康診査問診回答状況（全国）」〕	第 2 次成育医療等基本方針に合わせて設定 ※成育医療等基本方針の見直し等を踏まえて更新予定

国家試験ワンポイントアドバイス

ソーシャル・キャピタルとは，人びとの協調行動を活発にすることによって，社会の効率性を高めることのできる,「信頼」「規範」「ネットワーク」といった社会組織の特徴のこと.

ソーシャル・キャピタル

第 1 章も参照

Point!

健康日本 21 とソーシャル・キャピタル

健康日本 21（第二次）では，ソーシャル・キャピタルと関連する目標として，「地域のつながりの強化（居住地域でお互いに助け合っていると思う国民の割合の増加）」の具体的な目標が掲げられている．また，「健康づくりに関する活動に取り組み，自発的に情報発信を行う企業登録数の増加」の目標の評価指標として，後述のスマート・ライフ・プロジェクトの参画企業数が用いられている.

始した国民運動である．プロジェクトに参画する企業・団体・自治体は，社員や職員，また自社の商品やサービスなどを通じて消費者に働きかけることで，国民に対し，健康づくりの意識を浸透させるねらいがある．現在は，運動，食生活，禁煙，健診・検診の受診の分野を中心に活動が行われる．優れた取組みをした企業，団体，自治体には，「健康寿命をのばそう！アワード」にて表彰を行っている.

③ 健康経営銘柄

平成 26 年度から開始された，「国民の健康寿命の延伸」を目的とした経済産業省と東京証券取引所共同の取組みである．東京証券取引所の上場会社のなかから，従業員の健康管理を経営的な視点で考え，戦略的に取り組んでいる企業を選定し，紹介している．企業価値の長期的な向上を重視する投資家にとって魅力ある企業として紹介することを通じ，企業による**健康経営**（従業員への健康維持・増進のため投資をすること）の取組みを促進することを目指している.

④ 日本人の長寿を支える「健康な食事」

日本人の平均寿命の延伸には日本人の食事が一助となっていると考えられることから，厚生労働省では 2013（平成 25）年から日本人の長寿を支える**健康な食事**のあり方に関する検討を行い，2014（平成 26）年に報告書としてとりまとめられた.

健康な食事とは，「健康な心身の維持・増進に必要とされる栄養バラン

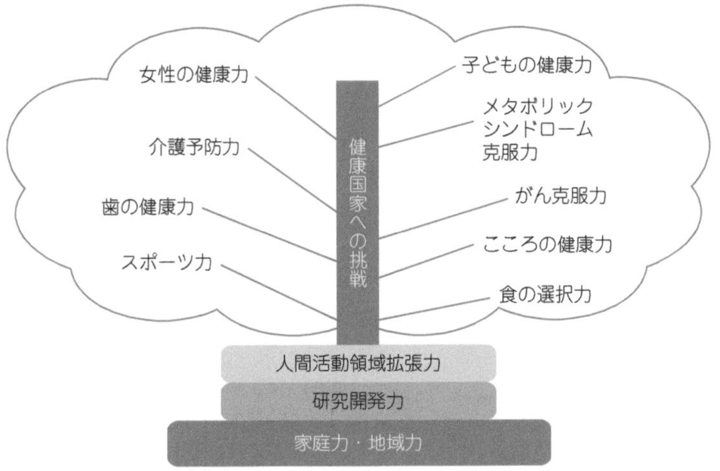

図 3.12　新健康フロンティア戦略

新健康フロンティア戦略賢人会議，第 38 回科学技術部会資料より改変.

スを基本とする食生活が無理なく持続している状態」を意味する．その実現には，主食・主菜・副菜を組み合わせて食べることが重要である．

厚生労働省は，「主食・主菜・副菜を組み合わせた食事」のさらなる推奨を図るため，2015（平成 27）年 9 月に「主食・主菜・副菜を組み合わせた食事」の推進を図る自治体，関係団体，事業者などが作成するポスター，リーフレットなどの媒体に使用するための健康な食事のシンボルマークを作成した．また，中食や外食の利用が進み，バランスのとれた食事をとることが難しくなりつつあることから，厚生労働省は，同年 9 月に，主食，主菜，副菜，牛乳・乳製品，果物，料理全体に関する食品群別摂取量や栄養素量の目安を示した「生活習慣病予防その他の健康増進を目的として提供する食事の目安」（表 3.20）を公表した．

さらに，日本人の長寿を支える健康な食事のあり方検討会や，「生活習慣病予防その他の健康増進を目的として提供する食事の目安」をふまえ，外食・中食・事業所給食において，健康な食事（健康に資する要素を含む栄養バランスのとれた食事）を，継続的に，健康的な環境（栄養情報の提供や，受動喫煙防止を行うなど）で提供している店舗や事業所の認証を行う「**健康な食事・食環境認証制度**」を 2018（平成 30）年 4 月から開始している．

6.2　基本方針の推進と地方健康増進計画

健康増進法〔2002（平成 14）年公布〕の第 7 条では，「厚生労働大臣は国民の健康の増進の総合的な推進をはかるための基本的な方針（基本方針）を定める」ことが義務づけられている．健康日本 21 は，この基本方針の理念に基づく具体的な計画として位置づけられる．

Point!

新健康フロンティア戦略の国民自らが取り組むべき分野 9 項目

① 子どもの健康力（子どもを守り育てる健康対策）
② 女性の健康力（女性を応援する健康プログラム）
③ メタボリックシンドローム克服力（メタボリックシンドローム対策の一層の推進）
④ がん克服力（がん対策の一層の推進）
⑤ こころの健康力（こころの健康づくり）
⑥ 介護予防力（介護予防対策の一層の推進）
⑦ 歯の健康力（歯の健康づくり）
⑧ 食の選択力（食育の推進）
⑨ スポーツ力（運動・スポーツの振興）

Point!

健康な食事のシンボルマーク

うすい赤（実際のシンボルマークでは黄）が主食，赤が主菜，灰色（実際は緑）が副菜で，主食・主菜・副菜の組み合わせを意味する．

また，都道府県は，第7条で定めた基本方針を勘案し，当該都道府県の住民の健康の増進の推進に関する**都道府県健康増進計画**を定めることが，健康増進法の第8条で規定されており，各都道府県の実情に合わせた目標項目が策定されている．

同様に，市町村でも同法第8条に基づき，基本方針および都道府県健康

表 3.20　生活習慣病その他の健康増進を目的として提供する食事の目安

<table>
<tr><td colspan="2" rowspan="2"></td><td>主食（料理Ⅰ）
目安</td><td>主菜（料理Ⅱ）
目安</td><td>副菜（料理Ⅲ）
目安</td><td rowspan="2">牛乳・乳製品，果物目安</td></tr>
<tr><td>穀類由来の炭水化物</td><td>魚介類，肉類，卵類，大豆・大豆製品由来のたんぱく質</td><td>緑黄色野菜を含む2種類以上の野菜（いも類，きのこ類・海藻類も含む）</td></tr>
<tr><td>対象</td><td>一般男性
身体活動量の高い女性</td><td rowspan="3">70～95 g</td><td rowspan="3">17～28 g</td><td rowspan="3">120～200 g</td><td rowspan="6">牛乳・乳製品及び果物は，容器入りあるいは丸ごとで提供される場合の1回提供量を目安とする．牛乳・乳製品：100～200g または ml（エネルギー 150kcal 未満）
果物：100～200g（エネルギー 100kcal 未満）これらのエネルギー量は 650 kcal 未満，650～850 kcal に含めない</td></tr>
<tr><td>目的</td><td>生活習慣病の予防</td></tr>
<tr><td>エネルギー</td><td>650～850 kcal</td></tr>
<tr><td>対象</td><td>一般女性
中高年男性</td><td rowspan="3">40～70 g</td><td rowspan="3">10～17 g</td><td rowspan="3">120～200 g</td></tr>
<tr><td>目的</td><td>生活習慣病の予防</td></tr>
<tr><td>エネルギー</td><td>650 kcal 未満</td></tr>
</table>

<table>
<tr><td colspan="2"></td><td>料理全体の目安</td></tr>
<tr><td>対象</td><td>一般男性
身体活動量の高い女性</td><td rowspan="3">〔エネルギー〕
○料理Ⅰ，Ⅱ，Ⅲを組み合わせる場合のエネルギー量は 650～850 kcal 未満
○単品の場合は，料理Ⅰ：400 kcal 未満，料理Ⅱ：300 kcal 未満，料理Ⅲ：150 kcal 未満
〔食塩〕
○料理Ⅰ，Ⅱ，Ⅲを組み合わせる場合の食塩含有量（食塩相当量）は 3.5 g 未満（当面 3.5 g を超える場合は，従来品と比べ 10% 以上の低減）
○単品の場合は，食塩の使用を控えめにすること（当面 1 g を超える場合は，従来品と比べ 10% 以上の低減）</td></tr>
<tr><td>目的</td><td>生活習慣病の予防</td></tr>
<tr><td>エネルギー</td><td>650～850 kcal</td></tr>
<tr><td>対象</td><td>一般女性
中高年男性</td><td rowspan="3">〔エネルギー〕
○料理Ⅰ，Ⅱ，Ⅲを組み合わせる場合のエネルギー量は 650 kcal 未満
○単品の場合は，料理Ⅰ：300 kcal 未満，料理Ⅱ：250 kcal 未満，料理Ⅲ：150 kcal 未満
〔食塩〕
○料理Ⅰ，Ⅱ，Ⅲを組み合わせる場合の食塩含有量（食塩相当量）は 3 g 未満（当面 3 g を超える場合は，従来品と比べ 10% 以上の低減）
○単品の場合は，食塩の使用を控えめにすること（当面 1 g を超える場合は，従来品と比べ 10% 以上の低減）</td></tr>
<tr><td>目的</td><td>生活習慣病の予防</td></tr>
<tr><td>エネルギー</td><td>650 kcal 未満</td></tr>
</table>

厚生労働省，生活習慣予防その他の健康増進を目的として提供する食事について（目安）より．

増進計画を勘案したうえで，当該市町村の住民の健康増進の推進に関する施策についての計画（**市町村健康増進計画**）を作成することが努力義務とされている．

6.3　食育推進基本計画策定の目的・内容

食育推進基本計画は，食育基本法〔2005（平成 17）年 6 月〕第 16 条に基づき，食育の推進に関する施策の総合的かつ計画的な推進を図るために，農林水産省（平成 27 年までは内閣府）の**食育推進会議**において作成されるものである．食育基本法の制定後，2006（平成 18）年 3 月に，平成 18 年度から平成 22 年度までの 5 年間を期間とする食育推進基本計画が作成された．本計画では，食育の推進に関する施策についての 7 つの基本的な方針，およびその達成を目指すため，9 つの定量的な目標が掲げられた（図 3.13）．

2011（平成 23）年 3 月には，2006（平成 18）年に作成された食育推進基本計画の成果と課題を踏まえ，平成 23 年度から平成 27 年度までの 5 年間を対象とする**第 2 次食育推進基本計画**が策定され，11 の目標が設定された．

その後，目標の達成状況の評価を経て平成 28 年度から令和 2 年度までの 5 年間を期間とする**第 3 次食育推進基本計画**が策定された（表 3.21）．

第 3 次食育推進基本計画では 21 の具体的目標が掲げられ，最終年度には 7 つの目標が目標値を達成した．

2021（令和 3）年には，令和 3 年度から令和 7 年度までの 5 年間を期間とする**第 4 次食育推進基本計画**が策定された．第 4 次職員推進基本計画

Point!

スマートミール
店舗・事業所で提供される健康的な食事を，通称，スマートミール（Smart Meal）とよぶ．

国家試験ワンポイントアドバイス
都道府県健康増進計画の策定は義務，市町村健康増進計画の策定は努力義務である．

Point!

都道府県別の健康増進計画における目標項目一覧
以下の URL にて参照可能である．
http://www.mhlw.go.jp/seisakunitsuite/bunya/kenkou_iryou/kenkou/kenkounippon21/download_files/zoushinkeikaku/todoufuken_kenkou_zoushin_keikaku.pdf

国家試験ワンポイントアドバイス
健康日本 21 は 10 年間，食育推進基本計画は 5 年間の計画として策定される．

目標	計画策定時の値（%）	現状値（%）	目標値（%）（平成 22 年度）
食育に関心を持っている国民の割合	69.8	69.5	90 以上
朝食を欠食する国民の割合	子ども：4.1	子ども：3.5	子ども：0
	20 歳男性：29.5	20 歳男性：33.1	20 歳男性：15 以下
	30 歳男性：23.0	30 歳男性：27.0	30 歳男性：15 以下
学校給食における地場産物を使用する割合	21.2	23.7	30 以上
「食事バランスガイド」などを参考に食生活を送っている国民の割合		58.8	60 以上
内臓脂肪症候群（メタボリックシンドローム）を認知している国民の割合		77.3	80 以上
食育の推進に関わるボランティアの数		28（万人）	20up
教育ファームの取り組みがなされている市町村の割合	42.0		60 以上
食品の安全性に関する基本的な知識をもっている国民の割合		45.7（平成 17 年度）→66.4(平成 18 年度）	60 以上
推進計画を作成・実施している都道府県および市町村の割合		都道府県：85.1	都道府県：100
		市町村：4.1	市町村：50 以上

図 3.13　**食育推進基本計画における目標値と現状値**
農林水産省，『食育白書（平成 19 年版）』，時事画報社（2007），p. 6 より作成．

では，国民の健康や食を取り巻く環境の変化，社会のデジタル化など食育をめぐる状況を踏まえ，①生涯を通じた心身の健康を支える食育の推進，②持続可能な食を支える食育の推進，③「新たな日常」やデジタル化に対応した食育の推進を重点事項とし，24 の具体的な目標値を掲げている（表

第 2 次食育推進基本計画で新たに追加された目標項目

- 朝食または夕食を家族と一緒に食べる「共食」の回数.
- 学校給食における国産食材を使用する割合.
- 内臓脂肪症候群（メタボリックシンドローム）の予防や改善のための適切な食事，運動などを継続的に実施している国民の割合.
- よく噛んで味わって食べるなどの食べ方に関心のある国民の割合.
- 農林漁業体験を経験した国民の割合.

などがあげられる.

表 3.21　第 3 次食育推進基本計画の目標値一覧

食育の推進にあたっての目標	第 3 次基本計画作成時の値（2015 年度）	現状値（2020 年度）	目標値（2020 年度）
①食育に関心を持っている国民の割合	75.0%	83.2%	90% 以上
②朝食または夕食を家族と一緒に食べる「共食」の回数	週 9.7 回	週 9.6 回	週 11 回以上
③地域等で共食したいと思う人が共食する割合	64.6%	70.7%	70% 以上
④朝食を欠食する子供の割合	4.4%	4.6%（令和元年度）	0%
⑤朝食を欠食する若い世代の割合	24.7%	21.5%	15% 以下
⑥中学校における学校給食実施率	87.5%（平成 26 年度）	93.2%（平成 30 年度）	90% 以上
⑦学校給食における地場産物を使用する割合	26.9%（平成 26 年度）	26.0%（令和元年度）	30% 以上
⑧学校給食における国産食材を使用する割合	77.3%（平成 26 年度）	77.1%（令和元年度）	80% 以上
⑨主食・主菜・副菜を組み合わせた食事を 1 日 2 回以上ほぼ毎日食べている国民の割合	57.7%	36.4%	70% 以上
⑩主食・主菜・副菜を組み合わせた食事を 1 日 2 回以上ほぼ毎日食べている若い世代の割合	43.2%	27.4%	55% 以上
⑪生活習慣病の予防や改善のために，ふだんから適正体重の維持や減塩等に気をつけた食生活を実践する国民の割合	69.4%	64.3%	75% 以上
⑫食品中の食塩や脂肪の低減に取り組む食品企業の登録数	67 社（平成 26 年度）	103 社（平成 28 年度）	100 社以上
⑬ゆっくりよく噛んで食べる国民の割合	49.2%	47.3%	55% 以上
⑭食育の推進に関わるボランティア団体等において活動している国民の数	34.4 万人	36.2 万人（令和元年度）	37 万人以上
⑮農林漁業体験を経験した国民（世帯）の割合	36.2%	65.7%	40% 以上
⑯食品ロス削減のために何らかの行動をしている国民の割合	67.4%（平成 26 年度）	76.6%	80% 以上
⑰地域や家庭で受け継がれてきた伝統的な料理や作法等を継承し，伝えている国民の割合	41.6%	50.4%	50% 以上
⑱地域や家庭で受け継がれてきた伝統的な料理や作法等を継承している若い世代の割合	49.3%	60.3%	60% 以上
⑲食品の安全性について基礎的な知識を持ち，自ら判断する国民の割合	72.0%	75.2%	80% 以上
⑳食品の安全性について基礎的な知識を持ち，自ら判断する若い世代の割合	56.8%	67.1%	65% 以上
㉑推進計画を作成・実施している市町村の割合	76.7%	89.3%	100%

資料：①，②，③，⑤，⑨，⑩，⑪，⑬，⑰，⑱，⑲，⑳…「食育に関する意識調査」
④…「全国学力・学習状況調査」
⑥…「学校給食実施状況等調査」（文部科学省）※値は公立中学校における完全給食実施率
⑦，⑧…「学校給食栄養報告」
⑫…「スマート・ライフ・プロジェクト」登録企業数
⑭…内閣府食育推進室調べ（2014 年度）農林水産省消費・安全局消費者行政・食育課調べ（2019 年度）
⑮…「食生活及び農林漁業体験に関する調査」（2015 年度），「食育に関する意識調査」（2020 年度）
⑯…「消費者意識基本調査」（2014 年度），「消費者の意識に関する調査結果報告書　―食品ロスの認知度と取組状況等に関する調査―」（2020 年度）
㉑…内閣府食育推進室調べ（2015 年度），農林水産省消費・安全局消費者行政・食育課調べ（2020 年度）
注：塗りつぶしている目標は，達成済みのもの
注：「食育に関する意識調査」の調査方法について，2020（令和 2）年度は「郵送およびインターネットを用いた自記式」に変更（2019（令和元）年度までは「調査員による個別面接聴取」）．また，2020 年度は「食生活及び農林漁業体験に関する調査」を「食育に関する意識調査」と合わせて実施.

3.22).

6.4 食育の推進と地方食育推進計画

「都道府県および市町村は，食育推進基本計画（市町村の場合，都道府県食育推進計画が作成されているときは，食育推進基本計画および都道府県食育推進計画）を基本として，**都道府県食育推進計画**および**市町村食育推進計画**を作成するよう努めなければならない」と定められている（食育基本法，第17条および18条）.

国家試験ワンポイントアドバイス
市町村食育推進計画については，都道府県，市町村ともに策定は努力義務である.

これに基づき2006（平成18）年作成の食育推進基本計画では，推進計画を作成・実施している都道府県および市町村の割合について，都道府県100%，市町村50%以上とする目標が掲げられた.

都道府県では，2008（平成20）年に目標の100%を達成したため，第2次食育推進基本計画では，推進計画を作成・実施する市町村の割合のみの目標に変更された．一方，市町村では，令和4年度現在90.5%の市町村で食育推進計画が作成されている（図3.14）.

また，農林水産省は，毎年6月を**食育月間**，毎月19日を**食育の日**とした．食育月間では，国，地方公共団体，関係団体などが協力して食育推進運動を実施し，食育の一層の浸透を図る取組みが行われている．政府が食育の推進に関して講じた1年間の施策については，食育基本法の第15条に基づき**食育白書**にまとめられる.

Column

世代を超えて愛され続ける体操　～ラジオ体操～

ラジオ体操は，だれもが一度は行ったことのある体操だろう．国民の健康の維持・増進を目的に旧逓信省簡易保険局が創設し，1928（昭和3）年11月にラジオ放送が開始された．その頃に国民保健体操の放送が開始された．その後国民保健体操は，親しみを込めて「ラジオ体操」と呼ばれるようになり，長年日本において実施され続けている.

ラジオ体操は，第一体操と第二体操にわかれているが，これは，体操ごとに目的が異なっているためだと知っているだろうか．ラジオ体操第一には老若男女，誰にでもできる動きが，ラジオ体操第二では，筋力強化のための動きが盛り込まれている.

1999（平成11）年，国際連合の国際高齢者年に合わせ，年齢，性別，障がいの有無を問わず全ての人ができる運動として新たに「みんなの体操」が考案された．ふだんあまり体を動かしていない人も，ラジオ体操や「みんなの体操」を始めてみてはどうだろうか.

表 3.22　第 4 次食育推進基本計画の現状値と目標値

目標	具体的な目標値	現状値（令和 2 年度）	目標値（令和 7 年度）
1 食育に関心を持っている国民を増やす	①食育に関心を持っている国民の割合	83.2%	90%以上
2 朝食又は夕食を家族と一緒に食べる「共食」の回数を増やす	②朝食又は夕食を家族と一緒に食べる「共食」の回数	週 9.6 回	週 11 回以上
3 地域等で共食したいと思う人が共食する割合を増やす	③地域等で共食したいと思う人が共食する割合	70.7%	75%以上
4 朝食を欠食する国民を減らす	④朝食を欠食する子供の割合	4.6%※	0%
	⑤朝食を欠食する若い世代の割合	21.5%	15%以下
5 学校給食における地場産物を活用した取組等を増やす	⑥栄養教諭による地場産物に係る食に関する指導の平均取組回数	月 9.1 回※	月 12 回以上
	⑦学校給食における地場産物を使用する割合（金額ベース）を現状値（令和元年度）から維持・向上した都道府県の割合	−	90%以上
	⑧学校給食における国産食材を使用する割合（金額ベース）を現状値（令和元年度）から維持・向上した都道府県の割合	−	90%以上
6 栄養バランスに配慮した食生活を実践する国民を増やす	⑨主食・主菜・副菜を組み合わせた食事を 1 日 2 回以上ほぼ毎日食べている国民の割合	36.4%	50%以上
	⑩主食・主菜・副菜を組み合わせた食事を 1 日 2 回以上ほぼ毎日食べている若い世代の割合	27.4%	40%以上
	⑪ 1 日当たりの食塩摂取量の平均値	10.1g ※	8g 以下
	⑫ 1 日当たりの野菜摂取量の平均値	280.5g ※	350g 以上
	⑬ 1 日当たりの果物摂取量 100g 未満の者の割合	61.6%※	30%以下
7 生活習慣病の予防や改善のために，ふだんから適正体重の維持や減塩等に気をつけた食生活を実践する国民を増やす	⑭生活習慣病の予防や改善のために，ふだんから適正体重の維持や減塩等に気をつけた食生活を実践する国民の割合	64.3%	75%以上
8 ゆっくりよく噛んで食べる国民を増やす	⑮ゆっくりよく噛んで食べる国民の割合	47.3%	55%以上
9 食育の推進に関わるボランティアの数を増やす	⑯食育の推進に関わるボランティア団体等において活動している国民の数	36.2 万人※	37 万人以上
10 農林漁業体験を経験した国民を増やす	⑰農林漁業体験を経験した国民（世帯）の割合	65.7%	70%以上
11 産地や生産者を意識して農林水産物・食品を選ぶ国民を増やす	⑱産地や生産者を意識して農林水産物・食品を選ぶ国民の割合	73.5%	80%以上
12 環境に配慮した農林水産物・食品を選ぶ国民を増やす	⑲環境に配慮した農林水産物・食品を選ぶ国民の割合	67.1%	75%以上
13 食品ロス削減のために何らかの行動をしている国民を増やす	⑳食品ロス削減のために何らかの行動をしている国民の割合	76.5%※	80%以上
14 地域や家庭で受け継がれてきた伝統的な料理や作法等を継承し，伝えている国民を増やす	㉑地域や家庭で受け継がれてきた伝統的な料理や作法等を継承し，伝えている国民の割合	50.4%	55%以上
	㉒郷土料理や伝統料理を月 1 回以上食べている国民の割合	44.6%	50%以上
15 食品の安全性について基礎的な知識を持ち，自ら判断する国民を増やす	㉓食品の安全性について基礎的な知識を持ち，自ら判断する国民の割合	75.2%	80%以上
16 推進計画を作成・実施している市町村を増やす	㉔推進計画を作成・実施している市町村の割合	87.5%※	100%

注 1　※は令和元年度の数値．
注 2　追加・見直しは赤色で示した．
注 3　学校給食における使用食材の割合（金額ベース令和元年度）の全国平均は，地場産物 52.7%，国産食材 87%となっている．
農林水産省，「第 4 次食育推進基本計画における食育の推進にあたっての目標」より作成．

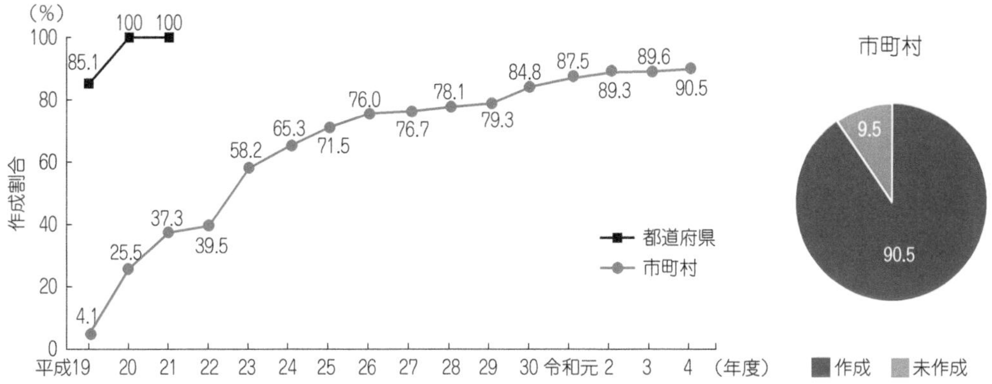

図 3.14　**都道府県および市町村における食育推進計画の作成割合の推移**

農林水産省，食育白書（令和 4 年度），(2022)，p. 97 より作成.

7　諸外国の健康・栄養政策

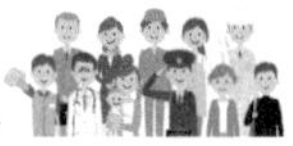

7.1　公衆栄養活動に関係する国際的な栄養行政組織

各国の公衆栄養政策に関連する国際機関としては，世界保健機関（WHO），国際連合児童基金（UNICEF），国際連合食糧農業機関（FAO）があげられ，このほかにも，緊急食料支援を中心に担う世界食糧計画〔WFP（学校給食プログラム支援も実施）〕，リプロダクティブヘルスや社会開発などのセクターの取組みを通じたアプローチを展開する国際連合人口基金（UNFPA），国際連合開発計画（UNDP），世界銀行（World Bank）などがあげられる.

ここでは，まず，国際機関の中核機関としての国際連合（UN）について概説し，続いて WHO，UNICEF および FAO の活動内容・特色について述べる.

(1) 国際連合（国連，UN）

国際機関の中核機関である．第二次世界大戦後の 1945 年に設立され，その主たる活動目的は国際平和の維持，そして経済や社会などに関する国際協力の実現である.

日本は 1956 年に加盟，2016 年時点の加盟国は 193 か国となっており，本部はニューヨークに設置されている．主要機関として，① 総会，② 安全保障理事会，③ 経済社会理事会，④ 信託統治理事会，⑤ 国際司法裁判所，⑥ 事務局，が設置されており，その他，各種の計画・基金および専門機関・関連機関で構成されている.

(2) 世界保健機関（WHO）

世界保健機関は，国際連合の専門機関の 1 つである.「すべての人びとが可能な最高の健康水準に到達すること」（世界保健憲章 1 条）を目的として掲げており，1948 年の設立以来，WHO が策定した方針は世界各国の保健医療政策に大きな影響を与えてきた．本部はスイスのジュネーブに設置されている．2019年4月時点で加盟国は194か国・地域と2準加盟地域であり，わが国は1951年に75番目の加盟国に認定された．

1977年の第30回WHO総会にて，「2000年までにすべての人を社会的・経済的に生産的な生活を送ることができる健康水準に」という目標が設定され，翌年のWHO/UNICEF主催の国際会議では，**アルマ・アタ宣言**が採択され，**プライマリ・ヘルスケア**を中心的戦略として推進することが提唱された．その後，世界的に肥満と**NCDs**（noncommunicable diseases：**非感染性疾患**）が増加してきた状況を受けて，1986年には**オタワ憲章**で**ヘルスプロモーション**が提唱され，健康づくり政策の基盤となっている．

途上国では，健康を害することの社会経済的なインパクトがきわめて大きく，アルマ・アタ宣言後も保健医療サービスへのアクセスの不平等が大きな問題となっていた．根源には，貧困層や医療ニーズの高い人びとの医療費をだれが負担するかという問題があり，公的資金による補塡（ほてん）がなければ医療格差の解消は難しいことが指摘されてきた．近年，これら問題への対応としてユニバーサル・ヘルス・カバレッジ（UHC）が注目されている．UHCは，「すべての人が，適切な健康増進，予防，治療，機能回復に関するサービスを，支払い可能な費用で受けられる」ことを指しておりWHOはUHCを運用するため，① 利用者による医療費の直接負担を減らすこと，② 義務的前払いを最大化すること，③ リスクに備え大きな資金プールを設けること，④ 資金拠出が困難な人びとの負担を補うために国家財源を使用すること，という4つの重要な原則を掲げている．

従来，WHOは拡大予防接種計画を中核とした感染症対策に重点をおいて活動を行ってきた．これら取組みに加えて，最近問題となっている新興・再興感染症への対応としてSARS，新型インフルエンザ，ジカ熱，エボラ出血熱などの対策を精力的に行っている．

(3) 国際連合児童基金（UNICEF）

1946年に設立された国際連合国際児童緊急基金が前身である．本部はニューヨークに設置されている．設立当初の目的は，第二次世界大戦で被害を受けた児童のための食料や医薬品の供給であり，日本も粉ミルクと衣料の供給を受けた．その後，1953年には国際連合児童基金に改称され，「開発途上国自身が国内の児童の保健福祉政策を推進するために，物質的ならびに人的支援を行うこと」を目的としている．

現在，UNICEFは，① 子どもの生存と発達，② 基礎教育とジェンダーの平等，③ エイズと子ども，④ 子どもの保護，⑤ 政策アドボカシーとパートナーシップ，を重点分野として活動を展開しており，栄養は①の重点分野のなかに位置づけられている．栄養に関連する取組みとして，WHOと同様に微量栄養素欠乏症対策および母乳哺育と適切な離乳食の推進のほか，成長モニタリング，栄養の知識普及のための人材育成，緊急時栄養があげられる．

(4) 国際連合食糧農業機関（FAO）

WHO と同様に国際連合の専門機関の 1 つである．1945 年に設立され，本部はローマに設置されている．

FAO の目的は，「世界の人びとが健全で活発な生活を営むために，質量ともに十分な食料への日常的なアクセス確保を含めた**フードセキュリティ**を保障すること」であり，「世界の人びとの栄養水準および農業生産性を向上させ，とくに地方農村部に生活する人びとの生活条件を改善することにより世界の経済成長に寄与すること」を使命としている．

近年，FAO の活動は開発途上国のフードセキュリティ改善のための政策策定にかかわる情報発信およびプログラム実施に焦点がおかれている．情報発信の一環として，同機関のホームページには各国の食生活指針および食品成分表のデータベースが掲載されている．なお，各国の食生活指針策定のガイドラインとして，WHO/FAO 合同専門家会議（1995 年）により，「食物ベース食生活指針」の開発と活用のためのガイドライン（1998 年）が作成されている．

前述した国際機関のほか，二国間援助機関および NGO が世界の栄養問題の解決に向けた公衆栄養活動および施策づくりのための支援を行っている．そのなかで，国連システム栄養委員会が調整機関として大きな役割を果たしている．

Point!

FAO が定めたフードセキュリティの定義

すべての人が，いつでも物理的，社会的，経済的に十分な栄養価の高い食料にアクセスできること，そしてこれらの食料が各自のニーズと嗜好を満たし，ひいては活動的で健康的な生活を送れること．

7.2　公衆栄養関連計画

開発途上国の栄養政策およびその方向性は，WHO や UNICEF，FAO などの国連機関が主催の栄養・食料に関する国際会議およびこれら機関が作成したガイドラインなどに基づいて策定されることが多い．

(1) ミレニアム開発目標（Millennium Development Goals：MDGs）

国連による具体的な施策の一つとして，2000 年の第 55 回国連総会の冒頭に開催された「国連ミレニアム・サミット」で採択された 21 世紀の国際社会の目標となる**ミレニアム宣言**があげられる．同宣言は，「公正で持続的な世界平和を構築するために，国際社会が連携・協調していくことを合意したもの」であり，具体的な目標として 2015 年までに達成すべき 8 つの**ミレニアム開発目標**が策定された．このうち，栄養に関連する項目としては，「1. 極度の貧困と飢餓の撲滅」「4. 幼児死亡率の削減」「5. 妊産婦の健康の改善」の 3 つがあげられ，それぞれ 2015 年までに達成すべき目標値が設定された．

「目標 1. 極度の貧困と飢餓の撲滅」では，飢餓で苦しむ人口を，2015 年には 1990 年の 1/2 にすることを目標として掲げたのをはじめ，ほかの目標（初等教育の達成，幼児死亡率の低下，妊産婦の健康の改善，感染症の蔓延防止）においても栄養改善が鍵であるという認識のもと，各目標に向けた取組みが進められた．その結果，目標 1 については 2015 年までに飢餓に苦しむ人口の割合はほぼ半減した．しかし，依然として約 8 億人（世界人口の 9 人に 1 人）が栄養不良に陥っているのが現状である（FAO, 2017 年）．

(2) 持続可能な開発目標（Sustainable Development Goals: SDGs）

ポスト MDGs として 2015 年 9 月に採択された．2030 年までに達成すべき 17 の目標と 169 のターゲットを掲げており（図 3.15），はじめてフードセキュリティと栄養が独立した達成目標として取りあげられた．

(3) 国際栄養会議における宣言

1992 年の WHO/FAO 主催の国際栄養会議において採択された世界栄養宣言の冒頭で，「われわれ 159 か国の代表は，飢餓を撲滅し，すべてのかたちの栄養不良を減少させるためのわれわれの決意を宣言する．飢餓と栄養不良は，この人災を終結させるための知識と資源とを有する世界において受け入れ難いものである」と掲げられ，その後，国際機関や各国政府がさまざまな取組みを強化してきた．

依然として飢餓と栄養不良は深刻な問題である．2014 年 11 月には，1992 年の第 1 回に続いて 22 年ぶりに第 2 回国際栄養会議（ICN2）が再びローマで開催され，「栄養に関するローマ宣言」が採択された．この宣言では，従来からの低栄養や微量栄養素欠乏症に加えて，世界規模での栄養の二重苦の問題が明示されている．

(4) WHO の世界戦略～食生活・身体活動に関する世界戦略を中心に

栄養に関連する取組みとしては，とくに栄養不良，微量栄養素欠乏症，肥満，NCDs（非感染性疾患）の予防コントロールを目的として，各国の栄養政策の指針となるガイドライン作成およびプログラム実施を進めている．

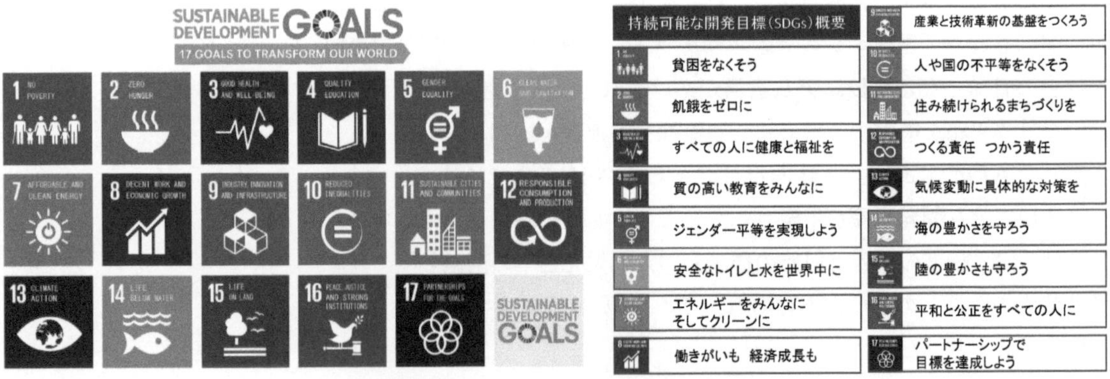
SUSTAINABLE DEVELOPMENT GOALS
17 GOALS TO TRANSFORM OUR WORLD
持続可能な開発目標（SDGs）概要
1 貧困をなくそう
2 飢餓をゼロに
3 すべての人に健康と福祉を
4 質の高い教育をみんなに
5 ジェンダー平等を実現しよう
6 安全なトイレと水を世界中に
7 エネルギーをみんなに そしてクリーンに
8 働きがいも 経済成長も
9 産業と技術革新の基盤をつくろう
10 人や国の不平等をなくそう
11 住み続けられるまちづくりを
12 つくる責任 つかう責任
13 気候変動に具体的な対策を
14 海の豊かさを守ろう
15 陸の豊かさも守ろう
16 平和と公正をすべての人に
17 パートナーシップで 目標を達成しよう

図 3.15　持続可能な開発目標（SDGs）

国連開発計画（UNDP）駐日代表事務所ホームページより．

とくに，栄養不良の改善に向けた取組みとして，母乳哺育と適切な離乳食の推進に力を入れており，WHOとUNICEFが共同で立案し，2002年のWHO総会にて承認された「乳幼児の栄養のための世界戦略」に沿って，各国でさまざまなプログラムが展開されている．また，開発途上国において栄養転換による過剰栄養が原因の肥満とNCDsが大きな社会的負担となっている状況のもと，「食生活・身体活動に関する世界戦略」が2004年に策定され，各国における国レベルの施策策定が推進された．

これに続いて，「NCDs予防コントロールのための世界戦略に係る行動計画」を2008年から2013年と2013年から2020年に掲げ，国レベルでのNCDs予防対策の重要性を提唱してきた．

現在，2012年に開催されたWHO総会で設定された「2025年までに達成すべき栄養に関する6つの目標」を中心として，各国の栄養施策の強化に取り組んでいる．

(5) 栄養への取組みの拡充

近年の動きとしては，2010年の世界銀行・IMF総会において，WHOをはじめとする国連機関および栄養分野の関連機関は「栄養への取組みの拡充」に合意し，1,000 days（妊娠期間から2歳まで）を最優先として費用対効果および実績が認められている介入策を用いて栄養不良対策を進めている．

上述したSDGsのなかで栄養の言葉が目標2，目標3に示され，2016年4月の国連総会において〔第2回国際栄養会議（ICN2）で出されたコミットメント，そして「2025年までに達成すべき栄養に関する6つの目標」およびSDGsの達成を促すために〕2016年から10年間を「**栄養に関する行動の10年**」と設定することが宣言されるなど，栄養分野の取組みの重要性の認識が国際的に高まっており，今後一層の進展が期待されている．

7.3 食事摂取基準

各国政府などの公的機関は，おもにエネルギーや栄養素に関して，人びとが「何をどれだけ食べたらよいか」という量を定めて推奨している．実際に食事（給食）として提供され，食べた量が適切かどうかを評価するための基準の名称は，各国や国際機関でさまざまである．日本，韓国，中国などでは，米国・カナダで策定された食事摂取基準を用いている．

(1) 米国，カナダ

米国科学工学医学アカデミーの食品栄養委員会において1990年代半ばに，両国が共同で摂取範囲と確率論を主軸にした**DRI**（Dietary Reference Intakes：米国版食事摂取基準）を策定している．

DRI策定以前では，米国では，推奨される栄養素の摂取量をRDA（Recommended Dietary Allowances）を栄養所要量というかたちで示し，カナダでは，RNIs（Recommended Nutrient Intakes）が用いられてきた．

DRIsの指標は，従来のRDAのほか，その策定の基準となっていた推定平均必要量（EAR），目安量（AI），耐容上限量（UL），そしてAMDRs（Acceptable Macronutrient Distribution Ranges）で構成されており，エネルギーと41の栄養素と水について基準値を定めている．

日本の食事摂取基準は，米国・カナダの食事摂取基準の概念を導入したものであり，上述した指標のうち，AMDRに該当するものが日本の目標量（DG）である．

ほかでも学ぶ
覚えておこう キーワード

目標量（DG）
➡応用栄養学

(2) 英国

英国では1991年に世界に先立ち，各栄養素の必要量の分布を評価し，摂取量の幅をもって示す食事摂取基準の考え方をはじめて取り入れたDRVs（Dietary Reference Values）が策定された．DRVsはとくに，健康な集団における必要量の参考値であり，エネルギーと31の栄養素について基準値を定めている．

(3) 国際機関

国際機関では，WHO，FAO，UNUが合同で検討委員会を開催し，エネルギーとたんぱく質の必要量を策定している．また，WHOとFAOでは食事関連慢性疾患予防のための目標量および脂質，炭水化物，ビタミン，ミネラルの必要量などについても策定しており，これら両機関により設置されているコーデックス委員会では，栄養表示のための基準値（Nutrition Reference Values：NRV）を設定している．

ほかでも学ぶ
覚えておこう キーワード

コーデックス委員会
➡食べ物と健康

7.4　食生活指針，フードガイド

健康の保持･増進のために「何をどれだけ食べることが望ましいか」を，国民にわかりやすく示すため，各国において食生活指針やフードガイドが策定されている．

前述の国際栄養会議（1992年）では，WHO/FAO共催により，世界の国ぐにを代表する大臣や全権大使が参加し，世界の人びとの栄養状態改善のための行動計画と宣言文からなる**世界栄養宣言**（World Declaration on Nutrition）が正式に承認された．宣言には「安全で栄養的に望ましい食物へのアクセスは1人ひとりの権利である」ことがうたわれた．そして，各国が人びとに栄養的に良好な状態をもたらし，食物摂取行動を改善するためにふさわしい戦略と，そのためにとるべき行動の具体的な活動の1つとして，WHO/FAO合同専門家会議（1995年）により，食物ベース食生活指針の開発と活用のためのガイドライン（1998年）が作成された．現在では約100か国で，その国や地域で入手可能な食物をベースに，健康状態やライフスタイルを踏まえて行動変容・環境づくりをねらった食生活指針が開発され，活用・展開されている．なお，フードガイドは，日本の食事バランスガイドのように食生活指針の一部(またはすべて)のメッセージを視覚的にわかりやすく示したものである.

FAO は情報発信の一環として，ホームページに各国の食生活指針およびフードガイドのデータベースを掲載している.

Point!

FAO ホームページ，各国の食生活指針およびフードガイドのデータベース
http://www.fao.org/nutrition/education/food-dietary-guidelines/en/

(1) 米国

米国農務省と米国保健福祉省は，1980 年以降共同で「アメリカ人のための食生活指針」を 5 年ごとに発行している．この指針は，科学的・医学的な最新の知見に基づいて策定されている．栄養専門職が，2 歳以上の国民の健康的で栄養が十分な食事摂取を支援するため，また政府が健康・栄養政策を策定するために活用されている.

「アメリカ人のための食生活指針（2015-2020）」は，今までの，食品群と栄養素に焦点をおいた策定から，人びとは食事の際にさまざまな食品群および栄養素を組み合わせてとるため，食事パターンと食品・栄養素の特徴について策定された.

また，国民がすべての食品群にわたって，カロリー制限を意識するなど健康的な食選択を実践することにより，健康的な食事パターンを確立することを目指す．以下に 5 つの指針の大枠を示す.

① 生涯にわたって健康的な食事パターンを実践する.
② 食品の多様性，栄養素密度および量に焦点をおく.
③ 添加糖および飽和脂肪酸からのカロリー摂取を制限し，塩分摂取を減らす.
④ より健康的な食品と飲料に移行する.
⑤ すべてのライフステージの人びとの健康的な食事パターン実践を支援する.

さらに,「アメリカ人のための食生活指針」に沿った健康的な食事パターン実践のための一般向けツールとして，**マイプレート**（MyPlate）が活用されている.

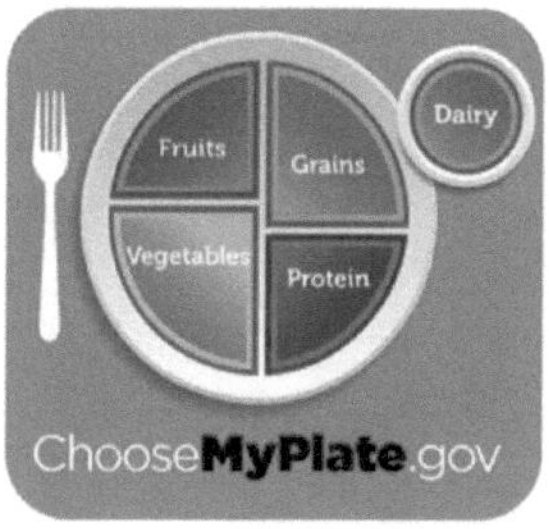

マイプレート（アメリカ）
マイプレートの色は，5 色に色を分けて，色の面積で表すことで，それぞれ望ましいバランスが一目でわかるようになっている.
濃い赤：果物，うすい灰：野菜，うすい赤：たんぱく質，茶色：穀物，濃い灰：乳製品となっている.

(2) 英国

英国保健省は 2004 年に，野菜・果物を 1 日に 5 単位以上摂取することを奨励する全国キャンペーン「5 a day」を導入した.「5 a day」単独だけではなく「The Eatwell Guide」とセットでメッセージを発信することにより効果をあげている.

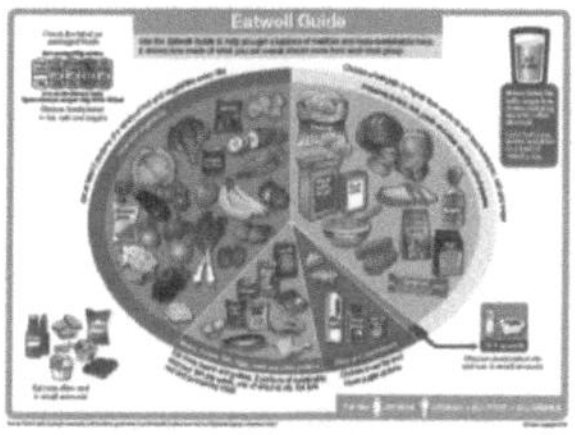

The Eatwell Guide（英国）

(3) 韓国

国民の健康的な食習慣の実践を啓発するためのツールとして，2010 年に韓国保健福祉部が改訂した「食物ベースの食生活指針」に基づいて，韓国栄養学会，韓国保健産業振興院，農業畜産食品部の 3 つの機関がそれぞれ作成したフードガイドが使われている.

(a) 食生活指針（成人向け）

・毎日，複数の食品群から食品を食べましょう

・もっと活動的になり，健康的な体重を維持しましょう

・安全な食品を適量に食べましょう

・塩分の多い食品は避け，調理に使う食塩も減らしましょう

・脂肪の多い肉や揚げ物の摂取を制限しましょう

・アルコールを飲むときは適量で

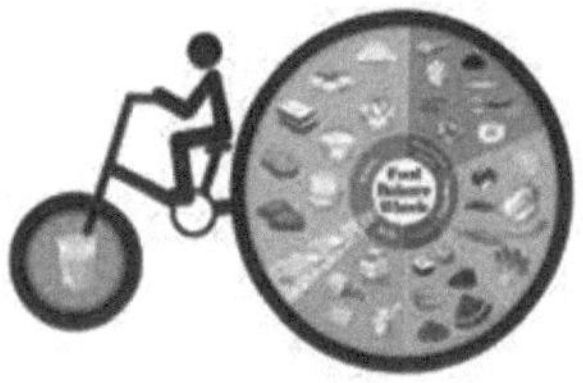

フードバランスホイール（韓国）

ほかにも，乳児向け，子ども向け，青年向け，妊産婦向け，高齢者向けなどの世代別の食生活指針も作成されている．

(b) フードガイド

① フードバランスホイール（Food balance wheel）

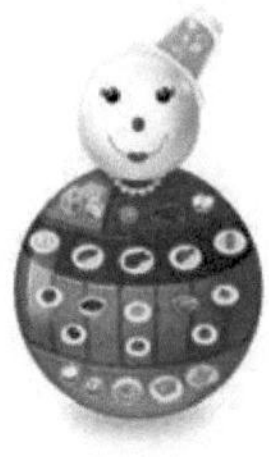

ローリィポリィガイド（韓国）

韓国栄養学会が作成した，もっとも一般的に使われている食生活指針．保健福祉部の承認を受けている．6つの群分けで示されており，自転車の形で身体活動の重要性を示し，水を車輪に位置づけることで水分摂取の重要性を示していることが特徴的である．

② ローリィポリィガイド（Roly-poly Guide）

韓国保健産業振興院が作成，保健福祉部の承認を受けている．

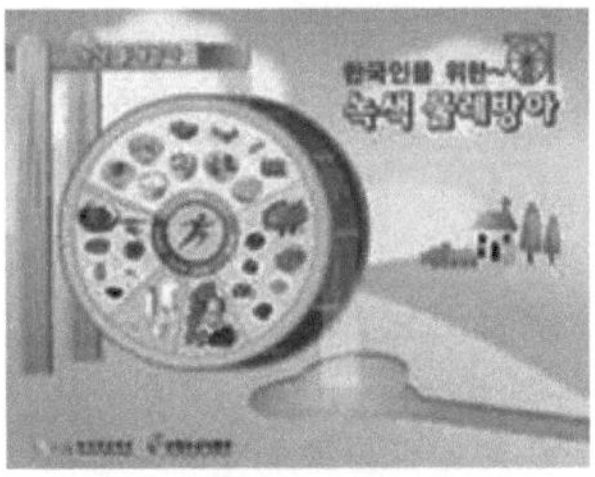

グリーンウォーターミル（韓国）

③ グリーンウォーターミル（Green water mill）

農業畜産食品部が開発したフードガイド．

(4) シンガポール

シンガポール政府は，すべてのシンガポール人の標準的な基準として1988年にシンガポール食生活指針を策定した．この食生活指針は栄養素ベースであった．より国民にわかりやすくするため，1995年に食品ベースのHealthy Diet Pyramidが策定され，2009年改訂版が活用されてきた．

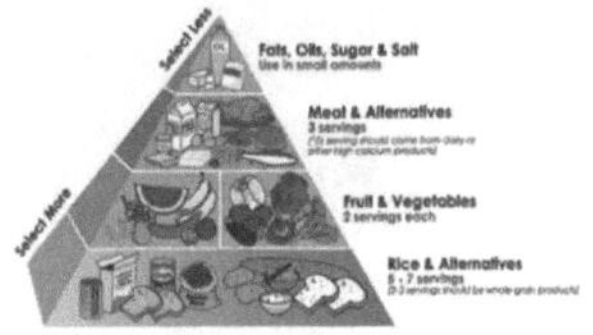

Healthy Diet Pyramid（シンガポール）

その後，国民の健康的な食習慣の実践を促進するために，家庭での食事でも外食でも活用可能なシンプルな教育ツールとして，2014年7月に健康増進局が「My healthy Plate」を発表した，同年内に既存の「Healthy Diet Pyramid」とおき換えることとした．My healthy Plateでは，バランスのよい食事および健康的な食習慣を強調している．

(a) My healthy Plate

・プレートの半分は果物と野菜

・プレートの4分の1は全粒穀類

・プレートの4分の1は肉類

・健康によい油を使用しましょう

・（ほかの飲料ではなく）水を選びましょう

・活動的になりましょう

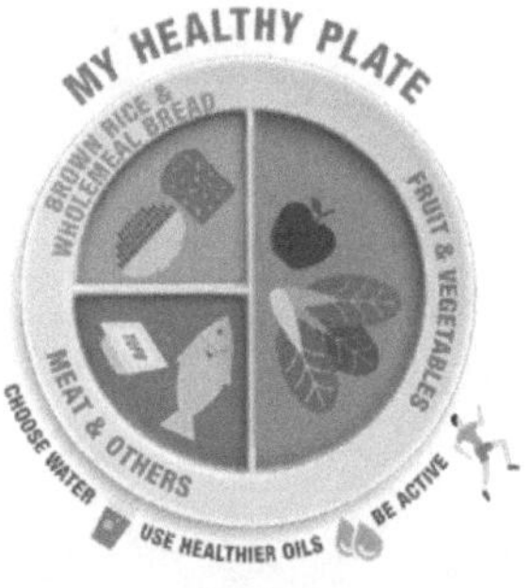

My Healthy Plate（シンガポール）

7.5　栄養士養成制度

栄養に関する業務は世界各国で行われているが，栄養士の免許や資格制度が確立していない国も多い．開発途上国の一部の国では，医師や看護師などの保健医療従事者が栄養の研修を受け，栄養に関する業務を担当しているのが現状である．すでに栄養士の免許および資格制度をもっている国では，ほとんどの国が栄養士を専門職として教育しているが，国によって栄養士の定義および業務内容が異なる．そのため，養成制度（教育機関，内容，試験制度）も異なっており，これまで世界的に統一した基準はなかった．

このような状況の下，栄養士の国際的な組織である国際栄養士連盟（International Confederation of Dietetic Association：ICDA）は，栄養士が国を超えた交流をもつことで，栄養士としての専門性が向上することを期待し，栄養士養成や業務などの国際的な標準化を目指している．ICDAが運営する国際栄養会議（International Congress of Dietetics：ICD）は1952年に開催された第1回ICD以降4年ごとに開催されている．2008年には第15回ICDが日本ではじめて開催された．

2016年9月にスペインのグラナダで開催されたICD2016において，ICDAが加盟国の栄養士会（現在，42か国から48団体が加盟）を対象として実施した栄養士養成に関するアンケート調査の結果報告およびDietitianからDietitian-Nutritionistへの名称変更に向けた議論が展開された．

現在，ICDAが採用している栄養士（Dietitian）の定義は，「栄養士とは，栄養や食に関する法的に認められた資格を有する，健康，または疾患をもった個人や集団に対して，栄養の科学を用いて食事を提供したり教育を行う者」としており，Dietitian-Nutritionistの定義を「食品科学，健康増進のための栄養の専門性をもち，疾病予防の個別栄養指導，集団栄養指導，地域活動を行うことができる者で，国際基準の教育を満たすこと」とすることを提唱している．「国際基準の教育」とは，「栄養士は学士（4年生卒業）であること」「最低500時間の臨地実習を実施すること」の2点を提唱している．日本の栄養士養成基準は（とくに後者について）これらを満たすには依然として課題が多い．

米国の栄養士養成制度における資格には，登録栄養士（Registered Dietitian：RD）と登録栄養技師（Dietetic Technician, Resistered：DTR）の2種類がある．RDの資格を取得するには，学士以上の学位取得と最低1200時間のインターンシップが必要である．RD養成校にて必要単位を修得した後，法律で認可された施設においてインターンシップを行うと，試験の受験資格を与えられる．

挑戦してみよう

復習問題を解いてみよう
https://www.kagakudojin.co.jp

Column

諸外国の栄養調査

栄養調査は，日本のみならず世界中で行われている．日本では，1945年から開始された栄養調査だが，米国では，1959年にNHANES（National Health and Nutrition Examination Survey）が開始された．

その他諸外国での栄養調査は，1960年代にはインドネシアで実施が始まり，1970年代には，インド，ニュージーランド，フィリピン，1980年代には，ベトナム，ドイツ，オランダ，中国，1990年代にはイギリス，シンガポール，オーストラリア，韓国，2000年代には，カンボジア，カナダで開始された．

日本で開始された国民栄養調査は，これらの調査の先駆けといえる．調査の周期，調査期間，対象者，対象者の抽出方法，調査項目は各国によって特色があり，異なるものとなっている．たとえば，冒頭で紹介した米国のNHANESによる栄養摂取状況調査は，おもに24時間思い出し法により行われている．日本の国民健康・栄養調査と比較することで，栄養調査に対する知識をより深めるものになるだろう．

諸外国の栄養調査の概要
http://www.mhlw.go.jp/seisakunitsuite/bunya/kenkou_iryou/kenkou/kenkounippon21/download_files/foreign/foreign_01.pdf

第4章

栄養疫学

この章で学ぶポイント

★疫学で使われる指標を理解しよう.

★疫学で使われる研究デザインについて理解しよう.

★各食事調査法の手法と長所・短所について理解しよう.

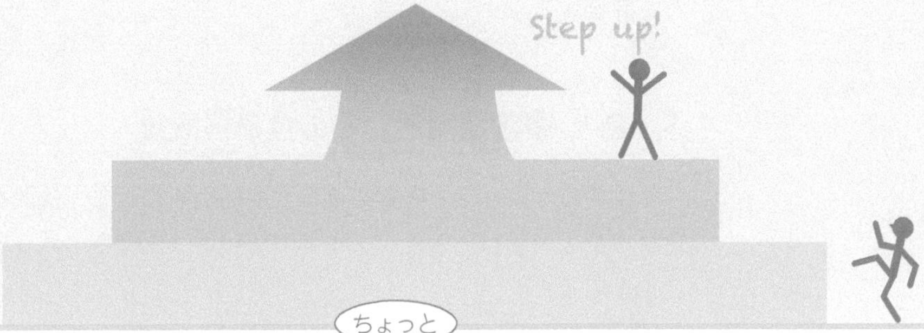

◆ちょっと学ぶ前に復習しておこう◆

有病率

有病率とは，ある一時点における，観察集団のなかで疾病にかかっている人の割合を示す指標.

罹患率

罹患率とは，一定の期間内に新たに発生した人が観察集団でどのくらいの割合かを示す指標.

国民健康・栄養調査

年１回，国民の健康増進のための必要な資料を得る目的で実施される調査．食事摂取量は，世帯単位で食事記録法（秤量法）により，だれがどれだけ食べたか（比例案分法）で調査し，個人の摂取量を算出している.

1　栄養疫学の概要

1.1　栄養疫学の役割

疫学（epidemiology）とは，培養細胞や実験動物ではなく，人間集団を対象とした健康問題に関する事象の発生頻度とその分布・規定要因を明らかにする科学である．健康問題の規定要因を**曝露要因**〔曝露原因（exposure）〕あるいは**危険因子**（risk factor）という．

疫学のなかでも**栄養疫学**（nutritional epidemiology）は，健康問題の原因とされている要因を栄養や食事とし，その関連を明らかにする．

世界ではじめて行われた疫学研究は，ジョン・スノウ（John Snow）がロンドンで，コレラと汚染された井戸の飲料水との関連について明らかにした調査といわれている．初期の栄養疫学調査は，血清総コレステロール値と心疾患との関連を明らかにしたフラミンガム研究（1948年～）や，女性看護師を対象に食物摂取頻度調査法を用いた，脂肪摂取量と乳がんとの関連を明らかにしたナースヘルス研究〔Nurses' Health Study（1980年～）〕などが有名である．

Point!

ジョン・スノウ（1813～1858年）

イギリスの麻酔科医．1850年代のロンドンで起こったコレラ大流行の際，コレラ感染の原因が汚染された井戸水であると疫学研究によって突き止めた．

1.2　公衆栄養活動への応用

栄養疫学は，公衆栄養活動には不可欠な学問である．公衆栄養活動は「アセスメント（Assessment）―計画（Plan）―実施（Do）―評価（Check）―改善（Act）」のサイクルで実施される．栄養疫学は，まずアセスメントにおいて，実態調査や既存資料を用いて対象者の現状を明らかにする．評価では，計画に基づいて実施した結果データを基に，計画の達成率などを評価する．

2　曝露情報としての食事摂取量

栄養疫学における曝露要因は食生活全般である．量的な要因に食品群別摂取量・栄養素摂取量が，質的な要因に欠食頻度・外食頻度といった食習慣がある．

2.1　食物と栄養素

食事摂取量は食物（食品）摂取量と栄養素摂取量のことである．栄養疫学で必要となるのは，対象集団がどのような栄養学的な曝露要因にさらされているのかの食事情報を得ることである．

食事情報は食事調査から摂取量を調べ，これに日本食品標準成分表2015年版（七訂）などを用いて栄養価計算を行い，栄養素摂取量を求める．また，摂取量を食品群別に分類し，食品群別の摂取量を求めることもできる．

ほかでも学ぶ
覚えておこう キーワード

日本食品標準成分表2015年版（七訂）

➡食べ物と健康

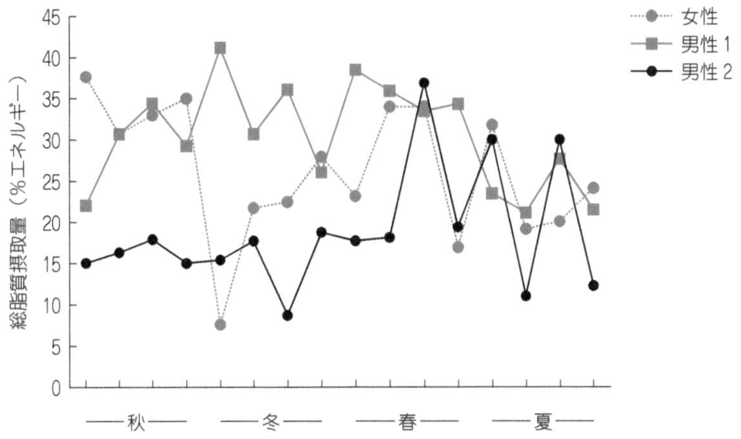

図 4.1　**ある健康な日本人成人男女３人における総脂質摂取量の日間変動**
厚生労働省,「日本人の食事摂取基準（2015 年版）」より.

ここで気をつけたいのは，ヒトは通常（サプリメントを除き），栄養素を食物（食品）として摂取しており，体内に摂取された栄養素がすべて吸収されるわけではないということである．また，栄養素によって吸収率は異なるため，個人差があることも気をつけておきたい．

2.2　食事摂取量の個人内変動と個人間変動

「今日食べた食事の栄養素と，昨日食べた食事の栄養素が異なる」といった一個人における食事摂取量のズレ（幅）を**個人内変動**（intra-individual variation）という．

個人内変動には，**日間変動**（day-to-day variation）や**季節変動**（seasonal variation）がある．図 4.1 は，成人男女 3 人の 16 日間（4 season × 4 日間）の総脂質摂取量（%エネルギー）を示したものである．図 4.1 のように一個人において，摂取量が日によって変動する現象のことを**日間変動**という．図のように栄養素の摂取量には日間変動があり，1 日の摂取量でその人の「習慣的な摂取量」を把握することは難しいことがわかる．また，日間変動の大きさは，栄養素によっても異なる．日間変動が大きい栄養素ほど習慣的な（平均的な）摂取量を知るために必要な食事調査の日数が多くなる．

日本は四季のはっきりしている国であり，野菜や果物は季節によって旬が異なるため，季節や地域の寒暖差によって食べる食品や料理も違う．個人内変動には，個人でも季節によって摂取量が変動する季節変動や平日と休日での食事内容の差，住んでいる地域による差などが知られている．このように摂取量や摂取状態が個人によって異なることを**個人間変動**（inter-individual variation）という．

2.3　日常的な食事摂取量

日常的な食事摂取量を把握するためには，それぞれの食事調査法を用いることになるが，どの食事調査法でも必ず誤差が生じる．ここでは，偶然誤差と系統誤差について述べる．

偶然誤差とは，今日食べた食事と昨日食べた食事が違ったというような，偶然生じてしまった誤差をいう．この誤差は，個人内変動ともいう．個人の場合，調査日数を増やしたり，集団の場合は人数を増やしたりすることで誤差を小さくする（真の値に近づける）ことができる．

系統誤差とは，真の値から一定方向にずれることをいう．たとえば，血液をサンプルとして採取し，化学分析機器を用いて血中の α-トコフェロール値を定量し，ビタミン E の栄養状態を評価するとき，化学分析機器の精度が通常よりも低いままで測定すれば，正しいデータを得ることはできない．このようなずれは，何度繰り返しても同じ方向にずれるため，対象人数や調査日数を増やしても真の値に近づかない．系統誤差をなくすには，測定器の定期的な精度検査を行うことや，24 時間思い出し法であれば面接者の聞き取り教育訓練を行うことによってある程度は取り除くことができる．しかし，系統誤差の特定は容易でないことが多い．

3　食事摂取量の測定方法

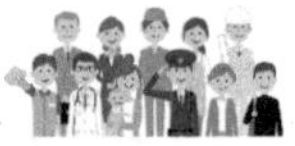

栄養疫学研究で用いられる食事調査法には，24 時間思い出し法，食事記録法，食物摂取頻度調査法，生体指標，陰膳（かげぜん）法がある．調査時には，各食事調査法の手法，長所と短所，限界点を十分理解したうえで，調査の目的に合った食事調査法を選択する必要がある．表 4.1 に各食事調査法の種類と特徴を示した．

3.1　24 時間思い出し法と食事記録法（秤量法・目安量法）

24 時間思い出し法（24-hour dietary recall）は，面接者が対象者に調査する日の前日，または調査する日からさかのぼって 24 時間の食事を聞き取り，面接者が摂取した料理，食品，重量を記録する方法である．

食事記録法とは異なり，実際摂取した重量はわからず対象者の記憶によるため，面接者はフードモデル，食器，計量スプーンなどを使って，**目安量（ポーションサイズ）**での聞き取りを行う．面接者は対象者から聞き取った食事情報を整理し，摂取した食品を**食品番号**に割り当て，目安量を重量に変換して，日本食品標準成分表 2020 年版（八訂）を用いて食品群や栄養素摂取量を計算する．

食事記録法（dietary records）は，対象が摂取した食事について，料理名・食品名・重量などを調査票に記入する方法である．対象者が記入した

Point!

食品番号

国民健康・栄養調査において，食品および栄養素摂取量を把握する方法の標準化を目的につくられた．調理加工食品類を料理・惣菜番号として記載しているなど，国民健康・栄養調査独自の番号が存在する．

Point!

食事記録法の留意点

食事記録法を行う際に調査員は，摂取した食品の部位（豚肉としか記載されていないが，どの部位か？），廃棄（魚 1 匹としか記載されていないが，廃棄はないか？），加熱調理（ゆで重量か生重量か？）など不十分な箇所を確認し，摂取した食品が重量に換算できない場合には対象者に直接確認する必要がある．

表 4.1 各食事調査法の種類と特徴

		食事記録法		24 時間思い出し法	食物摂取頻度調査法	陰膳法	生体指標
		秤量記録法	目安量記録法				
概要		摂取した食物の重量を対象者が自分で秤り，調査票に記入する	摂取した食物の目安量（ポーション）を対象者が自分で秤り，調査票に記入する	対象者に前日の食事を思い出してもらい，面接者が食事内容を聞き取る	過去の一定期間（1 か月，半年など）において，食品や料理をどのくらいの量と頻度で食べたかを質問する調査票に対象者が答える	摂取した料理と同じものを対象者に用意してもらい，その食事を科学分析して，栄養素摂取量を推定する	対象者の血液，尿，毛髪，皮下脂肪などの生体指標を採取して，化学分析を行う
時系		調査時	調査時	過去	過去	調査時	調査時／過去
対象者の負担		◎	◎	○	△	○	△
調査者の負担		◎	◎	◎	○	◎	◎
長所		・対象者の記憶に依存しない ・複数日の食事記録法による調査は，他の調査法の精度を評価する際のゴールドスタンダードとして使われる		・調査(聞き取り)時間が短い ・調査することが個人の習慣的食事パターンを変えない ・複数日の食事記録法による調査は，他の調査法の精度を評価する際のゴールドスタンダードとして使われる ・集団の摂取量の中央値や平均値を算出できる	・回答者の負担が少ない ・大規模集団でも実施できる ・結果の読み取りや栄養価計算をコンピュータ処理できるため，調査者の労力が少なくて済む	・食品成分表には収載されていない栄養素でも分析可能	・対象者の記憶に依存しない
短所		・毎食，対象者が記録しないといけないため，対象者の負担が大きい ・通常の食事と異なる可能性がある ・1 日の調査では個人の習慣的な摂取量の把握はできない ・コード付けに費用と時間がかかるため，多人数を対象とする調査には向いていない ・調査内容に不備（食品の部位や廃棄等）があった場合，後から調査者が聞き取る必要がある		・対象者の記憶に依存する ・面接者の高い知識や聞き取り技術，面接者間の調査手技の統一が必要 ・1 日の調査では個人の習慣的な摂取量の把握はできない	・対象者の記憶に依存する ・摂取量の絶対値を出すことには意味がない ・調査票の精度を確認するための妥当性研究を行う必要がある	・対象者の負担が大きい ・通常の食事と異なる可能性がある ・実際に摂取した料理・食品をすべて収集できない可能性がある ・試料の分析に，手間と費用がかかる	・試料の分析に，手間と費用がかかる ・試料採取時の条件が影響する場合がある ・摂取量以外の要因が影響する可能性がある
栄養素等摂取量の算出		成分表		成分表	成分表	—	算出できない
長期間の平均的な摂取量を個人レベルで評価できるか		多くの栄養素では，長期間の調査を行わないと不可能		多くの栄養素では，長期間の調査を行わないと不可能	可能	多くの栄養素では，長期間の調査を行わないと不可能	栄養素により異なる
誤差	偶然誤差	日差，季節差		日差，季節差	季節差	日差	日差，季節差
	系統誤差	食品成分表，コード付け		食品成分表，コード付け，思い出し，重量推定	食品成分表，思い出し，頻度推定，重量推定	測定機器	測定機器

坪野吉孝，久通　茂，『栄養疫学』，南江堂（2001），p.58 ～ 59 より改変．

食事記録を調査員が不備はないかを確認した後，摂取した食品に日本食品標準成分表（2020 年版）のコードを割り当て，栄養素摂取量を算出する．

食事記録法は，スケールや計量カップ，計量スプーンなどを使って重量を記入する**秤量記録法**と，リンゴ 1 個，パン 1 枚のように食品をおよその大きさで数える目安量（ポーションサイズ）を記入する**目安量記録法**の 2 つがある．複数日の食事記録法により得られた栄養素・食品群別摂取量は，ほかの調査法の精度を評価する際のゴールドスタンダードとして使われる．そのため**国民健康・栄養調査**の栄養摂取状況調査では，この方法が用いられている．

3.2　食物摂取頻度調査法とその妥当性・再現性

食物摂取頻度調査法（food frequency questionnaire：**FFQ**）は，1 年・半年・1 か月など，過去の一定期間において食品や料理をどのくらいの量，どのくらいの頻度で食べたかを思い出しながら調査票に記入する方法である．調査票への回答は自記式により行われることが多い．

FFQ は，食品リスト，摂取頻度，目安量から構成されている．食品リストは，FFQ によって異なるが，おおむね数十～百数十項目から成る．摂取頻度は，「ほとんど食べない」，「月に 1 ～ 3 回」，「週に 1 ～ 2 回」，「週に 3 ～ 4 回」，「週に 5 ～ 6 回」，「毎日」のように 1 日・1 週間・1 か月単位で分類されている．目安量は，各食品の 1 回あたりに食べる量（基準量）に対して，「なし（食べない）」，「0.5 倍」，「1.0 倍」，「基準量と同じ」，「1.5 倍」，「2.0 倍以上」と分類されている．

FFQ は，食品の摂取頻度のみ質問する定性的食物摂取頻度調査法と食品の摂取頻度に加え，摂取量も記入する**半定量的食物摂取頻度調査法**に分類される．食事記録法に比べると質問票を用いるため，食事ごとに食べた重量を秤り，記入する対象者の負担は少なく，所要時間も 20 ～ 30 分程度と短くて済む長所がある．一方，対象者の記憶に依存するため思い出しバイアスがかかる可能性があり，とくに高齢者や小さな子どもには不向きである．

また，食事記録法や 24 時間思い出し法と比べて真の摂取量の把握は難しく，絶対量の推定には向かない短所がある．そのため FFQ は，摂取量の絶対値を算出することよりも集団における摂取量のランク付けに用いられる．

さらに，FFQ は目安量から摂取量を推定できるため，FFQ が真の摂取量をどの程度把握できるか精度を検証する必要がある．真の摂取量として使われるのは，複数日に実施された食事記録法や 24 時間思い出し法である．

精度を検証する方法には，**再現性**と**妥当性**がある．再現性とは，同じ対象者に同じ方法で何度繰り返し測定しても，同じ結果が得られることをいう．FFQ 1回目を実施し，1年後には同じFFQ（2回目）を実施して，結果の相関をみることが多い．

妥当性とは，FFQで求めた栄養素や食品の摂取量と複数日の食事記録法，あるいは24時間思い出し法で求めた真の栄養素や食品の摂取量との一致度のことをいう．平均値の比較，相関，誤分類の程度などで妥当性を確認する．

3.3 食事摂取量を反映する身体測定値・生化学的指標

食事摂取量を反映する身体測定値には，BMI，体重，腹囲や皮下脂肪厚などがある．成人では，BMIを用いてエネルギー摂取過不足の評価が可能である．小児では，体重の**身体発育曲線**を用いてエネルギー摂取過不足の評価が可能である．

食事摂取量を反映する生化学的指標には，対象者の血液，尿，毛髪などの生体指標を採取して，化学分析を行う方法がある．対象者の記憶，日本食品標準成分表2020年版（八訂）に依存しないという長所があるが，試料の分析に手間と費用がかかること，**24時間蓄尿**を必要とするなど対象者にとって試料採取が負担となる．また，試料採取時の条件（空腹時，採取時間など）や摂取量以外の要因（喫煙，飲酒）が影響する可能性がある．

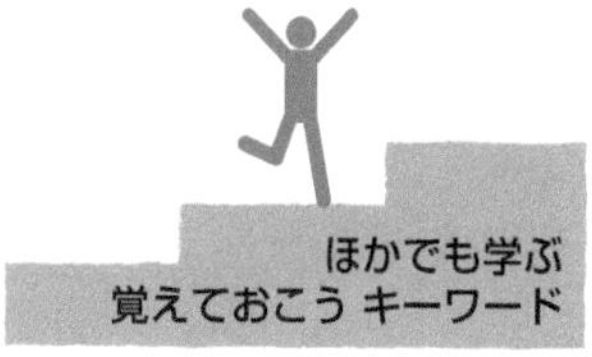

BMI
➡応用栄養学，栄養教育論，臨床栄養学

皮下脂肪厚
➡応用栄養学，臨床栄養学

身体発育曲線
➡応用栄養学

24時間蓄尿
➡臨床栄養学

3.4 陰膳法

陰膳法（duplicate method）は，摂取した料理と同じものを対象者に用意してもらい，その食事を化学分析して，栄養素摂取量を推定する方法である．

長所は，日本食品標準成分表2020年版（八訂）には収載されていない栄養素でも分析可能であり，成分表に依存しないため，精度が高いという点がある．短所は，サンプル保存のために毎食1人分の食事を余分に用意しなければならず，対象者の負担が大きくなり通常の食事どおりにならない可能性があることがある．また，試料の分析に手間と費用がかかることなどがある．

4 食事摂取量の評価方法

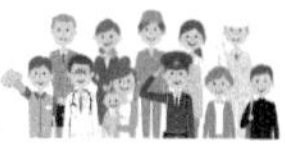

4.1 総エネルギー調整栄養素摂取量

通常，体格の大きい人は総エネルギー摂取量が多く，エネルギー源となるたんぱく質，脂質，炭水化物の摂取量も多くなる．また，エネルギー源にはならないビタミンやミネラル，食物繊維などの摂取量と総エネルギー摂取量は相関するとの報告もある．

栄養疫学研究では栄養素と疾病の関連をみるが，たとえば，総脂質摂取量が多いと，ある疾病のリスクが高いという結果が得られても，それは「総脂質そのものが疾病リスクを増加させたのか」それとも「単にエネルギー摂取量が多かったからか」という疑念がわく．このことから，近年，栄養疫学研究においては，栄養素摂取量の絶対値（**粗栄養素摂取量**）を使わずに総エネルギー摂取量の影響を取り除いた栄養素摂取量（**総エネルギー調整栄養素摂取量**）のデータを用いて解析を行うことが多い．エネルギー調整法の代表的なものに，栄養素密度法，残差法がある．

(1) 栄養素密度法

エネルギー調整を行いたい栄養素の摂取量を，総エネルギー摂取量で割った値で示されるエネルギー調整法の1つである．エネルギーを産生する栄養素であるたんぱく質，脂質，炭水化物などは，摂取量は重量（g）ではなく，エネルギー量に換算して算出し，単位は **E%** または **%E** とする．エネルギーを産生しない栄養素は，通常，摂取エネルギー 1000 kcal あたりで算出し，単位は g/1000 kcal や mg/1000 kcal で示す．

$$\text{栄養素密度法} = \frac{\text{エネルギー調整を行いたい栄養素の摂取量}}{\text{総エネルギー摂取量}}$$

(2) 残差法

独立した（**無相関**）栄養素データを算出することができるエネルギー調整法の1つである．手順を以下に示す．

① 集団の総エネルギー摂取量を独立変数（x），エネルギー調整を行いたい栄養素の摂取量を従属変数（y）として回帰分析を行い，一次回帰式（$y = ax + b$）を得る．

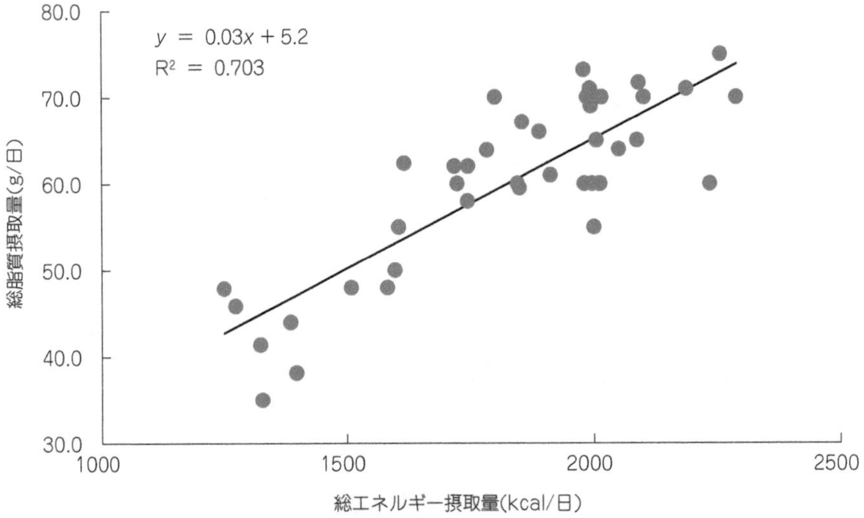

図 4.2　残差法

② 対象者ごとの残差を求める．

③ 集団のエネルギー摂取量の平均値を回帰式に代入し，集団の栄養素摂取量の平均値を求める．

④ ②で求めた残差に③で求めた集団の栄養素摂取量の平均値を足し合わせる（② + ③）．これがエネルギー調整栄養素摂取量となる．

> 例
>
> A さんの総エネルギー摂取量が 1800 kcal，総脂質摂取量が 70 g, 集団の総エネルギー摂取量が 1840 kcal, 回帰式 $y = 0.03x + 5.2$ が得られた（図 4.2）．A さんのエネルギー調整した脂質の摂取量は何 g になるか，残差法で求めてみよう．
>
> ① 回帰式は $y = 0.03x + 5.2$ である．
>
> ② 残差（実測値と期待値との差）を求める．A さんの実際の脂質摂取量は 70 g である．回帰式 $y = 0.03x + 5.2$ の x に A さんの総エネルギー摂取量 1800 kcal を代入し，期待値は $y = 0.03 \times 1800 + 5.2 = 59.2$ g となる．よって残差は $70 - 59.2 = 10.8$ g となる．
>
> ③ 集団の栄養素摂取量の平均値を求める．回帰式 $y = 0.03x + 5.2$ の x に集団の総エネルギー摂取量が 1840 kcal を代入し，$y = 0.03 \times 1840 + 5.2 = 60.4$ g となる．
>
> ④ A さんのエネルギー調整した総脂質摂取量は，10.8 g + 60.4 g = 71.2 g となる．

残差
実際の栄養素摂取量（実測値）と回帰式で求めた栄養素摂取量（期待値）との差のことである．

4.2　データの処理と解析

(1) データの種類

データは**量的データ**（数量データ，連続変数）と**質的データ**（カテゴリカルデータ）に大きく分類することができる．

量的データは，身長や体重，栄養素摂取量など量的に測定できる絶対量として意味をもつ連続的な測定値をいう．

質的データには，**順序尺度**と**名義尺度**がある．順序尺度とは，順序関係はある（数字の順番のみに意味をもつ）が，絶対量としての意味はない値をいう．たとえば，肥満度（“やせ”，“ふつう”，“肥満”），慢性腎臓病ステージ（“1”，“2”，“3”，“4”，“5”）などがある．

名義尺度は，数値そのものに意味はなく，順序関係がない分類のための値をいう．たとえば，性（“男性”，“女性”），都道府県（“北海道”，“青森県”，“岩手県”・・・），などがある．

量的データは，平均値 ± 標準偏差などデータの中心性とバラつきで表すことができる．質的データは，何人，何%など度数や比率で表すことができる．

(2) 正規分布と非正規分布

横軸に観測値をとり，縦軸に度数（人数）をとった棒グラフを**ヒストグラム**といい，データの頻度（人数）の分布を視覚的に把握することができる．

量的データは，変数をいくつかの階級に分けて，各階級の度数をヒストグラムで示し，分布の中心位，バラつき，歪み（左右どちらの裾が長いのか）の程度を視覚的に確認する．図 4.3 と図 4.4 にヒストグラムの例を示した．図 4.3 のように左右対称の山形をした分布の形を**正規分布**といい，身長や体重，炭水化物摂取量などの量的データは，この形に近いものが多い．

一方，図 4.4 のように歪んだ分布の形を**非正規分布**といい，中性脂肪値，γ-GTP 値，ビタミン A 摂取量などの量的データは，この形に近いものが多い．非正規分布を示すデータは，対数変換〔log（粗データ）〕をすることで歪みが小さくなり，正規分布に近づくことがある．

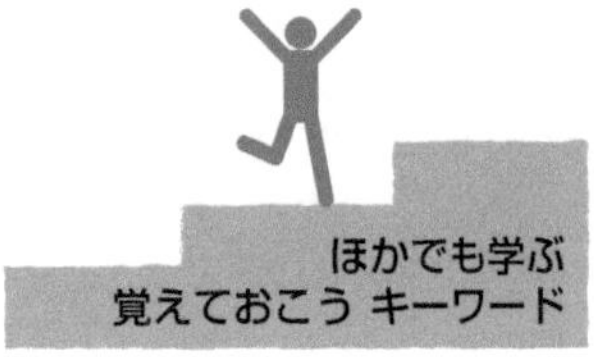

γ-GTP 値
➡臨床栄養学

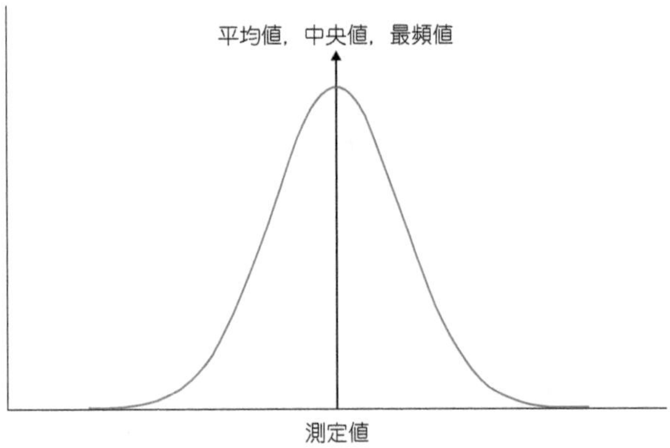

図 4.3　**正規分布**

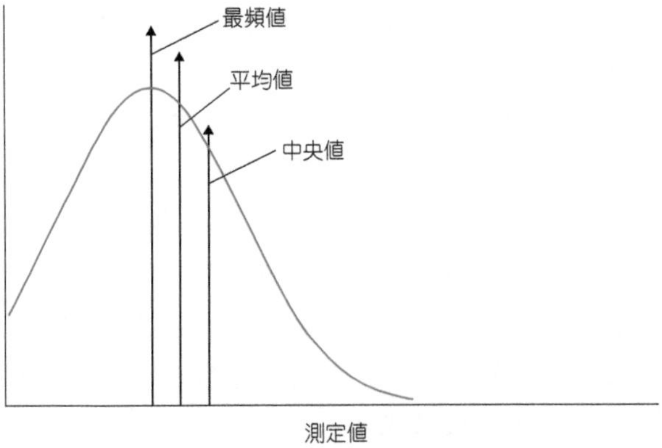

図 4.4　**非正規分布**

量的データの母集団の分布が正規分布を示すとき，平均値，中央値，最頻値はほぼ一致する（図 4.3）．量的データの母集団の分布が非正規分布を示すとき，平均値，中央値，最頻値は一致しない（図 4.4）．非正規分布では，平均値よりも中央値のほうが分布の中心的傾向をよく表している．

(3) 要約統計量

要約統計量とは，データの分布の特徴を代表的に表す値であり，代表値，バラつきの指標がある．

① 代表値

データを代表する値で，**平均値**，**中央値**，**最頻値**がある．

【平均値（mean）】すべてのデータを足し合わせて，その合計をデータの個数で割った値をいう．

> 例：5，10，15，20，25 とデータが並んでいるとき，平均値は，(5 + 10 + 15 + 20 + 25) ÷ 5（データの個数）＝ 15 となる．

【中央値（median）】大きさ順（小さい順，大きい順）に並べて，その並びの真ん中（中央）に位置する値をいう．

> 例：5，10，15，15，20，25，30，35，40 とデータが 9 個並んでいるとき，ちょうど真ん中に位置する値は小さいほうから数えて 5 番目になるので，20 が中央値となる．

【最頻値（mode）】すべてのデータの中で度数（人数）が最大の値をいう．

> 例：5，10，15，15，20，25，30，35，40 とデータが並んでいるとき，15 が 2 回と出現回数が最も多いので，15 が最頻値となる．

② バラつきの指標

分散，**標準偏差**，**変動係数**，**四分位範囲**がある．

【分散（variance）】標準偏差の 2 乗で示され，各データが平均値からどれぐらい離れているかを示す．

【標準偏差（standard deviation：SD）】分散の平方根を取ったもので示され，データのバラつきを示す指標．標準偏差が大きいほど，データのバラつきが大きいことを示す．

【変動係数(coefficient of variation：CV)】標準偏差を平均値で除した値．%で表す．平均値の異なる値のバラつきの程度を比較する場合に用いる．変動係数が大きいほど，データのバラつきが大きいことを示す．

【四分位数（quartile）と四分位範囲（quartile range)】データを小さい順に並べたとき，小さい方から25%点，50%点，75%点に位置する値を第1四分位点，第2四分位点（中央値），第3四分位点という．データの25%点と75%点の範囲を四分位範囲という．

4.3　2群間と3群以上のデータ比較

ヒストグラムを作成し，分布の形をみる．正規分布しているか否かは，厳密には正規性の検定が必要であるが，ヒストグラムでおおよそは把握することができる．

正規分布に従うデータの場合は，**パラメトリック検定**を用いる．正規分布に従わないデータの場合は，**ノンパラメトリック検定**を用いる．さらに，パラメトリック検定，ノンパラメトリック検定において，「2群間か3群以上の比較か，群間に対応があるかないか，データの種類は量的変数か質的変数か，分散は等しいか違うか」によって使用する検定方法が異なる．表4.2に群間比較のための検定方法を示した．

介入前後の比較など同一の被験者に対して異なる2つの条件で測定したとき「**対応あり**」といい，男性群と女性群，A県とB県の比較など2群のデータ相互の間には個別の対応がない場合を「**対応なし**」という．

4.4　データ間の関連性の検討

2種類のデータの関連性を示す検定法のうち，データが正規分布に近いときには**相関分析**（**ピアソン**）や**単回帰分析**，データが非正規分布のときには**相関分析**（**スピアマン**）を用いることができる．

3種類以上のデータの関連性を示す検定法のうち，データが正規分布に近いときには**重回帰分析**，データが非正規分布のときには**ロジスティック回帰分析**や**対数線形分析**など用いることができる．

5　栄養疫学の指標

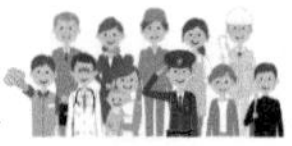

5.1　頻度の測定

(1) 割合，率，比

① 割合（proportion）

分子となるものが分母の一部を構成している．分子が分母の一部分であり，1を超えることはない．

表 4.2 群間比較のための検定方法

パラメトリック検定／ノンパラメトリック検定	群間	対応あり／対応なし	データの種類	正規分布／非正規分布	分散	検定	
						検定方法	検定の概要
パラメトリック検定	2 群	対応なし	量的データ	正規分布	等しい	対応のない t 検定	2 群の平均値の差の検定
パラメトリック検定	2 群	対応あり	量的データ	正規分布	—	対応のある t 検定	2 群の平均値の差の検定
パラメトリック検定	3 群以上	対応なし	量的データ	正規分布	等しい	一元配置分散分析（多重比較）	2 群以上の平均値の差の検定
ノンパラメトリック検定	2 群	対応なし	量的データ 質的データ（順序尺度）	非正規分布	—	マンホイットニーの U 検定	2 群の順位（中央値）の差の検定
ノンパラメトリック検定	2 群	対応あり	量的データ 質的データ（順序尺度）	非正規分布	—	ウィルコクソンの符号付順位検定	2 群の順位（中央値）の差の検定
ノンパラメトリック検定	3 群以上	対応なし	量的データ 質的データ（順序尺度）	非正規分布	—	クラスカル・ウォリスの検定	3 群以上の順位（中央値）の差の検定
ノンパラメトリック検定	3 群以上	対応あり	量的データ 質的データ（順序尺度）	非正規分布	—	フリードマン検定（多重比較）	3 群以上の順位（中央値）の差の検定
ノンパラメトリック検定	2 群／3 群以上	対応なし	質的データ	—	—	χ^2 検定 フィッシャーの直接確率法	2 群あるいは 3 群以上の比率の差の検定
ノンパラメトリック検定	2 群／3 群以上	対応あり	質的データ	—	—	マクネマーの検定	2 群あるいは 3 群以上の比率の差の検定

例）肥満者の割合 ＝ $\dfrac{\text{肥満者の数}}{\text{対象者全体の人数}}$（図 4.5）

② 率（rate）

分子となるものが分母の一部を構成している．つまり，割合と同じであるが，単位時間あたりの変化を表すといった時間の概念が含まれている．分子が分母の一部分であり，1 を超えることもある．

例）死産率 ＝ $\dfrac{\text{死産数}}{\text{出産数}}$（図 4.5）

出産数
出産数は，出生数＋死産数で求める．このときの出生数，死産数は 1 年間の発生数を示す．

③ 比（ratio）

2 つの量の比較に用いる．分子と分母が異なる．

例）男女比 ＝ $\dfrac{\text{男性}}{\text{女性}}$（図 4.5）

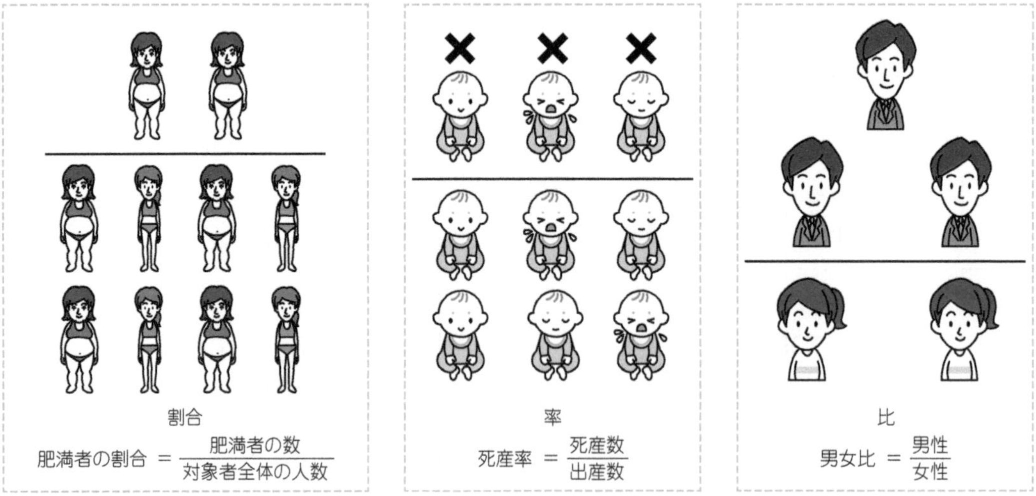

図 4.5　**割合・率・比**

Point!

RCT（randomized controlled trial：無作為比較対照試験，ランダム化比較試験とも）
介入研究の 1 つで，対象者をランダムに 2 つのグループに分け，評価しようとしている治療や予防のための介入を行う介入群，介入群と異なる治療などを行う対照群に分ける．一定期間後に病気の罹患率・死亡率，生存率などを比較し，介入の効果を検証する．対照群に比べて介入群で再発率が低くなればその研究の効果が証明される．

5.2　食品・栄養素摂取（曝露）と疾病の関連性の指標

食品・栄養素摂取などの曝露要因と健康問題（疾病）との関連を調べるときには，曝露要因がある場合とない場合とで疾病のリスクを比較することができる．代表的なものに**相対危険**，**寄与危険**，**オッズ比**がある．

(1) 相対危険（relative risk）

曝露群と非曝露群の疾病リスクの比である．要因に曝露した場合，曝露しなかった場合と比べて何倍疾病にかかりやすくなるかを示し，曝露と疾病との関連の強さを表す．疾病頻度の指標に**罹患率**や**死亡率**を求めることができる **RCT**（randomized controlled trial：**無作為化比較対照試験**）やコホート研究で用いられる．

$$\text{相対危険} = \frac{\text{曝露群の罹患率}}{\text{非曝露群の罹患率}}$$

例

飲酒習慣の糖尿病罹患におよぼす影響を明らかにするため，健康な人を対象にコホート研究を実施し，**表 4.3** のような結果が得られた．相対危険を求めよ．

【相対危険の求め方】
①曝露群の罹患率と非曝露群の罹患率を求める．

$$\text{曝露群の罹患率} = \frac{400}{1000} = 0.4$$

$$\text{非曝露群の罹患率} = \frac{100}{1000} = 0.1$$

②相対危険は，$\dfrac{\text{曝露群の罹患率}}{\text{非曝露群の罹患率}}$ で求められる．

$$\frac{\text{曝露群の罹患率}}{\text{非曝露群の罹患率}} = \frac{0.4}{0.1} = 4.0$$

よって，相対危険は4.0である．この場合，「飲酒習慣がないものと比較して飲酒習慣があると糖尿病になるリスクが4倍」といえる．

表4.3 相対危険と寄与危険の求め方

要因	糖尿病罹患		合計
	あり	なし	
曝露群（飲酒習慣あり群）	400	600	1000
非曝露群（飲酒習慣なし群）	100	900	1000
合計	500	1500	2000

※表中の数値は人数（人）を示す．

(2) 寄与危険（attributable risk）と寄与危険割合（attributable risk percent）

寄与危険は，曝露群と非曝露群の疾病リスクの差である．要因に曝露した場合，曝露しなかった場合と比べて疾病頻度がどのくらい増えた（減った）かを示し，曝露が疾病へ与える影響の大きさを示す．

寄与危険割合は，曝露群での疾病頻度のうち，曝露によって真に増加した部分の割合を示す．

$$\text{寄与危険} = \text{曝露群の罹患率} - \text{非曝露群の罹患率}$$

$$\text{寄与危険割合} = \frac{(\text{曝露群の罹患率} - \text{非曝露群の罹患率})}{\text{曝露群の罹患率}}$$

【寄与危険の求め方】

寄与危険は人口千人対で求める．

曝露群の罹患率と非曝露群の罹患率は，相対危険で算出済みであるので，計算式は省略する．

$$\begin{aligned}\text{寄与危険（人口千人対）} &= \text{曝露群の罹患率} - \text{非曝露群の罹患率}\\ &= 0.4 - 0.1\\ &= 0.3\end{aligned}$$

よって，寄与危険は0.3である．この場合「飲酒習慣がないものと比較して飲酒習慣があると1,000人あたり300人糖尿病罹患者が増加する」，あるいは「飲酒習慣がなければ，1,000人あたり300人糖尿病罹患者が防げた」，といえる．

【寄与危険割合の求め方】

寄与危険割合は％で求める．

曝露群の罹患率と非曝露群の罹患率は，相対危険で算出済みなので，計算式は省略する．

$$寄与危険割合（\%） = \frac{（曝露群の罹患率 - 非曝露群の罹患率）}{曝露群の罹患率}$$

$$= \frac{0.4 - 0.1}{0.4}$$

$$= 0.75 \times 100（\%）$$

$$= 75\%$$

よって，寄与危険割合は75％である．この場合「飲酒習慣がある群における糖尿病罹患者400人のうち，真に飲酒習慣の曝露が原因となって糖尿病になった者の割合は75%（300人）である．残りの25%（100人）は曝露以外で糖尿病に罹患していた」となる．

(3) オッズ比（odds ratio）

曝露要因がある場合とない場合の疾病リスクの比（割合の比）つまり，相対危険の近似値である．症例対照研究や横断研究で用いられる．症例対照研究では罹患率を求めることができず，横断研究は罹患率ではなく有病率で示されるため，相対危険や寄与危険を使えない．

$$オッズ比 = \frac{症例群のオッズ}{対照群のオッズ}$$

例

喫煙習慣の肺がん罹患におよぼす影響を明らかにするため，症例対照研究を実施し，**表4.4**のような結果が得られた．オッズ比を求めよ．

【オッズ比の求め方】

① 症例群と対照群のオッズをそれぞれ求める．

$$症例群のオッズ = \frac{150}{50}$$

$$= 3.0$$

$$対照群のオッズ = \frac{100}{100}$$

$$= 1.0$$

②オッズ比は，$\dfrac{\text{症例群のオッズ}}{\text{対照群のオッズ}}$

で求められる．数字を挿入すると

$= \dfrac{3.0}{1.0}$

$= 3.0$

よって，オッズ比は3.0である．この場合「喫煙習慣がないものと比較して喫煙習慣があると肺がんになるリスクが約3倍」といえる．

表 4.4　オッズ比の求め方

要因	肺がん罹患		合計
	あり（症例群）	なし（対照群）	
曝露群（喫煙習慣あり群）	150	100	250
非曝露群（喫煙習慣なし群）	50	100	150
合計	200	200	400

※表中の数値は人数（人）を示す．

6　栄養疫学の方法

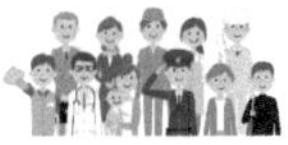

曝露要因と健康問題との関連を疫学的に調査する研究方法を研究デザインという．

研究デザインは，図 4.6 に示したように，**観察研究**（observational study）と**介入研究**（intervention study）に分けられる．

6.1　観察研究

調査する側が積極的に介入を行わずに集団で発生した事象をありのまま記述する研究方法である．ある事象の分布や頻度をありのまま記述する**記述疫学**（descriptive study）と，曝露要因（原因）と健康問題（結果）の関

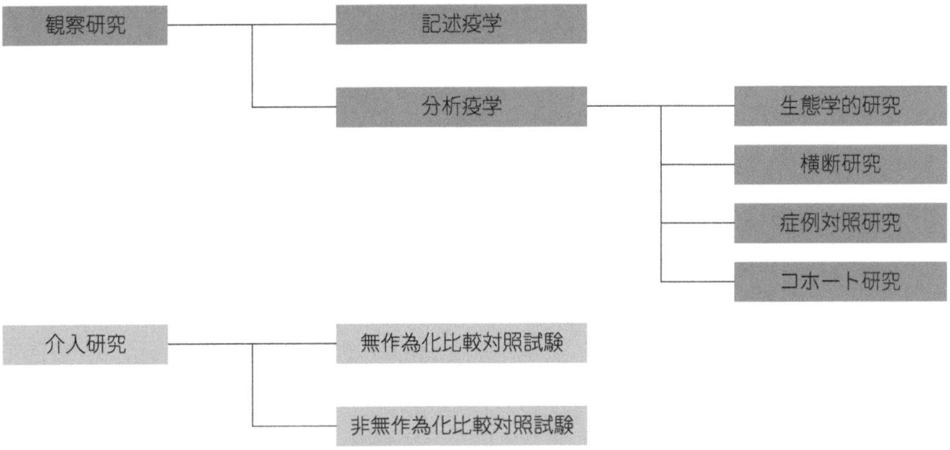

図 4.6　疫学研究における研究デザインの種類

国家試験ワンポイントアドバイス

横断研究は 1 時点，症例対照研究は後ろ向き，コホート研究は前向きに追跡していく研究デザインである．各研究デザインの考え方の図をみながら，しっかりと時間関係を覚えておこう．

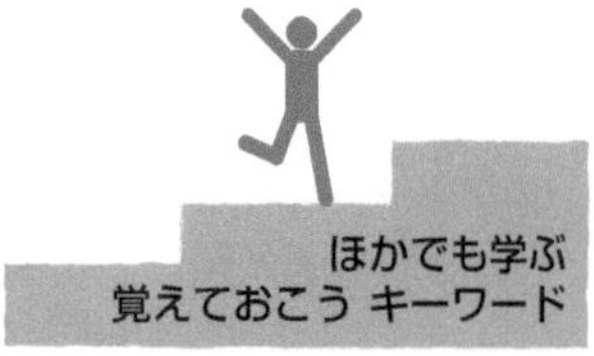

人口動態調査
➡社会・環境と健康

症例対照研究の例

食中毒の原因食品の推定には，症例対照研究が用いられる．

連を分析によって調べる**分析疫学**（analytic study）に分類される．

分析疫学は，「対象は個人か集団か」「時間関係を考慮するかしないか」によって，**生態学的研究**，**横断研究**，**症例対象研究**，**コホート研究**に分類される（図 4.6）．

(1) 生態学的研究（ecological study）

国や県，市町村などの集団を対象に，死亡率や罹患率などの健康問題と，栄養素摂取量・食品群別摂取量などの曝露要因との相関関係を観察することを目的とした研究方法である．

栄養素摂取量のデータは国民健康・栄養調査から，死亡率に関するデータは**人口動態調査**を用いるなど，一般的に既存の資料を用いて行われ，原因と結果を調べるデータソースは同じでなくてもよい．たとえば，既存の資料を用いて，各国の脳卒中の死亡率と食塩摂取量との関連を相関分析によって調べたりする．この研究方法は，集団を対象に健康問題と曝露要因との関連を検討する方法であるため，集団で関連が認められても個人でも同じ現象が起きるとはいえない．そのため，コホート研究や介入研究をはじめる前の仮説の設定をするための研究として役に立つ．

(2) 横断研究（cross-sectional study）

原因となる健康問題と食事などの曝露要因との関連について同時に調査し，その関連を明らかにする研究デザインである．ほかの分析疫学と比べ，比較的容易で多人数に対し調査することができる．

ある一時点で原因と結果を分析するため，コホート研究などとは異なり，追跡期間はない．そのため，原因と結果との関連がみられたとしても，時間的な前後関係を必要とする因果関係を明らかにすることはできない．

(3) 症例対照研究（case-control study）

特定の疾患に罹患している者と特定の疾患に罹患していない者を選び，過去にさかのぼって原因となる曝露要因をもつ者の割合を，両群で比較する研究方法である．このとき，特定の疾患に罹患していない者と罹患している者は，性別や年齢などの要因をある程度揃えておく必要がある（**マッチング**）．

例を図 4.7 に示した．糖尿病にかかった人と糖尿病にかかっていない人の 2 群に分け，過去の野菜摂取頻度について調べる．糖尿病にかかった人では，かかっていない人に比べ野菜摂取頻度が少ないという結果が得られた場合，野菜の摂取頻度が少ないと糖尿病になりやすいということがいえる．症例対照研究では，死亡率や罹患率に関する情報を得ることはできないため，寄与危険は算出できない．よって，寄与危険の近似値であるオッズ比を求めることによって原因と結果の因果関係を予測することが可能である．

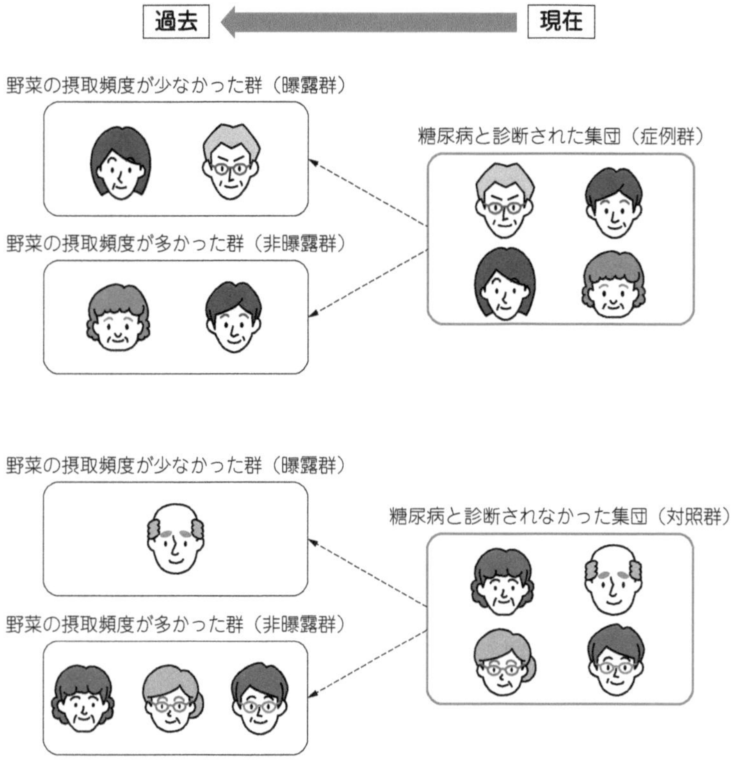

図 4.7　症例対照研究の考え方

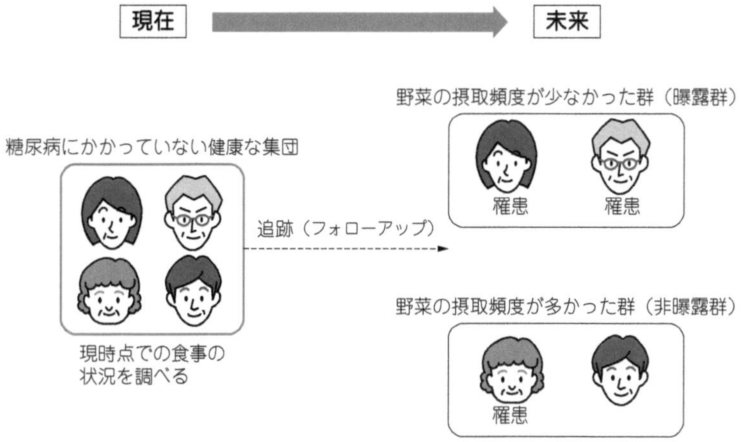

図 4.8　コホート研究の考え方

(4) コホート研究（cohort study）

調査時点で曝露要因をもつ集団ともたない集団を追跡し，両群の疾患の罹患率や死亡率を比較する研究方法である．

例を図 4.8 に示した．研究開始時点で糖尿病にかかっていない健康な人を対象として食事の状況（曝露要因）を調べておき，この集団を長期間追跡して，野菜の摂取頻度の少ない群（曝露群）と野菜の摂取頻度の多い

コホート研究
コホート研究は，曝露要因と非曝露要因のそれぞれについて罹患率を求めることができる．

群（非曝露群）に分け，曝露要因をもつものがもたない者に比べて糖尿病のリスクとなるか否かを調べる．

この研究方法は，相対危険や寄与危険を求めることによって，リスク（原因と結果の因果関係）を予測することが可能である．さらに，因果関係を明らかにすることができるが，観察期間（追跡期間）が長期にわたるため，時間も費用もかかる．

また，症例対照研究は病気の人を集めてこれにマッチングする健康な人を揃えることができるが，コホート研究は疾患になっていない人を追跡するため，発生頻度が稀な疾患や発症までの期間が長い疾患には向いていない．

Point!

RCT（無作為化比較対照試験）の用語

RCT（無作為化比較対照試験）とは，無作為割付比較対照試験ともいう．日本では，この言葉の統一がなされていない．そのため，本文中にある randomized controlled trial を略した RCT が用語として使われることが多い．

6.2　介入研究（intervention study）

対象集団を対照群と介入群に無作為に割り付けをした **RCT**（無作為化比較対照試験）と無作為に割り付けをしていない **non-RCT**（non-randomized controlled trial：非無作為化比較対照試験）に分けられる．どちらの群に入るかを参加者の希望や調査する側の判断によって意図的に決めると，介入群と対照群の間に偏り（**選択バイアス**）が生じ，正しいリスク判定ができなくなる．

そのため，介入研究においては RCT が望ましい．割り付けを行い，2 群に分けた後，一方には介入（サプリメント，食事療法や予防プログラムなど），もう一方には介入をせずに一定期間追跡し，両群で罹患率や死亡率，治療効果などを比較する．先に説明した分析疫学研究では，調査する側は対象者を観察するのみであるが，介入研究では調査する側が積極的に介入する．

ほかでも学ぶ 覚えておこう キーワード

メタボリックシンドローム
➡臨床栄養学

例を図 4.9 に示した．メタボリックシンドロームと診断された集団を集め，野菜を多くとるように栄養指導の介入をする群（介入群）と介入をしない群（対照群）の 2 群を無作為に割り付けしたあと，介入群には定期的に介入を行い，一定期間追跡をする．その後，介入群と対照群でメタボリックシンドロームの判定者割合や血糖値，血圧，血清脂質の変化などを比較する．薬剤やサプリメントを投与する研究においては，どちらの群に割り付けたのかわからないように偽薬（プラセボ）を用いるといった手法をとる．

ほかでも学ぶ 覚えておこう キーワード

インフォームド・コンセント
➡社会・環境と健康，臨床栄養学

対象者だけではなく，研究する側もどちらの群に割り付けたのかわからないようにする方法を**二重盲検法**という．これは，研究参加者や調査者が介入する群か介入しない群かを知ってしまうと，参加者・調査者の行動面や心理面に影響を与え，結果を歪ませる要因となるからである．RCT は無作為化や盲検化することによって高い信頼性が得られるため，研究デザインにおいて最もエビデンスが高い研究であるが，インフォームド・コン

Point!

インフォームド・コンセント

患者または被験者に十分説明をして同意を得る手続きのことである．

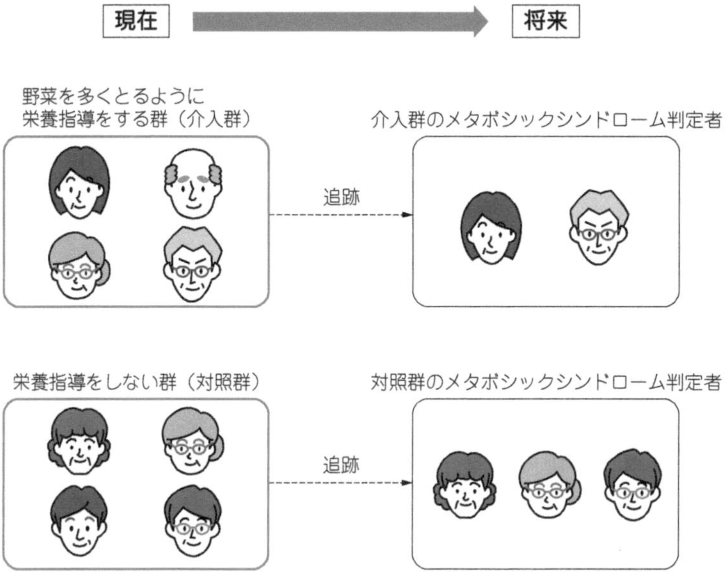

図 4.9　RCT の考え方

セントを取る必要があるうえ，費用や手間がかかる．

6.3　系統的レビュー（systematic review）

Pubmed などの論文検索データベースを用いて，同じテーマに関するたくさんの論文を一定の基準にしたがって系統的に収集して，1 つの表（要約表）にまとめたものである．

6.4　メタアナリシス（meta-analysis）

論文の個々の研究結果を統合し，1 つの定量的な結果を導き出す統計学的手法をいう．それぞれの論文の研究結果の重み付け（対象人数，人種など）ができる．

栄養疫学研究では，要因と疾病との関連について，**科学的根拠（エビデ**

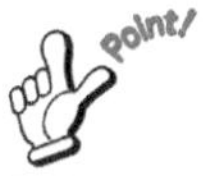

Pubmed

Pubmed とは世界約 70 か国，約 5,000 誌以上の文献の検索が可能な医学・生物学文献のデータベース〔MEDLINE（Medical Literature Analysis and Retrieval System Online）〕である．インターネット上において要旨までは無料のもの，全文無料で利用できるものがある．Pubmed（https://www.ncbi.nlm.nih.gov/pubmed）

表 4.5　研究デザインとエビデンスレベル

エビデンスレベル	研究デザイン
高い	システマティック・レビューまたは無作為化比較対照試験のメタアナリシス
↑	無作為化比較対照試験
	コホート研究
	症例対照研究
	横断研究
↓	生態学的研究
低い	患者データに基づかない，専門委員会や専門家個人の意見

ンス）のレベルが高いほど，信頼性が高いと考えられている．エビデンスの質は，研究デザイン，対象者，研究の実施場所，介入・要因，アウトカムとその測定法などを考慮して決定される．**表4.5**に示すように，バイアスの起こりにくさによって研究デザインごとのエビデンスレベル分類がなされている．

Column

血清コレステロール値が高いと心疾患のリスクになる：フラミンガム心臓研究

高血圧，高コレステロール血症，喫煙は，心臓病の3大危険因子（リスクファクター）として知られている．今では当たり前のように知られているこれらの事実は，多くの疫学研究者の研究成果の積み重ねによって明らかにされてきた．ここでは，虚血性心疾患とその危険因子との関連を明らかにした疫学研究の先駆けともいわれる，アメリカで行われたフラミンガム心臓研究（framingham heart study）における成果を紹介する．

フラミンガム心臓研究は，1948年に開始された．当時，アメリカ人の最も多い死因であった心疾患の原因を探るため，ボストン郊外のフラミンガム町において，健康な成人男女約5,000人を対象とした長期のコホート研究を開始した．14年にもわたる追跡の結果，492人（男性323人，女性169人）が冠動脈性心疾患と診断された．コレステロール値，血圧が高い者では冠動脈性心疾患が多いことがわかった．その後，数多くの疫学研究からこのリスクを減らすことによって冠動脈性心疾患者が減ることが証明された．

フラミンガム心臓研究サイト
http://www.framinghamheartstudy.org/

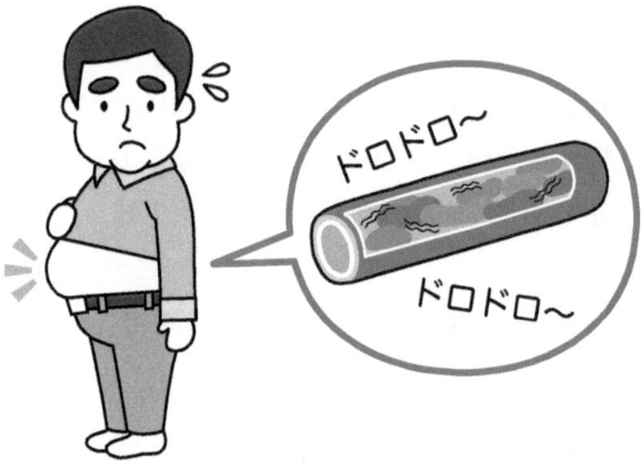

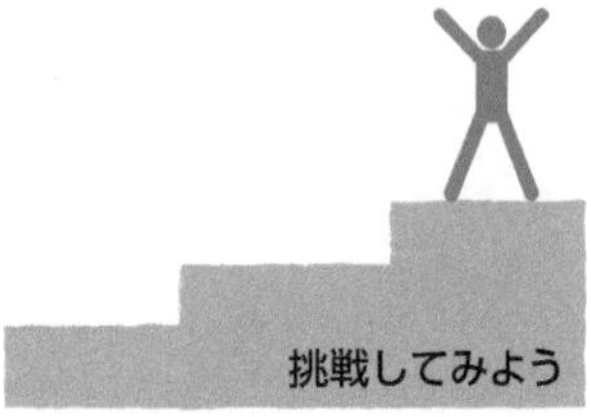

挑戦してみよう

復習問題を解いてみよう
https://www.kagakudojin.co.jp

第5章

地域診断と公衆栄養マネジメント

この章で学ぶポイント

★地域診断がなぜ公衆栄養活動に必要なのかを学び，地域の特性に合った課題を考えられるようになろう．

★公衆栄養アセスメントのための情報収集の方法と注意すべき点について学ぼう．

★公衆栄養プログラムの計画・実施・評価について学び，健康推進事業に携わるうえで，どのような工夫ができるか考えよう．

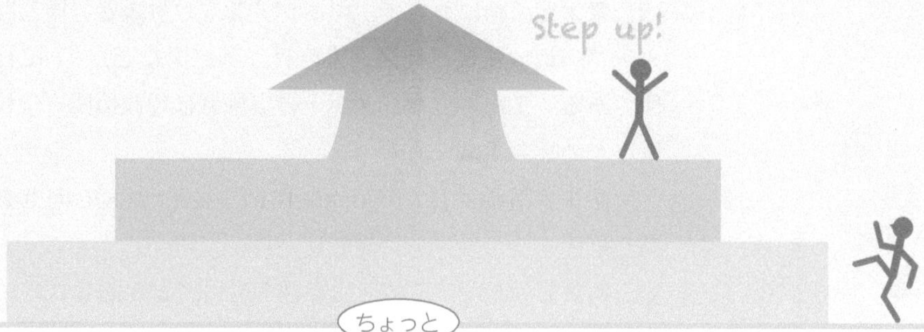

ちょっと

◆学ぶ前に復習しておこう◆

科学的根拠
おもに人間集団を対象とした疫学研究や調査による根拠．科学的根拠のレベルを確認する必要性がある．

食事摂取基準
健康な個人もしくは集団が，食と健康に関する問題を予防するために，1日に摂取するエネルギーや各栄養素の基準を示している．5年ごと見直される．

推定平均必要量，推奨量，目安量
健康の維持・増進と欠乏症予防を目的に推定平均必要量，推奨量の2つと，これら指標を設定できない栄養素には目安量が設定された．

目標量，耐容上限量
生活習慣病の一次予防を目的に目標量が，過剰摂取による健康障害を防ぐために耐容上限量が設定された．

1　公衆栄養マネジメント

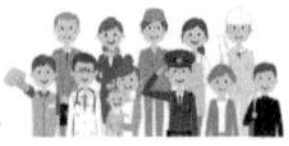

1.1　地域診断

地域診断とは，生活に関連したあらゆる情報から，集団のかくれたニーズと健康課題を明らかにすることである．同時に，地域特有の背景を把握，分析することにより活動の目的，計画，実施，評価に至る一連のプロセスを導き，専門的技術，問題解決に結びつけるためのアセスメントである．

近年の日本では，少子・高齢社会となったことにより，高齢者保健，生活習慣病予防，介護予防などの対策や，保健・医療領域の課題はますます複雑化し，個人での課題解決は困難となっている．またこれらの課題に対して，地域の統計情報を踏まえて実情を総合的に判断し，課題を抽出するエビデンスに基づく健康政策（evidence-based health policy：EBHP）の展開など，地域診断の必要性が増している．

地域診断が必要かつ重要である理由は，問題解決には全国一律の政策・施策・事業では不十分であり，地域ごとのさまざまな特性に応じた取組みが求められているからである．

地域診断に取り組む際には，「何を目的に地域診断を行うのか」を明確にしておきたい．事前に目的を十分に検討し，収集すべきデータをリストアップするなど，目標達成に向けてマネジメントする．

1.2　公衆栄養マネジメントの考え方・重要性

マネジメントとは，組織において目標を設定，達成するための効率的な計画立案，行動など一連の流れの管理を意味する．

公衆栄養活動において，マネジメントの対象者は同じ関心を共有するグループ，地域住民（地区，市町村，県，国など），学校および職域での集団である．また，マネジメントの実施者は行政機関，学校，企業，医療機関などの社会組織である．

公衆栄養活動において，地域住民や集団の QOL 向上を目指し，健康課題を解決するためには，対象者が計画段階から参加して，各自の目標を設定，共有し，1人1人が目的意識をもつことが重要となる．公衆栄養活動を効率的に進めるための公衆栄養マネジメントについて学ぶ．

1.3　公衆栄養マネジメントの過程（プロセス）

公衆栄養マネジメントの過程（プロセス）は，対象者の健康状態や栄養状態をアセスメント（Assessment）することから始まる．

対象者および実施担当者は，収集した情報をアセスメントし，それをもとに健康プログラムの目標設定を行い，達成するための計画策定（Plan）をする．策定した計画に沿って実施（Do）し，進行段階と実施後に評価

（Check）を行う．評価に基づいて各過程にフィードバックし，改善（Act）へと導く．この一連の作業を繰り返すことにより目標達成につなげていく（図 5.1）．このような継続的な一連の流れを **PDCA サイクル**という．

公衆栄養活動において PDCA サイクルによるマネジメントを円滑に進めるためには，計画段階から評価の基準をあらかじめ決めておき，対象者，実施担当者の両者が目標を共有し確認することが重要である．

PDCA サイクル
第 1 章を参照

ヘルスプロモーション活動を推進するためのモデルとして，グリーンらが考案した**プリシード・プロシードモデル**がある．

プリシード・プロシードモデルは，8 段階で構成される．社会アセスメント，環境アセスメント，計画を行う**プリシード**と，プログラムの実施と評価を行う**プロシード**からなる（表 5.1，図 5.2）．

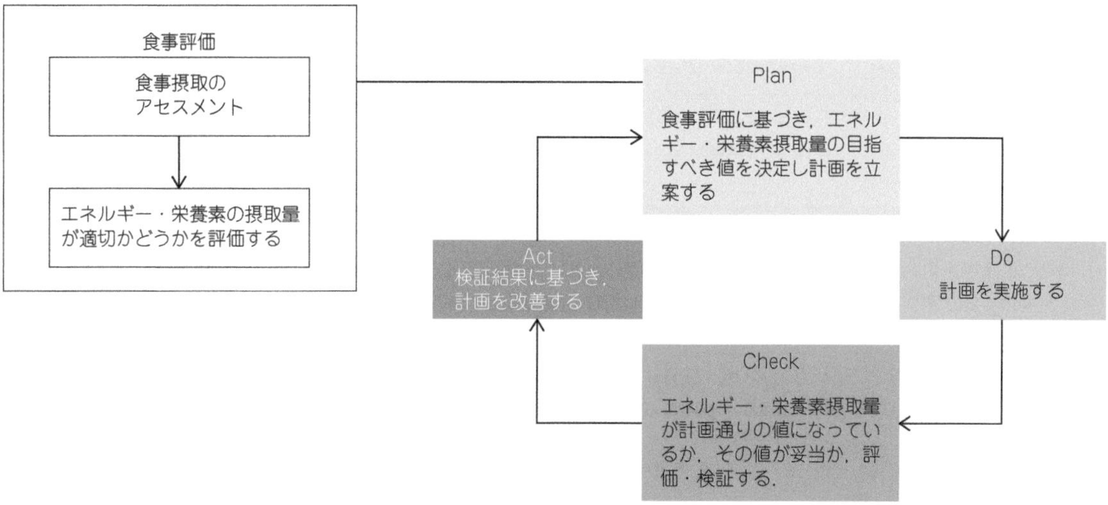

図 5.1　PDCA サイクル

表 5.1　プリシード・プロシードモデルにおける各段階の基本的手順

プリシード（アセスメントと計画に関わるもの）		
第 1 段階	社会アセスメント	対象集団の目標やニーズを検討 QOL 向上を目指す
第 2 段階	疫学アセスメント	対象集団の目標やニーズに影響を与える具体的な健康問題を特定し，改善目標を設定する
第 3 段階	教育 / エコロジカル・アセスメント	健康問題に直接関係する要因（準備，強化，実現）を抽出する
第 4 段階	運営・政策アセスメントと介入調整	プログラムを計画するにあたって必要な人材，物，資金をあげ，検討する 現行の政策，法規と照らし合わせプログラムとの整合性を確認する
プロシード（実施，評価に関わるもの）		
第 5 段階	実施	プログラムの実施
第 6 段階	プロセス評価	プログラムが計画通りに進行しているか，参加者，スタッフの反応を確認し，短期目標の達成度として評価する
第 7 段階	影響評価	第 2 段階で設定した目標が達成できているか評価を行う
第 8 段階	結果評価	第 1，2 段階で設定した目標が達成されたか評価を行う

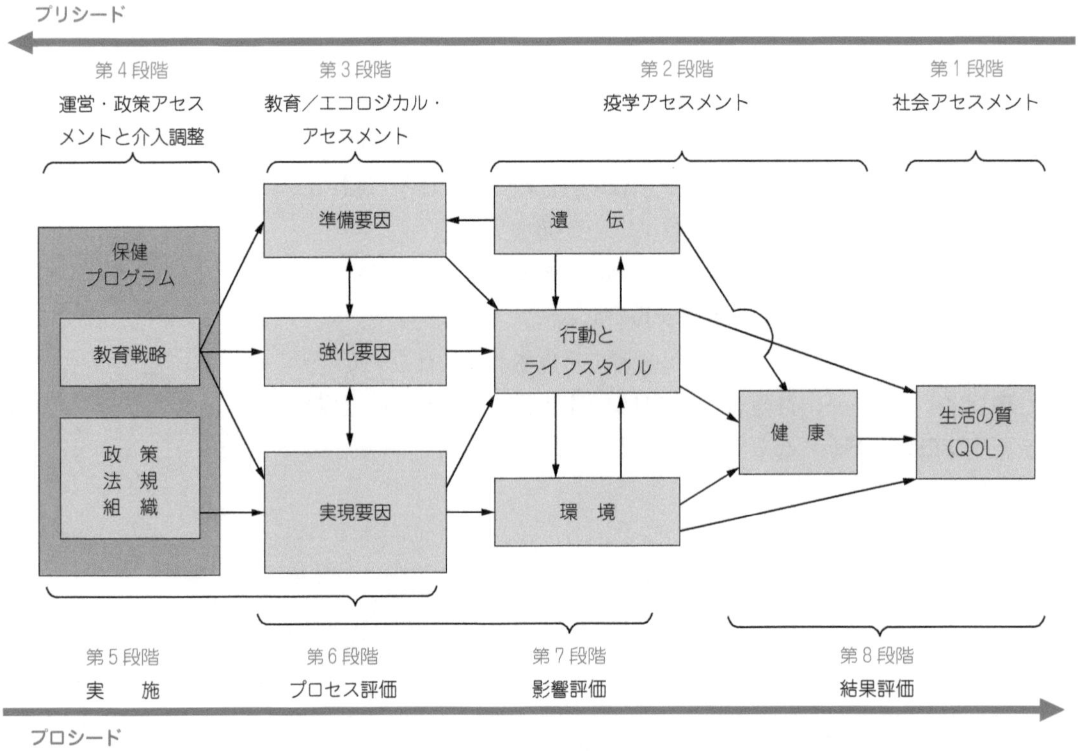

※ここにはプログラム･インプットと健康の決定要因から始まり，結果に至るまでの因果関係を太い矢印線で示してある．
最初の 4 つの段階は実施と評価に先立つ企画とプログラム開発の段階である．これは上の太い矢印とは逆に進む．

図 5.2　プリシード・プロシードモデル

ローレンス・W・グリーン，マーシャル・W・クロイター著，神馬征峰訳，『実践ヘルスプロモーション：PRECEDE-PROCEED モデルによる企画と評価』，医学書院（2005），p.11 から作成．

このモデルは，対象となる集団の QOL（生活の質）の向上を最終目標とし，社会アセスメントから結果評価に至るまでの手順を示したものである．

2　公衆栄養アセスメント

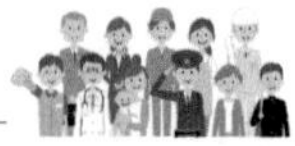

2.1　公衆栄養アセスメントの目的と方法

アセスメントとは，ある事象に対して客観的に評価することである．公衆栄養学分野では，地域や職域での公衆栄養プログラムを計画・立案する際に，対象となる個人や集団の健康状態の状況を分析し，どのようなニーズが存在するかをアセスメントするところから始まる．

公衆栄養アセスメントの方法として，数値や頻度，割合などで表すことができる客観的なデータを基に集団のニーズを把握する**量的調査（量的把握）**と，形式にとらわれない主観的なデータを基に，事象を多くの側面から把握する**質的調査（質的把握）**がある．

公衆栄養アセスメントで用いられる項目と指標例には，以下の情報などがある．

・健康状態：疾病別罹患率，有病率，疾病の発症年齢，血圧，臨床検査データ．
・栄養状態：身長，体重，BMI，腹囲，皮下脂肪厚，適正体重を維持している者の割合（身体計測）．
・食物摂取状況：1日の栄養素摂取量，食塩摂取量，脂肪エネルギー比，野菜摂取量，食品群別摂取量（食事調査）．
・食行動：朝食の欠食率，就寝前の飲食頻度，アルコールの飲酒頻度．
・食知識，食態度，食スキル：栄養に関する知識，食生活に関する関心，食生活改善意欲，栄養成分表示を活用するスキル，調理スキル．

2.2　食事摂取基準の地域集団への活用

集団の食事改善を目的として「日本人の食事摂取基準」（食事摂取基準と略）を活用する場合は，食事調査や既存資料で得られた栄養素摂取量と，食事摂取基準の値を比較することにより対象集団の摂取状況が適切かどうかを評価する．評価結果に基づき食事の改善目標を設定し，計画を立案する．

集団の対象は，健康な人を中心に構成されている集団とする．この中には，フレイルや生活習慣病などに関する危険因子を有していてもおおむね自立した日常生活を営んでいる人を含む．

次に，地域集団の食事改善を目的として食事摂取基準を活用する場合の評価方法について述べる．

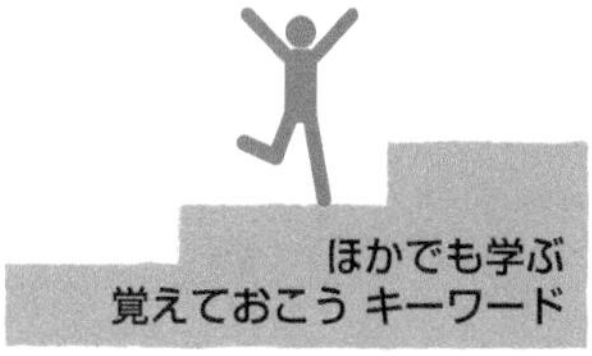

フレイル
➡応用栄養学，臨床栄養学

(1) エネルギー摂取の過不足の評価

BMIまたは体重の変化量を用いて評価する．成人の場合，対象としている集団が，目標とするBMIの範囲より下回っている場合「不足」，上回っている場合「過剰」とする．それぞれの割合を算出し，年齢，活動量を考慮して改善計画を立案する．

(2) 栄養素の摂取不足の評価

推定平均必要量（EAR），または目安量（AI）を用いて評価する．

栄養素摂取量と推定平均必要量を比較し，推定平均必要量を下回る人の割合を算出する．目安量を用いる場合は，摂取量の中央値と目安量を比較し，不足していないことを確認し評価する．

栄養素摂取量が，推定平均必要量を下回っている人の割合をできるだけ少なくして，目安量付近かそれ以上の量であれば，摂取量を維持することを目的に改善計画を立案する．

(3) 栄養素の過剰摂取の評価

耐容上限量（UL）を用いて評価する．

栄養素摂取量と耐容上限量を比較して，過剰摂取の可能性がある人の割合を算出する．

耐容上限量を超えて摂取している場合は，集団全員が耐容上限量を下回るよう改善計画を立案する．

(4) 生活習慣病予防を目的とした評価

目標量（DG）を用いて評価する．

目標量と栄養素摂取量を比較して，目標量の範囲（範囲内に入る者または近づく者の割合）を算出する．改善計画を立案する場合は，目標量の範囲内に収まるよう計画することが望ましいが，生活習慣病の予防を目的とする目標量が，ほかの栄養関連因子や非栄養性因子に関連する場合，総合的に判断したうえで，長期間にわたって実施可能な改善計画を提案する．

2.3　量的調査と質的調査の意義

量的調査とは，多くの人たちを対象として，あらかじめ形式や調査項目を設定したのち，アンケート調査や食事調査などにより得られたデータを数値に置き換え，統計学的分析を実施することである．結果は数値や割合，頻度などの数量データで示される．

調査の実施が困難な場合には，官公庁が公表している既存のデータを利用することがある．また，量的調査は，調査結果と既存のデータとを比較

Column

カットポイント法

集団の食事改善を目的とした食事摂取基準の活用では，栄養素摂取量の分布から，可能性のある過不足者の割合などを推定する．集団の栄養素の不足についての評価では，推定平均必要量か目安量を用い，推奨量は用いない．

また，集団の摂取量の中央値が目安量を下回っている場合，不足状態にあるかどうかは判断できない．そのため，目安量付近かそれ以上であれば，その摂取量を維持することを目的に計画を立案する．

集団において推定平均必要量を下回る人の割合から不足している人の割合を算出する簡便な方法として，**カットポイント法**がある．表 5.2 は，20 歳代女性を対象とした 3 日間の食事記録法による調査結果で，ビタミン B_6 摂取量のパーセンタイルの分布を示している．

この結果を，カットポイント法によって評価した場合，18 ～ 29 歳女性の推定平均必要量は 1.0 mg であるので，習慣的な摂取量が推定平均必要量を下回る者の割合は 50% より多くみられる．したがって，この集団の不足者の割合は，50% 以上 75% 以下になる．

表 5.2　20 歳代女性のビタミン B_6 の習慣的な摂取量のパーセンタイルの分布

	EAR	UL	平均値	1th	5th	10th	25th	50th	75th	90th	95th	99th
ビタミン B_6 摂取量（mg/ 日）	1	45	0.9	0.29	0.42	0.52	0.64	0.89	1.13	1.3	1.42	1.86

資料：統計解析ソフト SAS を用いて作成．

するなどして対象集団の全体的な状況や特徴を把握するのに適している．

質的調査とは，少数の人たちを対象に観察法や面接法，グループインタビューなどによって得たデータから，事象につながる事柄を抽出し，対象者の状況などさまざまな側面に応じて展開し，分析することでニーズを捉えていく社会調査である．

少数の限られた対象者や事例について，形式に捉われない自由な形式の質問や観察によって，食行動や食習慣などの主観的データを得る．

質的調査では事象の原因となった事柄について時間をさかのぼって質問することができるため，その回答におけるプロセスと結果の因果関係を把握することができるが，得られたデータから客観的な数値による分析は難しい．

地域集団において多様な価値観やニーズが存在するなかで，有効な計画・実施・評価・改善につながる公衆栄養マネジメントサイクルを実施するためには，量的調査から得られる情報と質的調査から得られる情報を適宜組み合わせて，的確な課題抽出を可能にして総合的に判断することが重要である．

2.4　観察法と活用

観察法とは，調査者が対象集団を観察することにより，食行動や食習慣などの主観的データからニーズを捉える方法である．観察法には，あらかじめ調査項目を設定し観察調査する**統制観察**と，調査項目は決めないで日常の条件下で観察調査する**非統制観察**がある．

統制観察では，データの定量化が可能であるが，設定した調査項目以外は把握できない．非統制観察は結果の定量化が困難であるが，思わぬ発見が得られる場合がある．

また非統制観察には，調査者が直接対象集団とかかわって調査する**参与観察**と調査者が外部から観察する**非参与観察**がある．

参与観察では，細部にわたり把握することができる反面，調査者の影響を受けやすい．これら観察法の特徴を表 5.3 に示す．

表 5.3　地域観察法の特徴

調査方法	概要	長所	短所
統制観察	あらかじめ調査項目を設定し観察調査する	定量化が可能	設定項目以外は把握できない
非統制観察	調査項目は決めないで日常の条件下で観察調査する		定量化が困難
（参与観察）	・調査者が直接対象集団へ入り込んで調査する	調査開始時には把握し難い実態が把握できることがある	標準化が難しいため多方面からの解釈結果となる
（非参与観察）	・調査者は外部から観察して調査する		

2.5　質問調査の方法と活用：質問紙法，インタビュー法

質問調査には，文書で質問し回答を得る**質問紙法**，調査員が対象者に口頭で質問し回答を得る**インタビュー法**がある．これら調査は，調査対象者の食知識，食態度，食行動をアセスメントする際に用いられる．また，質問紙法には，留め置き法，集合法，郵送法があり，インタビュー法には，面接や電話，グループディスカッションにより回答を得る方法がある．これら調査法は，対象者の特性や調査目的に応じて適切な調査方法を選択するとよい．

(1) 留め置き法

調査員があらかじめ訪問して質問紙を配布しておき，記入してもらった後回収する方法である．回収率は高いが，家族などの意見の影響を受けやすいほか，本人が書いたかどうかを確かめることが困難である．

(2) 集合法

対象者に指定した場所と時間に集合してもらい，質問紙を配布し回答を得る方法である．回収率は高いが，指定場所の周知や確保に時間と費用を要する．

(3) 郵送法

広範囲な地域に住む対象者への調査が一度にできる．回収率は低い．

(4) 面接法

質問の意図に不明な点がある場合，繰り返し説明できるため誤解を防ぐことができる．調査者（面接者）による影響を受けやすい．回収率は高いが時間と費用を要する．

(5) 電話調査法

調査者が対象者に電話をして回答を得る．短時間でかつ広範囲に調査することができるが，調査者の影響を受ける場合がある．

(6) グループディスカッション

ほかのメンバーと話し合いのなかから回答を得る．ほかのメンバーの意見を相互に採用することで新しい意見が出てくる可能性が高いが，回答者が特定されてしまう．

2.6　既存資料活用の方法と留意点

既存資料には，官公庁が公表する統計資料や研究論文などがある．公衆栄養アセスメントでは，対象地域と全国平均の比較に用いられる．おもな既存資料を表5.4に示す．

既存資料の活用にあたって，たとえば健康状態，疾病の罹患率などを比較する場合には，年齢構成が異なる地域とは比較が難しいことや，対象集団の人数が極端に少ない場合の比較には注意が必要である．

表 5.4 公衆栄養アセスメントに用いる統計調査資料

調査資料名	調査内容	調査期間
人口動態調査	出生，合計特殊出生率，死亡（死因），死産，婚姻，離婚	通年
生命表	平均寿命，平均余命（加工統計）	完全生命表は 5 年ごと，簡易生命表は毎年
国民生活基礎調査	世帯数，健康，要介護状況，所得，貯蓄，貧困率，世帯構成，健康を含めた状況	毎年（3 年ごとに大規模調査）
患者調査	疾病分類別の患者数	3 年ごと
国民健康・栄養調査	身体状況，栄養摂取状況，生活習慣状況	毎年 11 月
歯科疾患実態調査	むし歯の有無，20 本以上歯を有する者の割合	任意
乳幼児身体発育調査	乳幼児身体発育状況，乳幼児の運動･言語機能，はいはいのできる時期など	10 年ごと，9 月
乳幼児栄養調査	乳幼児の栄養状況（母乳育児および離乳食・幼児食の現状），生活習慣	10 年ごと，9 月
学校保健統計調査	児童等の発育状態，健康状態	毎年
学校給食実施状況等調査	学校給食実施状況，給食費，米飯給食実施状況，食堂・食器具使用状況	隔年 5 月 1 日
家計調査	家計の収入・支出，貯蓄・負債など家計収支の実態	毎月

2.7 健康・栄養情報の収集と管理

食の専門家として健康・栄養情報の収集，管理を行うには，収集した情報のエビデンスレベルをみきわめる必要がある．

取り扱う健康・栄養情報は，疫学研究で立証された情報と動物実験により立証された情報とは区別して扱わなければならない．

3 公衆栄養プログラムの目標設定

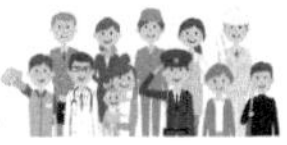

3.1 疫学アセスメント結果からの状況把握

地域の疫学アセスメント，たとえば「人口構造と推移」，「平均寿命と健康寿命」，「死亡の状況（年齢調整死亡率・標準化死亡比）」，「医療費と介護保険給付費の推移」，「医療費と疾病との関係」などから状況を把握し，優先すべき健康課題を抽出する．

Point!

年齢調整死亡率・標準化死亡比
年齢構成が異なる人口集団間の死亡を比較する際に，年齢構成の差を取り除いた指標．標準化死亡比はおもに小さな地域（市町村）の比較に用いる．

3.2 改善課題(栄養・食生活要因)の抽出：公衆栄養アセスメント

地域の疫学アセスメントで抽出された健康課題のうち，その背景要因が栄養・食生活に起因すると考えられるものは，管理栄養士が中心となって解決策を図ることとなる．参考として，**健康日本 21（第二次）**の疾病・健康状態，生活習慣病などと栄養・食生活の目標との関連図を以下に示した．図中の矢印は根拠となる研究報告があることを示している（図 5.3）．

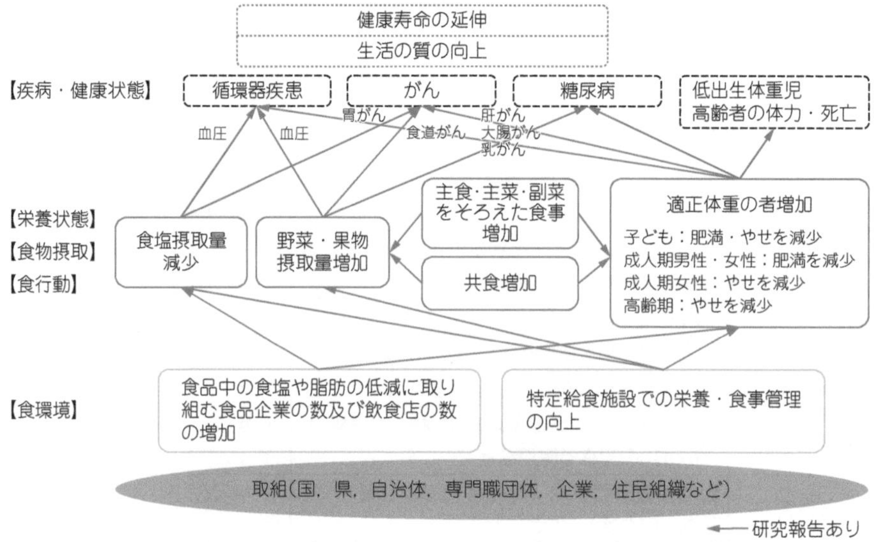

図 5.3　生活習慣病などと栄養・食生活の目標の関連

厚生科学審議会地域保健健康増進栄養部会･次期国民健康づくり運動プラン策定専門委員会「健康日本 21（第二次）の推進に関する参考資料」，2012 年，p.96.

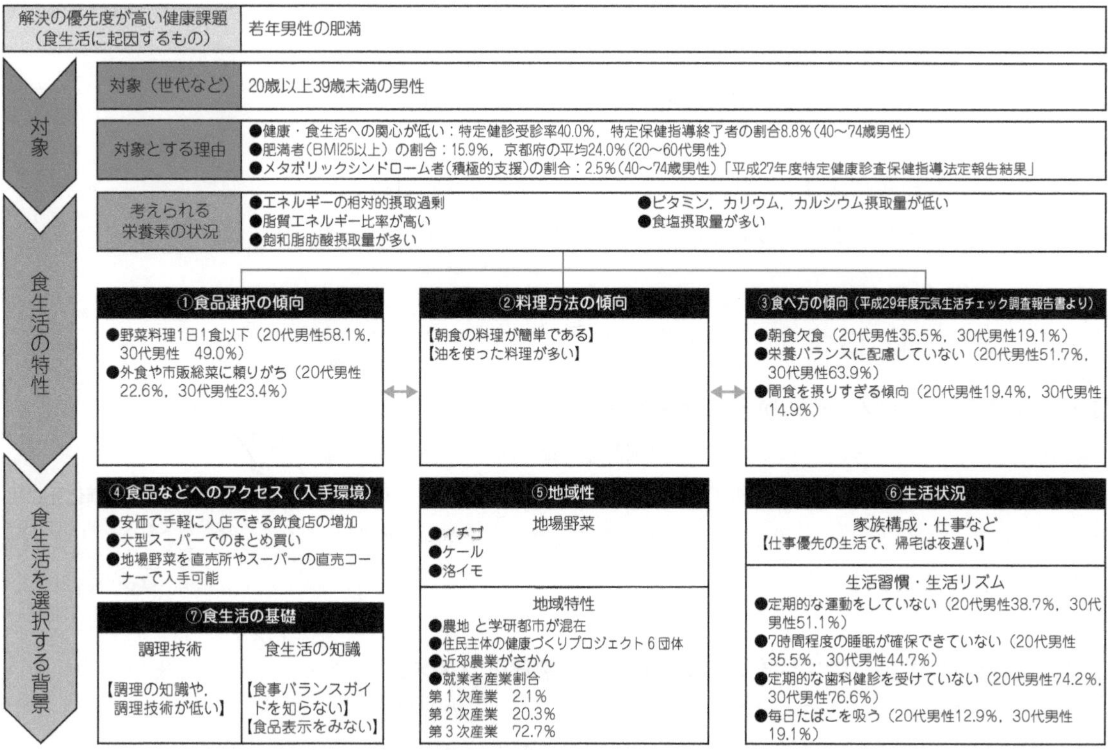

図 5.4　健康課題の背景にある食習慣や食環境を特定するフロー図　(S 町の例)

資料：日本公衆衛生協会平成 25 年地域保健総合推進事業「健康日本 21（第二次）の推進における健康づくり及び栄養・食生活改善に関する効果的施策展開に関する研究（一部改変）．【　】は著者の推定．

(1) 健康課題の背景にある食習慣や食環境の要因分析

食生活に起因する健康課題の背景にある食習慣や食環境を特定するため一例を，図 5.4 に示した．

この図では，栄養・食生活の要因について，① 食品選択の傾向，② 料理方法の傾向，③ 食べ方の傾向，④ 食品などへのアクセス，⑤ 地域性，⑥ 生活状況，⑦ 食生活の基礎（調理技術と食生活の知識）などの「食生活を選択する背景」の7項目から検討する．

3.3　課題設定の目的と相互の関連

対象地域の課題は同時に複数存在する．これらの課題を，緊急性，必要性，人的・物的資源，成果の予測可能性の観点から，関係機関・団体，学識経験者，住民などの意見と要望を聴き取って，優先順位を決めていく．また，公衆栄養活動の成果が現れるまでには，どれくらいの期間を要するのか予測する．明確になった課題を体系的に整理して，長期・中期・短期に分類し，目的の達成をめざす．

3.4　改善課題に基づく改善目標の設定

優先的に取り組むべき健康課題を解決するために目標を設定する．目標は，到達までの期間によって，**長期目標**，**中期目標**，**短期目標**に分類される．それぞれの目標の概要と指標項目の例を表 5.5 に示した．また，健康課題を解決するための目標は，図 5.5 に示すイメージで考える．

(1) 長期目標の設定

現在の水準と具体的な将来の目標水準との格差が課題であり，この格差を解消して望ましいレベルに達するために目標を設定する．目標を設定す

表 5.5　目標の概要と指標項目例

目標の種類	長期目標	中期目標	短期目標
期間	10～20 年	3～10 年	1～2 年
特徴	・実施による最終結果を評価するための目標（QOL 向上の達成や健康問題の解決など）	・健康問題に影響をおよぼす行動，ライフスタイル，環境に関する要因を改善するための目標． ・実施による集団への影響を評価する目標	・生活習慣や環境因子に影響を与える要因を，短期間で改善できて，取り組みやすい目標 ・実施状況を評価する目標
対応する結果	結果評価	影響評価	経過評価
変化が認められる指標	健康寿命，罹患率，有病率，死亡率，医療費，QOL など	健診受診率，受療行動，生活習慣，健康状態，栄養素摂取量など	身体所見・生化学的指標，行動，意識の変化，食知識・食態度・食スキルなど

資料：徳留裕子・東あかね 編著，『公衆栄養学ワークブック』，みらい（2016），p.39.

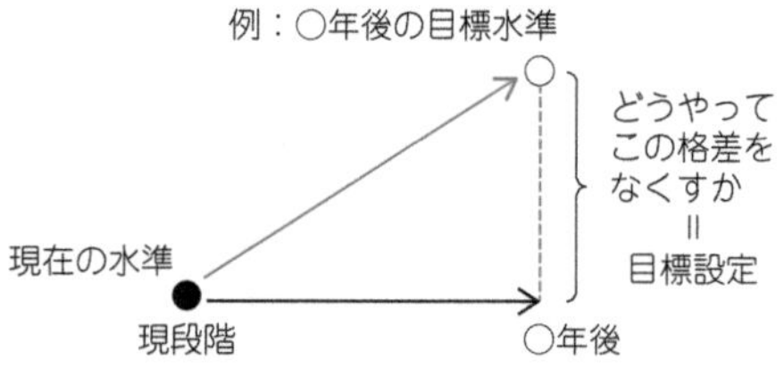

図 5.5　目標設定の考え方

健康・体力づくり事業財団，「地域における健康日本 21 実践の手引き」，2000 年，p.43 を一部改変．

る際のポイントは，以下のとおりである．

① 公衆栄養プログラムの目指すべき到達点を考える．
② 目標設定は可能な限り，科学的根拠に基づいて行う．
③ 目標値は可能な限り，指標型目標（数値目標）にする．
④ 現状値を把握し，それらの将来予測値，全国の値，理想とする値から達成可能な値を考える．
⑤ 目標は抽象的な表現を避けて，具体的でわかりやすい表現にする．

長期目標は，公衆栄養活動の最終目的である QOL（生活の質）の向上や，健康寿命の延伸を達成するための優先課題の解決に向けた目標を設定する．

(2) 中期目標の設定

優先課題の解決に向けて，対象者集団のどのような行動やライフスタイルが変化すればよいか，対象者を取り巻く環境のなかで，どの環境要因の改善が必要なのかという視点で考える．

栄養改善計画の目標を設定する場合は，食品の選択，食べ方，それらを改善するためのアプローチ法をふまえて考える．

(3) 短期目標の設定

対象者の食行動，ライフスタイルおよび食環境を改善するための具体的な目標を設定する．

(4) 目標項目を設定する際の留意点

優先課題であげた健康問題が生じている背景要因について，性，年齢層，職種など，対象者の情報をなるべく多く得るように心がける．また，健康課題と関連が深い食行動・食習慣や生活習慣をみいだすことが重要である．

食習慣においては，その地域の郷土料理や伝統的な料理法などにも着目する必要がある．その他，地理的な条件や食物へのアクセス（買い物の利便性，飲食店の数など）といった食環境の視点で分析することも大切である．

例として，S 町第 3 次食育推進計画（平成 30 ～令和 4 年度）の数値目標を示す（表 5.6）．

表 5.6　S 町第 3 次食育推進計画〔2018（平成 30）年度～ 2022（令和 4）年度の数値目標〕

施策の成果や達成度を客観的に把握するため，目安となる数値目標を設定し取り組みます.
【評価の見方】◎：目標値を達成　○：目標値は達成していないが改善　▽：目標値を達成せず悪化

評価項目			平成 24 年度の数値		平成 29 年度の現状値		評価	令和 4 年度の目標値
「食育」という言葉を知っている人の割合			90.4%		92.9%		○	100% に近づける
「食育」に関心を持っている人の割合			71.1%		68.4%		▽	90% 以上
朝食を毎日食べる人の割合	乳幼児		88.1%（平成 23 年度）		96.6%（平成 28 年度）		◎	100% に近づける
	保育所児（※ 1）		96.4%		96.9%（平成 28 年度）		○	100% に近づける
	小学校児童（※ 2）		93.6%		94.6%（平成 28 年度）		○	100% に近づける
	中学校生徒（※ 3）		86.0%		95.6%（平成 28 年度）		◎	100% に近づける
	妊婦		80.4%（平成 23 年度）		80.6%（平成 28 年度）		○	95% 以上
	成人	20 歳代	89.6%	72.2%	87.9%	60.8%	▽	95% 以上
		30 歳代		85.8%		79.0%		95% 以上
		40 歳代		84.0%		87.5%		95% 以上
		50 歳代		91.4%		88.8%		95% 以上
		60 歳代		94.2%		94.0%		95% 以上
		70 歳以上		95.3%		97.5%		100% に近づける
食事の時，栄養バランスに配慮する人の割合	乳幼児		65.8%（平成 23 年度）		80.0%（平成 28 年度）		◎	80% 以上
	妊婦		68.6%（平成 23 年度）		74.6%（平成 28 年度）		○	80% 以上
	成人	20 歳代	70.0%	53.2%	69.3%	41.9%	▽	80% 以上
		30 歳代		72.5%		59.2%		
		40 歳代		70.6%		76.0%		
		50 歳代		66.7%		69.9%		
		60 歳代		72.9%		74.9%		
		70 歳以上		73.4%		76.0%		
生活習慣病の予防や改善のために，ふだんから適正体重の維持や減塩等に気をつけた食生活を実践している人の割合			—		66.1%		—	75% 以上
給食での地場産物の年間利用回数の割合	保育所給食		8.1%（平成 23 年度）		13.0%（平成 28 年度）		◎	15% 以上
	小学校給食		12.0%（平成 23 年度）		19.8%（平成 28 年度）		◎	20% 以上
食品ロス（食べられるのに廃棄する）削減のために何らかの行動をしている人の割合			—		52.7%		—	80% 以上
地域や家庭で受け継がれてきた伝統的な料理や食事のマナーなどを伝えている人の割合			—		40.0%		—	50% 以上

※ 1：保育所児 ＝ 4，5 歳児　※ 2：小学 6 年生　※ 3：中学 3 年生．
「第 3 次 S 町食育推進基本方針　概要版」，2018 年，p.4.

3.5　目標設定の優先順位

優先順位の考え方は，健康課題解決に向けて「変わりやすさ」と「重要性」の 2 つの視点から順位付けを行う．

図 5.6 に示すように課題を記載して優先順位を決定する．

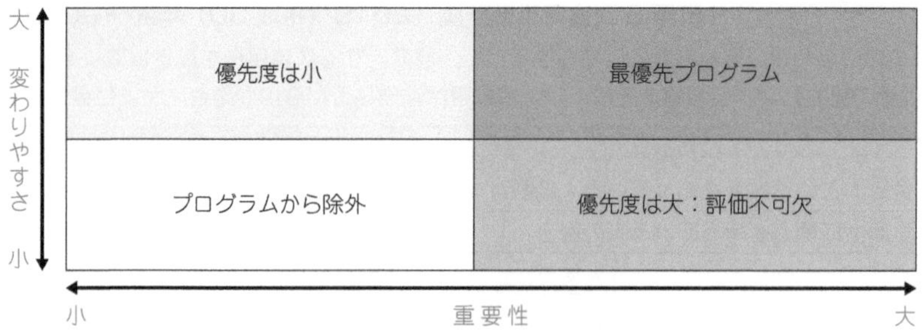

図5.6　優先課題を決定するためのイメージ図

ローレンス・W・グリーン，マーシャル・W・クロイター 著，神馬征峰 訳，『実践ヘルスプロモーション：PRECEDE-PROCEED モデルによる企画と評価』，医学書院（2005），p.135 を一部改変．

4　公衆栄養プログラムの計画，実施，評価

4.1　地域社会資源の把握と管理

地域における社会資源とは，利用者がニーズの充足，また課題解決するために活用される施設や組織などの総称である．

具体的には，食料品店，飲食店などの食環境，保健医療施設（保健所，保健センターなど），運動･スポーツ施設（スポーツクラブ，体育館など），地域住民が健康づくりに活用できる施設(公民館，コミュニティーセンターなど)，学校，マスコミ，関係機関･団体（医師会などの専門職団体など），各種マンパワー（医療関係の専門職・管理栄養士養成校の教員・学生，食生活改善推進員，子育てサークル，食育ボランティア）などである．

地域の施設・設備などのハード面の社会資源を把握して有効に活用し，地域の組織・団体・人材などと連携する．

4.2　運営面・政策面のアセスメント

事業を運営するためには，社会資源のほかにも，必要とする時間，労力および予算を検討する必要がある．

予算は，状況に応じて受益者負担も考えながら事業計画書を作成する．計画を策定する際には，企画評価，経過評価，結果評価についても計画する．

Point!

受益者負担
事業の参加者がかかった費用を負担すること

4.3　計画策定

行政が策定する計画は，上位から基本構想，基本計画，行動計画（実施計画），事業計画などがある．そのうち基本構想から行動計画までを**総合計画**という．都道府県や市町村における健康増進計画や食育推進計画などは**基本計画**にあたる．また，保健所や保健センターで行う具体的な公衆栄養活動に関する計画は**事業計画**にあたる．

優先的に取り組むべき健康課題を解決するための長期目標，中期目標，短期目標が設定できた後は，目標を達成するために実施する事業について計画を立案する．公衆栄養プログラムでは，さまざまな職種や関係者がかかわる．

計画の目指すところや役割分担を明確にし，事業の内容，流れ，評価などを関係者間で共有するために計画書の作成が必要である．事業計画を立案する際には，対象者の年齢層，予算，社会資源の活用，事業実施に対する評価の計画も含めて考える．

4.4　住民参加

住民１人ひとりが健康づくりに対する意識を高め，良い食・生活習慣を実践し，地域社会の一員として健康なまちづくり活動に参加または参画することが望まれる．

全国の市町村が設置している**健康づくり推進協議会**では，保健医療に関する関係団体の長に加えて，地域住民団体の代表が委員として参画し意見を述べるほか，市民の中から公募によって選ばれた，一般公募委員が参加して住民が健康づくりや食生活改善について意見を述べる仕組みが取られている．行政は住民の自主活動を経済的，専門的に支援する．

例として，S町健康づくり推進協議会の構成団体を示す（表 5.7）．

健康づくりを目的とした活動に住民参加を推進するためにS町で実施していることは，以下のとおりである．

1）健康づくりキャラクターの設定・広報
2）住民主体の健康づくりプロジェクトの設置
3）参加者の募集
4）人材・リーダー育成

その他，食生活改善推進員は全国的に組織された食にかかわるボランティア団体が活動している．

表 5.7　健康づくり推進協議会構成団体

団体の種類	団体名
行政機関の代表者	保健所長
保健医療機関の代表者	医師会，歯科医師会
地域団体	社会福祉協議会，民生児童委員協議会，子育て地域パートナー，食生活改善推進員協議会，栄養士会，社会教育委員会，自治連合会，老人クラブ連合会，商工会
学識経験者	大学教授
町長が適当と認める者	一般公募

4.5　プログラムに関連する関係者・機関の役割

公衆栄養プログラムは，行政機関，保健医療従事者，民間企業，関係組織・団体，ボランティア，非営利団体などが参画する．

保健所などの行政機関は，プログラムが法や国の方針に沿って実施されていることを確認し指導する．保健医療従事者は，専門家の立場からニーズを明確にする．民間企業や関係組織と団体は，住民や構成者の福利厚生を守る．

ボランティアや非営利団体は，行政機関だけでは実施が困難な事柄に対し，経済的・物質的，人的支援を行う．

4.6　評価の意義と方法

公衆栄養マネジメントにおけるプログラムの評価は，マネジメントサイクルの枠組みに沿って行われる．図5.7に評価の種類と項目を示した．

評価の種類にはさまざまな考え方や分類方法が存在するが，おもにプログラムの計画段階で行う**企画評価**，プログラムの実施期間中に行う**経過（プロセス，過程）評価**，プログラムの実施終了後に行う**影響評価**，**結果評価**，**経済評価**，すべての評価を総合的に行う**総合評価**に大別できる．

表5.8に示した事業評価は，事業終了時に行う影響評価（**短期的・中**

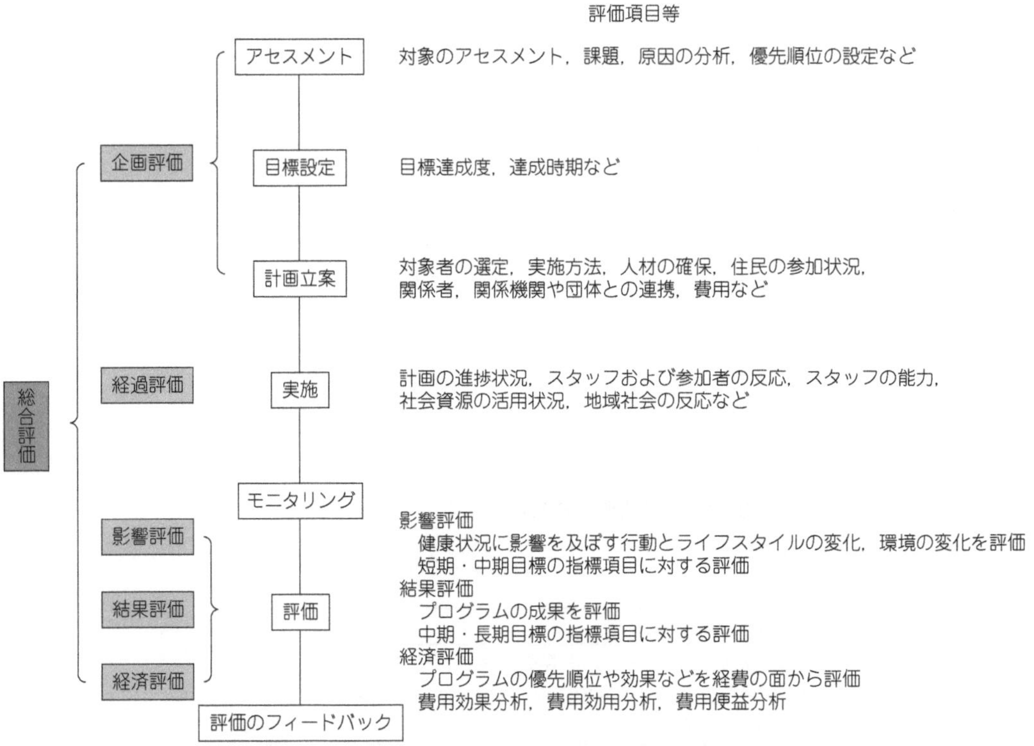

図5.7　公衆栄養マネジメントにおける評価の種類と項目

徳留裕子・東あかね 編著，『公衆栄養学ワークブック』，みらい（2016），p.50.

期的評価），事業実施数年後に行う結果評価（**長期的評価**）だけでなく，事業の企画内容や実施体制が事業目的に応じて適切であったかを評価する企画評価や，事業の実施過程が適切であったかを評価する経過評価も重要な視点である．

(1) 公衆栄養マネジメントにおける評価

公衆栄養マネジメントの評価の項目分類と具体例を表 5.8 に示した．企画・立案段階で評価すべき事項を明確にすることで効果的な事業を組み立てることが可能となる．

プログラムを効果的に評価するためには，プログラムの目的に応じた適切な目標とその達成度を評価するための評価指標を設定し，指標（データ）の収集方法や指標の評価時期まで想定した評価デザインを設定する．

プログラムの実施前後で対象者がどのように変化したかを把握するが，重要なことは，社会環境などの変化に伴う**自然現象の変化**と**プログラムに**

表 5.8　公衆栄養マネジメントにおける評価

分　類	評価の具体例
・マネジメントサイクルにおける「プログラム」に関する評価 ・アセスメント，目標設定，計画立案，評価計画を評価する	□参加者のニーズを的確に把握できているか □問題の緊急性や重要性を考慮しているか □適切な目標やプログラム内容を設定しているか □プログラムに適した人的資源，予算が確保できているか □プログラムについて，どのような項目を，いつ，どのように評価するか計画しているか
経過評価 （プロセス評価，過程評価） ・プログラムの実行に伴うプロセスの評価 ・計画したプログラムの実施状況を把握し，課題や改善点を明らかにする ・必要に応じて計画を見直し，よりよい展開につなげる	□プログラムが計画通りに進行しているか □参加者は満足しているか □脱落者はいないか □スタッフがプログラムの目的や内容を理解しているか □指導者として必要な能力を備えているか □計画時に想定された社会資源を有効に使っているか
影響評価 ・短期的・中期的なプログラムの効果を評価する ・プログラム実施の直接的な効果として，対象者の生活習慣や環境改善の程度を客観的に評価する	□対象者の意識や態度，技能，価値観，行動などの変化 □周囲の支援や理解度の変化 □社会資源の利用度の変化などの「準備」「強化」「実現」の各要因に対する変化，また，それらによって影響を受ける「行動とライフスタイル」の変化
結果評価 ・長期的なプログラムの効果を評価する ・対象集団の健康状態や QOL の改善にどの程度寄与したかを評価する ・評価の最終段階であるため，評価するまでに 10 年，あるいはそれ以上の長い時間を要する	□疾病の罹患率，有病率，死亡率等の健康指標の変化 □客観的・主観的健康度 □平均寿命 □健康寿命 □医療費　など
経済評価 ・プログラムの優先順位や効果を経費の面から評価する	□費用効果分析 □費用効用分析 □費用便益分析

徳留裕子・東あかね 編，『新版　公衆栄養学ワークブック』，みらい（2016），p. 50 ～ 51 より一部改変．

よる変化とを区別することである．そのためには，対照群（コントロール群, 非介入群）を設定する必要がある．代表的なデザインを図 5.8 に示す．

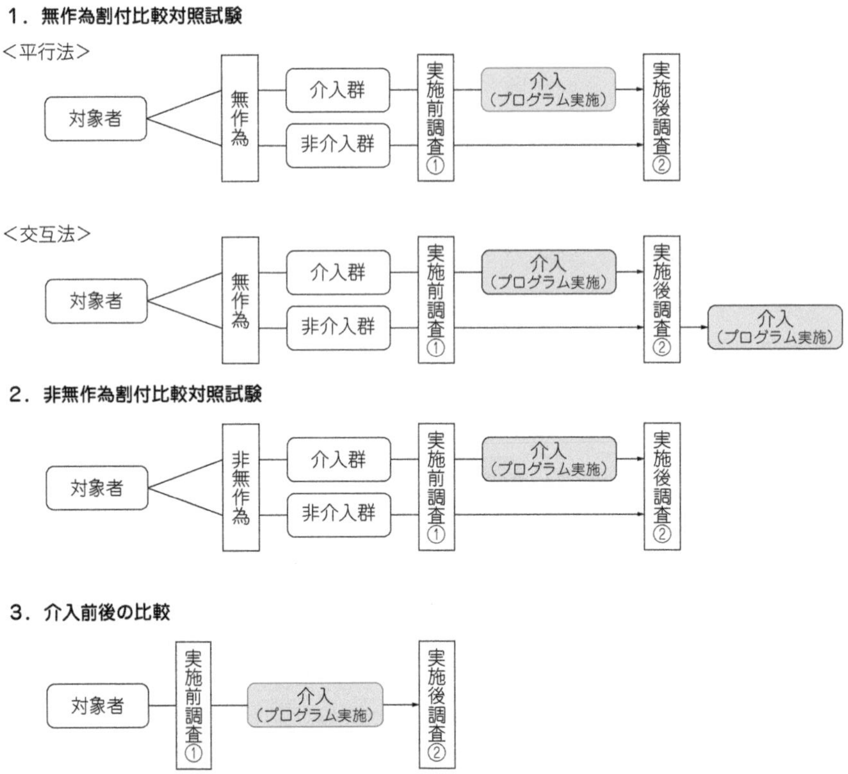

図 5.8　公衆栄養プログラムの代表的な評価デザイン

前大道教子・松原知子 編,『ウエルネス公衆栄養学 2015 年版』, 医歯薬出版（2015）, p.157 を一部改変.

(2) 評価デザインの設定

評価デザインの図を作成することによって視覚的にイメージし，評価項目と評価の方法を明確に把握できる．公衆栄養の現場においては，個人ごとに介入群と対照群に無作為に割り付けることは難しい．その場合，学校や職域，地域といった集団（クラスター）単位（介入群:A 学校，対照群:B 学校）で介入群と対照群を設定することもある．

無作為割付比較対照試験が理想的な評価デザインであるが，地域住民には公平にサービスを実施する必要があるため，介入群と対照群を無作為に割り付けることは難しい．この場合，介入による比較が終了した時点で，対照群に同様のプログラムを実施する**交互法**を行うことで，希望する対象者すべてにプログラムを実施することができる．

当該地域や集団において経年的な推移をみること，近隣地域との比較や都道府県，全国平均などと比較する方法がある．

Point!
無作為割付比較対照試験
第 4 章を参照

4.7 評価の実際

地域保健における評価の実例として，「第2期S町健康増進計画（平成25～29年）」の中間評価の現状値，目標値，実績値を表5.9に示した．

「栄養・食生活分野の基本目標：正しくおいしく食べましょう！」に関して，①5年間の取組み，②達成できたこと，③課題（積み残したこと），④今後の取組みの方向性を示す．

【課題1】ライフスタイルに合わせた正しい食習慣を身につける

①5年間の具体的取組み

・食育パネルやポスター，啓発旗などを公共施設に設置し，街頭啓発を実施した．

・レシピや住民主体の健康づくりプロジェクトの活動などを，ホームページ，広報誌で情報発信し，啓発活動の強化充実を図った．

・健康づくりプロジェクト「体感！野菜のそこぢから」を立ち上げ，普及活動を行う団体を増やした．

・男性の料理教室，健康ランチイベントなどを開催し，食に関する体験の機会を増やした．

・食生活改善推進員の養成講座を開催し，活動メンバーを確保し食生活改善活動がしやすい体制をつくった．

・健診や健康教室の場を活用して栄養相談を実施するとともに，電話，窓口においても随時栄養相談を実施するなど相談体制を強化した．

②達成できたこと

・「偏食のある者の割合（3歳6か月児）」は，目標値には達していないが，わずかに改善．

表5.9 「第2期S町健康増進計画（平成25～29年）」の中間評価

評価項目	現状値（平成24）	目標値（平成34）	実績値（平成29）	実績値と現状値の差	達成状況	備考
偏食のある者の割合（3歳6か月児）	39.4%(平成22)	34.0%	39.1%(平成28)	0.3%↓	○	＊1
朝食を毎日食べる者の割合	89.6%	95.0%	87.9%	1.7%↓	▽	＊2
栄養バランスやカロリーに配慮している者の割合	70.0%	77.0%	69.3%	0.7%↓	▽	＊2
食育に関心がある者の割合	71.1%	90%以上	68.4%	2.7%↓	▽	＊2
食事を決まった時間に3食とれている者の割合	56.1%	65.0%	55.3%	0.8%↓	▽	＊2

【評価ランク】
◎：目標値を達成した　0項目
○：目標値は達成しなかったが改善した　1項目
▽：目標値を達成せず現状値より悪化した　4項目
ー：評価できなかった　0項目

＊1：平成28年度新生児訪問・乳幼児健診問診票より．
＊2：「S町元気生活チェック調査」，平成29年7月．
「第2期S町健康増進計画　中間評価・見直し」(2018)，p.7

・「朝食を毎日食べる者の割合」は，全体としては低下したが，70歳代では男女とも目標値を達成.
・「食事を決まった時間に3食とれている者の割合」は，若干の低下がみられるが，60～70歳代の男女は目標値を達成.
・「栄養バランスやエネルギーに配慮している者の割合」は，全体としては低下しているが，40～70歳代の女性で目標値を達成.

③ 課題（積み残したこと）
・「朝食を毎日食べる者の割合」,「栄養バランスやエネルギーに配慮している者の割合」,「食事を決まった時間に3食とれている者の割合」は，いずれも前回調査と比較すると低下している.
・「朝食を毎日食べる者の割合」は，20～40歳代の男性が低い．とくに20歳代の男性は48.4%と最も低い.
・「栄養バランスやエネルギーに配慮している者の割合」についても，20～30歳代の男性と20歳代の女性において割合が低く，なかでも30歳代の男性と20歳代の女性は40%以下と低い.

④ 今後の取組みの方向性
・20～30歳代の食生活改善が必要な人たちにターゲットを絞り，若い世代が情報を得やすいように，啓発場所の開拓やホームページの整備などを図り，情報を発信していく.
・直接関わりがもちやすい10歳代（中学生）への取組みを強化する.
・啓発場所の開拓のために，商工会や食育関連団体，銀行・医療機関・商業施設などとの連携を強化する.
・正しい食習慣を身につけることを目的にした体験型イベントを増やすため，イベント実施団体のメンバーの確保，体制づくりを行い，活動しやすい仕組みをつくる.

【課題2】全世代において「食育」への関心を高める

① 5年間の取組み
・子ども祭りや中学生の料理教室など，参加型の食育イベントなどを積極的に開催した.
・子ども祭りや町のイベントの場で，食事バランスガイドを活用した啓発を行った.
・食育月間（毎年6月）や食育の日（毎月19日）を活用して，広報誌,「家族の健康カレンダー」による食育の広報活動を実施したほか，役場交流スペースでのパネル展示などで食育のPRを行った.
・食育推進庁内連絡調整会議において，食育の関心を高めるイベントを実施した.

② 達成できたこと

・「食育という言葉を知っている者の割合」が上昇.
・女性は，食育の認知度が 30 ～ 60 歳代で 96% と高く，関心度も 80% を超える年代が多かった.

③ 課題（積み残したこと）

・「食育に関心がある者の割合」は，全国平均を下回っている.
・「食育という言葉を知っている者の割合」は, 30 ～ 60 歳代の男性が低く，とくに 40 歳代と 60 歳代の認知度が低い.
・「食育に関心がある者の割合」は，男性はどの年代も低く，とくに 20 歳代では 25.8% と低い.

④ 今後の取組みの方向性

・食育への関心が低い男性や若い世代が情報を得やすいよう，商業施設を利用するなど，新たな場所や方法で周知を図っていく.

復習問題を解いてみよう
https://www.kagakudojin.co.jp

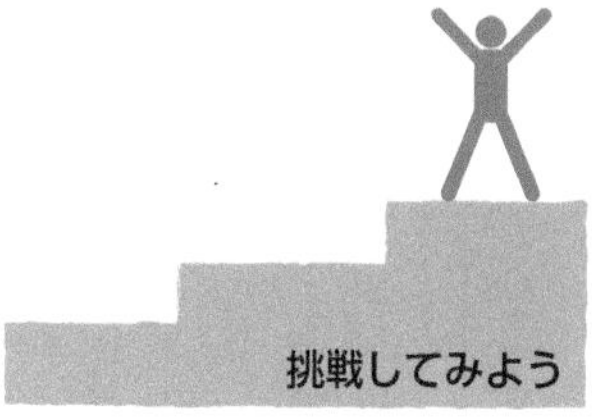

第6章

公衆栄養プログラムの展開

この章で学ぶポイント

★公衆栄養プログラムは，健康づくりを具体的に現すために，公衆栄養マネジメントによって構成されている．さまざまなバリエーションがあり，実効性を高めるためにいろいろな工夫がされている．

★公衆栄養プログラムの実態を見据えたアセスメントから目標の設定，実施，運営のための計画，実施後の評価の流れについて学ぼう．

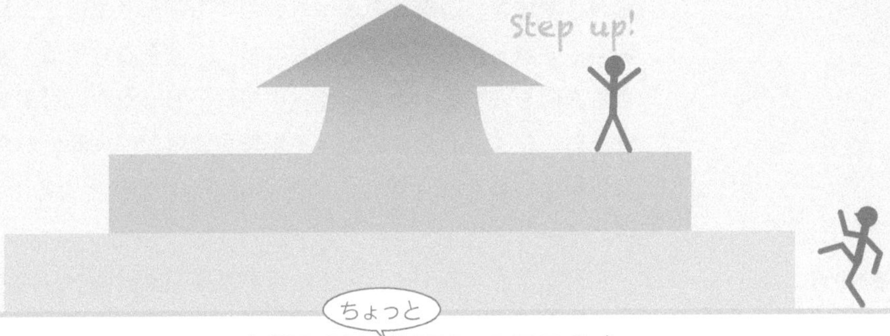

ちょっと

◆学ぶ前に復習しておこう◆

健康日本21
健康増進法では，厚生労働大臣が国民の健康の増進の総合的な推進を図るための基本的な方針を定めることとしているが，それが健康日本21である．

食育
食に関する知識と選択する力を得ることで，健全な食生活を送る人間を育てることである．そのため食育は，生きるうえでの基本とされる．

妊娠悪阻
妊娠時に起こるつわりが悪化し，頻繁に嘔吐することで脱水などの全身症状を起こすものである．

食物アレルギー
摂取した食物から，じん麻疹などの症状が起こる．乳児期に最も多く発症する．アナフィラキシーにより生命にかかわる場合もあるので，公衆栄養プログラムにおいても注意が必要である．

1　地域特性に対応したプログラムの展開

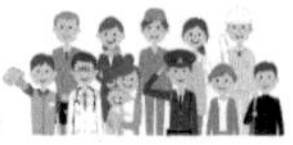

1.1　健康づくり

日本では，1964（昭和 39）年の東京オリンピック開催を機に，健康・体力づくりの気運が高まっていた．国民運動として栄養と運動を基本に積極的な健康づくりが展開されるようになり，その後，健康づくりの要素として休養が加わった．

健康日本 21 からたばことアルコールが加わり，個人による健康づくりだけではなく，地域全体で健康を支えていく仕組みが重要とされた．さらに「**21 世紀における第二次国民健康づくり運動〔健康日本 21（第二次）〕**」では，歯の健康と生活習慣病との関連がクローズアップされ，総合的な健康づくりが進められるようになった．

個人の健康づくりをライフステージ別にみると，幼児・学童期であれば，早期からの生活習慣病予防のために，正しい食習慣形成による，肥満ややせの予防といったリスクファクターの低減，成人期なら循環器疾患・がん・糖尿病など具体的な疾病に対する予防，高齢期なら低栄養・介護予防など，それぞれの課題に対応した目標設定を行い，その支援が必要となる．

このような健康づくり活動は，住民が担い手となることから，地域特性に応じ，地域が主体となった健康づくりが基本となる．そのためには住民組織活動の強化がいっそう求められている（**表 6.1**）．

1.2　食育

食育基本法
第 1 章，第 3 章，巻末資料を参照．

食育基本法において食育とは，「生きる上での基本であって，知育，徳育および体育の基礎となるべきものであり，さまざまな経験を通じて食に関する知識と食を選択する力を習得し，健全な食生活を実践することができる人間を育てるものであり（中略）子どもたちに対する食育は，心身の成長および人格の形成に大きく影響を及ぼし，生涯にわたって健全な心と身体を培い豊かな人間性をはぐくんでいく基礎となるものである．」と記されている．

食育推進基本計画
第 2 章，第 3 章を参照．

食育基本法に基づき，国では**食育推進基本計画**が，地方自治体においては食育推進計画が策定されている．この計画は，第 1 次，第 2 次，第 3 次と改定を重ねるごとに，その時代を反映した重点課題が設定されている．

食育を推進していく主役は国民であり，個人（本人）の努力に加えて，家族や仲間の協力が大切である．あらゆる機会，あらゆる場所で，国民自らが食育の推進を図れるように，関係機関・関係者が連携・協力し，それぞれの役割を果たしていくことが重要となる．

表 6.1　おもな健康づくり施策とツール

1978（昭和 53）年	第 1 次国民健康づくり対策開始
1985（昭和 60）年	健康づくりのための食生活指針策定
1988（昭和 63）年	第 2 次国民健康づくり対策（アクティブ 80 ヘルスプラン）開始
1989 （平成元）年	健康づくりのための運動所要量策定
1990 （平成 2）年	健康づくりのための食生活指針（対象特性別）策定
1993 （平成 5）年	健康づくりのための運動指針策定
1994 （平成 6）年	健康づくりのための休養指針策定
2000（平成 12）年	第 3 次国民健康づくり対策　健康日本 21 開始
	食生活指針（厚生省，農林水産省，文部省合同）策定
2001（平成 13）年	健やか親子 21 開始
2005（平成 17）年	食育基本法施行
	食事バランスガイド策定
	健康フロンティア戦略　（生活習慣病の予防と介護予防）策定
2006（平成 18）年	妊産婦のための食生活指針，健康づくりのための運動基準 2006 策定
	健康づくりのための運動指針 2006（エクササイズガイド 2006）策定
	食育推進基本計画策定
2007（平成 19）年	新健康フロンティア戦略アクションプラン策定
2008（平成 20）年	高齢者の医療の確保に関する法律（老人保健法廃止，**特定健診・特定保健指導開始**）施行
2011（平成 23）年	第 2 次食育推進基本計画策定
2013（平成 25）年	第 4 次国民健康づくり対策（**健康日本 21（第二次）**）開始
	健康づくりのための身体活動基準 2013 策定
	健康づくりのための身体活動指針 2013（アクティブガイド）策定
2015（平成 27）年	**食品表示法施行**
	健やか親子 21（第 2 次）開始
	健康な食事の普及開始
2016（平成 28）年	**第 3 次食育推進基本計画**策定

1.3　在宅療養，介護支援

超高齢社会は，日本の大きな課題である．そこで加齢などで体の機能が衰え，介護が必要になった人を社会全体で支え合っていく仕組みとして，2000（平成 12）年 4 月に**介護保険制度**がスタートした．

介護保険制度は，定期的な見直しが図られている．2006（平成 18）年 4 月に新たに創設された介護保険の介護予防として，**地域支援事業**がある．この事業では，「住み慣れたまちで，なるべく自分の力で活動的な生涯を送りたい」という願いを現実のものとするために，**要介護・要支援**状態になる前から，一人ひとりの状況に応じた予防対策を図るとともに，要介護状態になった場合においても，地域で自立した日常生活を送れることを目的としている．

地域支援事業のなかの**包括的支援事業**では，地域に向けた施策を充実さ

介護保険制度
第 3 章を参照．

介護保険制度
要介護状態もしくは，日常生活（家事や身支度など）に支援が必要で，とくに要支援状態にある場合に介護サービスを受けることができる制度．
要介護認定（要支援認定を含む）によって，要介護状態や要支援状態にあるかどうか，どの程度かの判定を保険者である市町村に設置される介護認定審査会が行う．

要介護・要支援
要支援状態とは，介護予防サービスが受けられる状態．要支援 1 ～ 2 で判定される．
要介護状態とは，寝たきりや認知症などで常に介護を必要とする状態．要介護 1 ～ 5 で判定される．

公衆栄養に携わる管理栄養士の活躍の場
介護予防ケアマネジメント，総合相談支援業務，権利擁護業務，包括的・継続的ケアマネジメント支援事業，地域ケア会議の充実，在宅医療・介護連携推進事業，認知症施策推進事業，生活支援整備体制事業など．

せるための公衆栄養に携わる管理栄養士の活躍の場は多い．平成 23 年度から市町村・都道府県における認知症施策推進事業が行われている．認知症になっても住み慣れた地域で生活を継続するためには，医療・介護および生活支援を行うサービスが相互に結びつき連携したネットワークを形成し，認知症の人への効果的な支援を行うことが重要である．そのコーディネーター役として**認知症地域支援推進員**が期待されている．地域の実情に応じて適切なサービスが提供できるよう介護・医療・地域サポートなどの各サービスの連携支援を行っている．

国通知である「地域における行政栄養士による健康づくりおよび栄養・食生活の改善の基本指針について」*では，市町村の行政栄養士は，「市町村が住民の健康の保持・増進を目的とする基礎的な役割を果たす地方公共団体」に位置付けられ，住民の身近な健康問題に取り組むこととされている．このことから，障害者（児）の栄養の改善，栄養相談や栄養指導をはじめとする健康づくり，および栄養・食生活の改善に関する施策を関係者と協働で企画・立案，実施，評価を行う．それと同時に**障害福祉計画**など，関係する計画策定への参画や，関係機関などとの連携を図り，地域の特性に応じた栄養施策を推進している．

一方，保健所においては，専門的な栄養指導，食生活支援として，医療機関その他の関係機関や栄養士会，その他の関係団体との連携を図り，「広域的または専門的な知識および技術」を必要とする栄養指導や，難病患者，合併症患者など疾患をもつ人びとに対して，病態に応じた **QOL（生活の質）** の向上のための栄養指導，身体障害者・知的障害者などの自立支援，要介護者の療養にかかわる支援を行っている．

1.4　地域包括ケアシステムの構築

地域ではさまざまな人が暮らしており，その生活スタイルも個々に異なっている．**地域栄養ケア**とは，地域で暮らす個人・家族・集団を対象に栄養面から健康支援を行うことである．具体的には食や栄養に関する情報提供，個別支援，集団支援などであるが，充実した支援体制を構築するためには，人びとの健康に関与する多様な機関や組織の人と人のつながりが重要であり，そのためのネットワークづくりが必要となる．したがって公衆栄養分野の管理栄養士は，ネットワークが有効に機能するために，地域栄養ケアに関する課題や目的を組織内や事業関係者と共有するなど，組織維持のための調整も重要な役割の 1 つとなっている（図 6.1）．

たとえば，地域住民のだれかが脳卒中になると，急性期病院で処置を受ける．その後，回復期病院に移り，最終的に在宅での治療になることが考えられる．その間に患者は，多くの関係者とかかわりをもつことになる．栄養ケアサービスについても同様に，栄養状態の改善，生活機能の改善，

Point!

認知症地域支援推進員

活動は，市町村と共同で行う．おもに医療・介護などの支援ネットワークの構築，認知症対応力向上のための支援，認知症の患者やその家族への相談支援・支援体制構築を行っている．

推進員には，認知症の医療や介護の専門的知識と経験を有する医療・福祉の専門職に従事している者（医師，保健師，看護師，作業療法士，歯科衛生士，精神保健福祉士，社会福祉士，介護福祉士），これら専門職以外で認知症の医療や介護の専門的な知識と経験を有すると市町村が認めた者が選ばれる．

在宅療養，介護支援関連のおもな施策

地域包括ケアシステム

https://www.mhlw.go.jp/wp/hakusyo/kousei/15/backdata/ 01-02-02-003.html

総合事業サービス

https://www.kaigokensaku.mhlw.go.jp/commentary/flow_synthesis.html

＊健習発第 1010001 号〔2008 年（平成 20 年）10 月 10 日〕
https://www.pref.gifu.lg.jp/kodomo/iryo/saigai-iryo/11223/index.data/8-2houtekiwakugumi.pdf

Point!

障害福祉計画

基本指針として，障害者の日常生活および社会生活を総合的に支援するための法律第 87 条第 1 項に基づいている．市町村障害福祉計画と都道府県障害福祉計画が同じ法律の第 88 条および第 89 条によって策定されている．障害福祉サービスなどの提供体制および自立支援給付などの円滑な実施を確保することを目的に作成される．現在，第 5 期障害福祉計画期間である〔2018（平成 30）年度～ 2020（令和 2）年度〕．

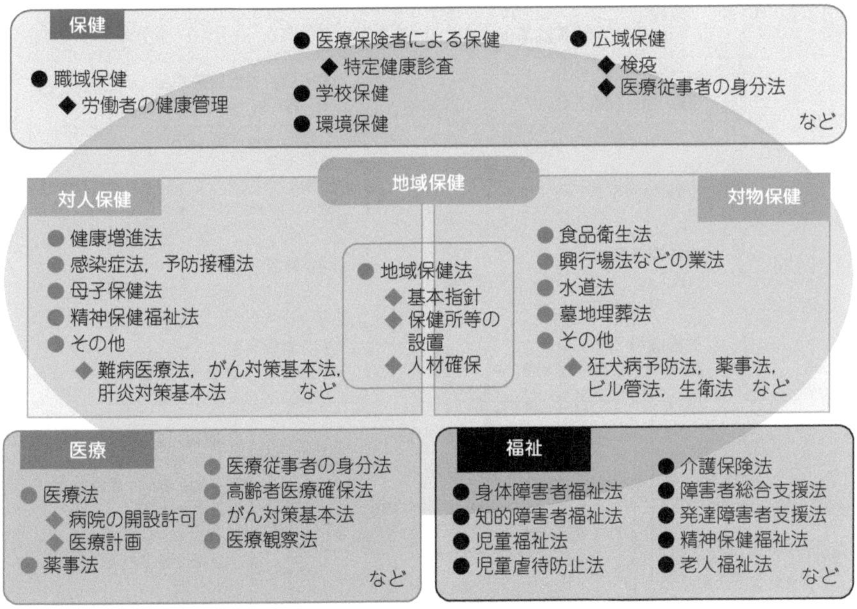

図 6.1　地域保健対策の推進に関する基本的な指針

厚生労働省ホームページ，http://www.mhlw.go.jp/stf/seisakunitsuite/bunya/tiiki/index.html.

社会復帰に向けた食生活上の教育指導が有効に機能するために，患者を取り巻く各組織の関係者のネットワーク化が重要な鍵となる．

介護保険施設，訪問看護ステーション，在宅介護支援センターなどの福祉サービスの提供機関では，高齢に伴う身体機能レベル・生活機能レベルの低下への対応と，疾患に伴う身体機能の低下への対応の両側面を備えており，急性期医療からの連携を必要とする場合も少なくない．

地域栄養ケアのネットワークシステムとして，食生活改善推進員，健康づくり支援者（ヘルスサポーター）などの健康づくりおよび栄養・食生活の改善を推進するボランティアの果たす役割も重要である．公衆栄養分野の管理栄養士は，これらボランティアの支援，育成も考えていかなくてはならない．

食生活改善推進員
第 1 章，第 3 章，第 5 章を参照．

1.5　健康・食生活の危機管理と食支援

近年，大規模な自然災害，感染症・食中毒事件が発生し，国や地方公共団体の保健衛生分野においても迅速な対応が求められている（図 6.2）．厚生省（現厚生労働省）は 2000 年に地域保健法に基づく「地域保健対策の推進に関する基本指針」を改正し，地域における健康管理の基本的指針を示している．翌年の 2001（平成 13）年には「**厚生労働省健康危機管理基本指針**」と「**地域における健康危機管理について－地域健康危機管理ガイドライン**」が策定された．

地域保健法
第 1 章，第 3 章，巻末資料を参照．

対象分野

- **○原因不明健康危機**
- **○感染症**
  - ・感染症発生時の初動対応など，必要措置
- **○医薬品医療機器等安全**
  - ・副作用被害，毒物劇物被害など
- **○災害有事・重大健康危機**
  - ・生物テロ，SARS，新型インフルエンザ　など
  - ・地震，台風，津波，火山噴火　など
- **○結　核**
  - ・多剤耐性結核菌対応など
- **○食品安全**
  - ・食中毒，医薬品（未承認薬も含む）成分を含むいわゆる健康食品など
- **○医療安全**
  - ・医療機関での有害事象の早期察知，判断など
- **○精神保健医療**
  - ・措置入院に関する対応，心のケアなど
- **○飲料水安全**
  - ・有機ヒ素化合物による汚染など
- **○介護等安全**
  - ・施設内感染，高齢者虐待　など
- **○児童虐待**
  - ・身体的虐待，精神的虐待，ネグレクトなど
- **○生活環境安全**
  - ・原子力災害（臨海事故），環境汚染など

○平時対応（日常業務）
①情報収集・分析
- 感染症発生動向調査
- 健康危険情報の収集・整理・分析
- 過去の事例の集積
- 相談窓口（保健所通報電話の設置）
- 公衆衛生上問題のあると考えられる死体の死因調査

②非常時に備えた体制整備
- 計画・対応マニュアルの整備
- 模擬的な訓練の実施
- 人材確保及び資質向上・機器等整備
- 関係機関とのネットワーク整備

③予防教育・指導・監督
- 予防教育活動，監視，指導，監督

○有事対応（緊急時業務）
①緊急行政介入の判断
②連絡調整
- 情報の一元管理・分析・提供
- 経過記録
- 専門相談窓口

③原因究明
- 積極的疫学調査
- 情報の収集・分析・評価

④具体的対策
- 被害拡大の防止
- 安全の確保
- 医療提供体制の確保（心のケアを含む）

○事後対応
- 事後対応の評価
- 対応体制の再構築
- 追跡調査
- 健康相談窓口
- ＰＴＳＤ対策

図6.2　保健所における健康危機への対応の概要
平成17年度危機管理研修会，「地域保健対策の見直しについて」より作成．
http://idsc.nih.go.jp/training/17kanri/003.html

また，2004（平成16）年の新潟県中越地震を受けて2005（平成17）年の「**地域保健対策検討会中間報告**」では保健所における健康危機管理のあり方をまとめている．このなかで健康危機管理とは，「感染症，医薬品，食中毒，飲料水汚染その他なんらかの原因により生じる国民の生命，健康の安全を脅かす事態に対して行われる健康危機の発生予防，拡大防止，治療などに関する業務のことをいう」と定義している．

避難所における食事提供の計画・評価のための栄養の参照量
https://www.mhlw.go.jp/stf/houdou/2r9852000001a159-img/2r9852000001a29m.pdf

これまでの被災経験から，災害そのものに加えて，その後の避難生活において二次的に健康被害が発生することが明らかになっている．避難生活における栄養管理の重要性を過去の例から参考にして，厚生労働省は2011（平成23）年に「**避難所における食事提供の評価・計画のための栄養の参照量**（被災後3カ月まで・3カ月以後）」を作成して，避難所における栄養改善対策の考え方をまとめた．

食中毒，感染症，飲料水汚染，災害などの飲食に関する健康危機の発生に備え，住民が日頃から正しい知識の習得に努め，自らの主体的な判断のもと食品を選択し入手できるよう，健康保護の立場から適切な情報提供を図ることも重要である．とくに災害の発生に備えて，公衆栄養分野の管理

栄養士は住民に対し，食料の備蓄促進のための普及啓発を行うとともに，病者，高齢者，乳幼児などの災害時に食生活支援を要する者の把握を行う必要がある．さらに，近隣の市町村および関係機関との連携協力により災害時の適正な食料供給体制の整備に努める．

また，健康危機発生時には，被災者数のほか，ライフラインおよび食料供給源などの被災状況を把握し，近隣の市町村および関係機関との連絡調整を図りながら，被災者の身体状況に応じた食料提供や栄養管理などを適切に行うことも必要であり，そのためのガイドラインも数多く作成されている（表 6.2）．

表 6.2　災害時の食生活支援活動ガイドライン

リンク先	発行者 / 発行年 版型・頁数など	内容解説
災害時栄養・食生活支援活動ガイドライン	新潟県，平成 18 年 3 月 106 頁	2004 年に発生した中越大震災等の経験を踏まえ，災害時および平常時の備えについて，栄養士の活動を主として記載．時期別に被災した住民への支援と集団給食への支援が記載されているガイドライン．炊き出しの活動事例も紹介
災害時栄養・食生活支援活動ガイドライン - 実践編 -	新潟県，平成 20 年 3 月 159 頁	被災地の行政栄養士が関係部署や関連職種とどのように活動するべきかを基礎知識とあわせて，災害後の時期別に記載されている
災害時食生活改善活動ガイドライン	兵庫県，平成 8 年 3 月 169 頁	1995 年 1 月 17 日に発生した阪神・淡路大震災において保健所・市町栄養士が実施した避難所や仮設住宅における栄養相談などの食生活改善活動の経験を踏まえて，平常時の備えの必要性を周知し，災害時に迅速に食生活の支援活動に対応するために作成されたガイドライン．支援物資としての配布食品の活用例が，阪神・淡路大震災のおける事例として紹介されている
妊産婦・乳幼児を守る災害対策ガイドライン	東京都，平成 19 年 3 月 108 頁	被災時において，妊婦や乳幼児の心身の状態に応じた適切な支援を行うために作成された自治体向けガイドライン．災害体験談も掲載されている
健康危機管理時の栄養・食生活支援メイキングガイドライン	（財）日本公衆衛生協会 平成 22 年 3 月 140 頁	災害時の食支援体制構築がまだ整備されていない保健所において，栄養・食事支援体制を危機管理の一環として，構築していくためのガイドライン．過去の震災対応の栄養食生活支援対応事例，指導の根拠となる関係法規，保健所管理栄養士として備えたい知識や必要な情報が掲載されている
【一般の方向け：災害時の栄養・食料に関連するパンフレット】		
いざという時の心構え 災害時の食に備える	兵庫県 8 頁	災害時への食の備え，災害時の備蓄食品での食事や水不足時の対応も紹介されている
【その他の健康障害などに関するサイト】		
公衆衛生ねっと	公益社団法人 地域医療振興協会	公衆衛生・地域医療の現場で活躍する方々のための情報ネットワーク
災害時の栄養・食生活支援サイト	国立保健医療科学院	国立保健医療科学院のサイトでは，現在，災害時の栄養・食生活に関する情報を集めている．電子ファイルのご提供（PDF，ワードファイルなど）に協力をお願いしている．現在は，災害時の栄養・食生活支援活動ガイドラインとして，愛知県，香川県，福岡県，大阪府が作製したものが収載されている

国立健康・栄養研究所 HP から．

さらに健康・食生活の危機管理については，災害時など非常時におけるアレルギー対応や，生活貧窮者対応などと守備範囲は広い．

Column

日本栄養士会災害支援チーム（JDA－DAT）

日本栄養士会は，大規模自然災害発生時，迅速に，被災地での栄養・食生活支援活動を行うために「日本栄養士会災害支援チーム（JDA-DAT：The Japan Dietetic Association-Disaster Assistance Team)」を設立している．JDA-DAT は，国内外で大規模な自然災害（地震，台風など）が発生した場合，迅速に被災地内の医療・福祉・行政栄養部門と協力して，緊急栄養補給物資の支援など，状況に応じた栄養・食生活支援活動を通じ，被災地支援を行うことを目的としており，その特徴は次のとおりである．

① 機動性：発生後，72 時間以内に行動する．
② 広域性：大規模災害に対応できる．
③ 栄養支援トレーニングによる専門的スキル．
④ 自己完結性：食料の調達，移動手段の確保．

また JDA-DAT は被災地において，次のような人的支援，物的支援を行うこととしている．

① 情報収集
② 緊急栄養補給物資の支援
③ 栄養補給
④ 対応の困難な被災者への支援

活動実績としては，2011 年の東日本大震災をはじめ，2014 年の広島土砂災害，2015 年のネパール地震，2016 年の熊本地震などがある．

平時においては，地域の防災対策活動への協力や，キッチンカーなどの専用車で広報活動を行っている．

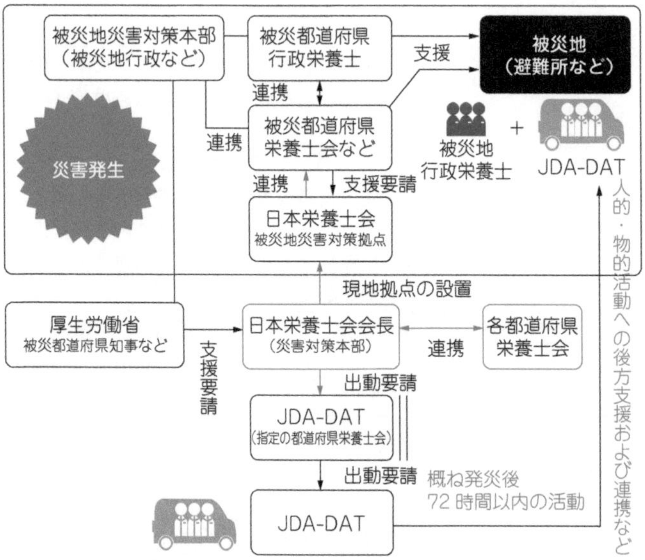

日本栄養士会災害支援チーム（JDA-DAT）出動の流れ

日本栄養士会ホームページ
https://www.dietitian.or.jp/about/concept/jdadat/

2　食環境整備のためのプログラムの展開

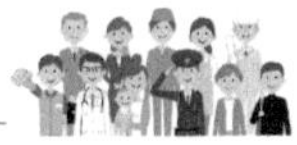

2.1　食物・食情報へのアクセスと食環境整備

食環境とは，食物へのアクセスと情報へのアクセスならびに両者の統合を意味する．食物へのアクセスとは人びとが食べる食物の生産，加工，流通から食卓にいたるまでの流れ全体を示す．1992（平成 4）年に WHO と FAO が合同で開催した世界栄養会議において採択された「栄養に関する世界宣言」（World Declaration on Nutrition）では重度の低栄養にある子どもや妊産婦死亡率の高い地域があることを背景に，エネルギー，たんぱく質，ビタミン A などの不足栄養素摂取の必要性から「栄養学的に適切かつ安全な食物へのアクセスは各人の権利である」とした．これを実現するためには栄養学的に適切な食物がすべての人びとに安全に供給されるシステムが不可欠であり，そのためには食環境はもちろんのこと社会環境の整備が必要である．

一方，日本においては 2000（平成 12）年から展開されている健康日本 21 を受けて，2004（平成 16）年に「健康づくりのための食環境整備に関する検討会報告書」がとりまとめられ，ヘルスプロモーションの観点からの健康的な食物選択を可能にするための食環境づくりの整備の必要性が提唱された（図 6.3，6.4）．中食，外食の増大に伴う食の外部化により，生鮮食料品への支出が減少する一方で，加工食品への支出は増大している．こうした変化から食環境整備が求められる．

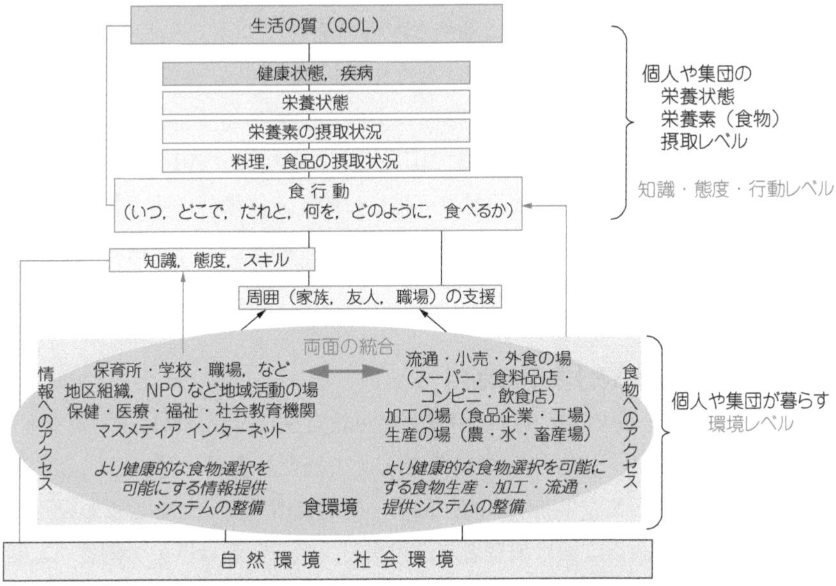

図 6.3　健康づくりと食環境との関係

「健康日本 21」栄養・食生活分野　付録 1「栄養・食生活と健康，生活の質などの関係について」をもとに作成．

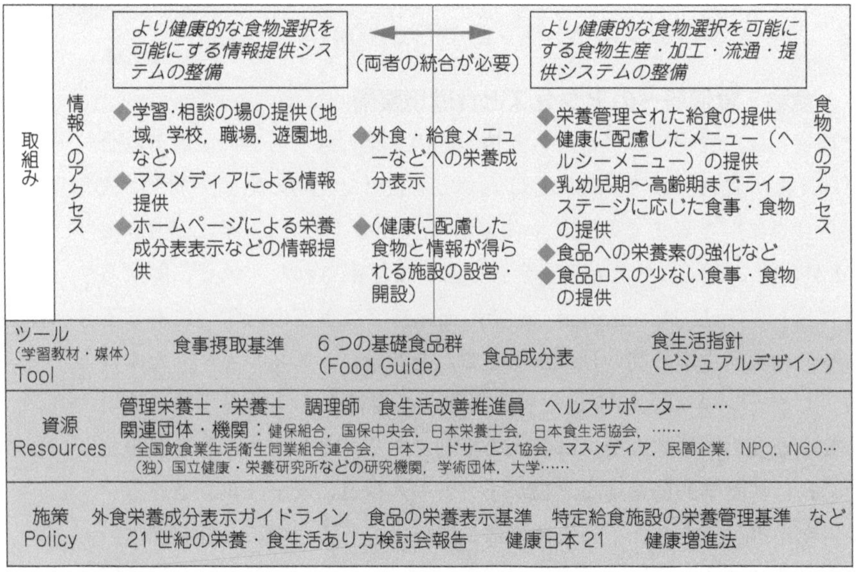

より健康的な食物選択を可能にする情報提供システムの整備
（両者の統合が必要）
より健康的な食物選択を可能にする食物生産・加工・流通・提供システムの整備
取組み
情報へのアクセス
◆学習･相談の場の提供（地域，学校，職場，遊園地，など）
◆マスメディアによる情報提供
◆ホームページによる栄養成分表示などの情報提供
◆外食・給食メニューなどへの栄養成分表示
◆（健康に配慮した食物と情報が得られる施設の設営・開設）
◆栄養管理された給食の提供
◆健康に配慮したメニュー（ヘルシーメニュー）の提供
◆乳幼児期～高齢期までライフステージに応じた食事・食物の提供
◆食品への栄養素の強化など
◆食品ロスの少ない食事・食物の提供
食物へのアクセス
ツール（学習教材・媒体）Tool
食事摂取基準
6 つの基礎食品群（Food Guide）
食品成分表
食生活指針（ビジュアルデザイン）
資源 Resources
管理栄養士・栄養士　調理師　食生活改善推進員　ヘルスサポーター　…
関連団体・機関：健保組合，国保中央会，日本栄養士会，日本食生活協会，……
全国飲食業生活衛生同業組合連合会，日本フードサービス協会，マスメディア，民間企業，NPO，NGO…
（独）国立健康・栄養研究所などの研究機関，学術団体，大学……
施策 Policy
外食栄養成分表示ガイドライン　食品の栄養表示基準　特定給食施設の栄養管理基準　など
21 世紀の栄養・食生活あり方検討会報告　健康日本 21　健康増進法

図 6.4　食環境整備に関する施策，資源，ツール，取組みの現状

厚生労働省，「健康づくりのための食環境整備に関する検討会報告書」，平成 16 年 3 月.

近年においては，移動手段に制限のある高齢者が過疎地などで生鮮食料品の入手が困難な状況となる**フードデザート問題**による**買い物弱者，買い物難民**の解消が課題となっている．そのため，厚生労働省では 2017（平成 29）年に「地域高齢者等の健康支援を推進する配食事業の栄養管理に関するガイドライン」を発表し，食物へのアクセスの改善を図っている．こうした「健康格差」は地域と所得の違いによっても生じることがある．厳しい経済状況などにより十分な栄養摂取を妨げている世帯の子どもに対する取組みが民間主導で始まっており，一例として「子ども食堂」と呼ばれている活動がある．一方で国の動きとしては，2014（平成 26）年に施行された「子どもの貧困対策の推進に関する法律」に基づき「子供の貧困対策に関する大綱」が閣議決定された．そのなかで「子供の食事・栄養状態の確保」が示されている．

こども食堂
第 1 章コラムを参照.

2.2　栄養成分表示の活用

2009（平成 21）年 9 月に消費者庁が設立された．これにより消費者庁が，食品衛生法，JAS 法および健康増進法の食品表示に関する法令に基づく表示基準の策定事務を，統一的・一元的に所管することとなった．表示基準などの企画立案は消費者庁が担当し，執行業務は厚生労働省など関係省庁と連携して実施している．

食品衛生法，JAS 法および健康増進法
第 3 章を参照.

現行の栄養表示基準制度は，健康増進法第 31 条に基づいて実施されている．この制度は，販売する食品（特別用途食品は除く）に，栄養成分や熱量（エネルギー）に関する表示を日本語で行う場合は，その栄養成分や熱量と，国民の栄養摂取の状況からみた重要な栄養成分について表示をすることを義務づけている．

食品表示基準の対象となるものについて

	加工食品		生鮮食品		添加物	
	一般用	業務用	一般用	業務用	一般用	業務用
食品表示基準において，栄養成分表示の規定が適用される対象	容器包装	容器包装，送り状，納品書など，規格書など	容器包装	容器包装，送り状，納品書など，規格書など	容器包装	容器包装

消費者庁食品表示企画課，食品表示法に基づく栄養成分表示のためのガイドライン．

また，栄養成分や熱量について栄養強調の表示を行う場合にも，内閣総理大臣の定める基準を満たすことを義務づけている．なお，この制度は許可制ではなく自己認証制度（規格基準型）である．以下の基準などが，栄養表示基準により定められている．

(1) 規制の対象となる表示栄養成分・熱量の範囲

表示が必要な栄養成分　　表中の条数は食品表示基準の条数

栄養成分		加工食品		生鮮食品		添加物	
		一般用	業務用	一般用	業務用	一般用	業務用
第３条に規定される栄養成分および熱量	熱量，たんぱく質，脂質，炭水化物，ナトリウム（食塩相当量に換算したものを表示.）	義務【第３条】	任意【第12条】	任意*【第21条】	任意【第26条】	義務【第32条】	任意【第34条】
第３条に規定がなく，食品表示基準別表第９に掲げられた栄養成分	飽和脂肪酸，n-3系脂肪酸，n-6系脂肪酸，コレステロール，糖質，糖類（単糖類または二糖類であって，糖アルコールでないものに限る.），食物繊維，亜鉛，カリウム，カルシウム，クロム，セレン，鉄，銅，マグネシウム，マンガン，モリブデン，ヨウ素，リン，ナイアシン，パントテン酸，ビオチン，ビタミンA，B_1，B_2，B_6，B_{12}，C，D，E，K，葉酸	任意【第７条】	任意【第12条】	任意【第21条】	任意【第26条】	任意【第34条】	任意【第34条】

＊栄養表示しようとする場合は，食品表示基準第３条で規定のある栄養成分および熱量を表示する必要がある．

(2) 表示すべき事項および方法

① 表示項目：「熱量（エネルギー），たんぱく質，脂質，炭水化物，ナトリウム（食塩相当量で表示）」の５項目については，表示が義務づけられており，含有量をこの順序で記載する．また，そのほかに (1) に記

載した栄養成分を表示する場合には，これら 5 項目の後に記載する．

② 表示方法：容器の包装を開かなくてもみえる場所，または添付する文書に，正確に読みやすく記載する．含有量は，1 包，100 ml など 1 食単位あたりで記載する．

(3) 強調表示の基準

たんぱく質，食物繊維などについて「高」，「含有」などと強調して表示する場合および熱量，脂質などについて「無」，「低」などと強調して表示する場合に，満たしていなければならない基準が設けられている．

なお，強調表示には，絶対表示と相対表示がある．単に食品の含量が「多い」「少ない」という表示を**絶対表示**，特定の栄養成分が「0% 増量」「0% カット」とほかの食品と比較した表示を**相対表示**といい，いずれの表示も，定められた基準を満たしていなければならない．

虚偽・誇大広告などの表示の禁止
健康食品に関する景品表示法および健康増進法上の留意事項について（要約版），消費者庁より．
https://www.caa.go.jp/policies/policy/representation/fair_labeling/pdf/161121premiums_2.pdf

(4) 虚偽・誇大広告などの表示の禁止

昨今の健康意識の高まりなどに伴い，食品として販売されるものについての広告などが，インターネットなどさまざまな媒体に数多く掲載され，販売の促進に用いられている．そのなかには，必ずしも実証されていない健康の保持･増進効果を虚偽または誇大に表示しているものが見受けられ，さらに長期的かつ継続的な摂取が推奨される傾向にある．このような状況下で誤認させる広告により，国民が適切な診療機会を逸するなども考えられる．国民の健康の保持･増進に重大な悪影響を及ぼすおそれがあるため，**健康増進法**によりこのような広告は禁止されている．

2.3 特別用途食品の活用

食品表示に関しては，長い間，食品衛生法，JAS 法，健康増進法などの法律に分かれて規定されており，複雑でわかりにくい側面があった．そこで 2009（平成 21）年に消費者庁が設置されたことに伴い，食品表示に関する許認可などの業務が一元化された．さらに 2013（平成 25）年 6 月には食品表示法が制定され，食品表示に関する法律は消費者庁で所管することとなった．

保健機能食品，機能性表示食品，栄養機能食品，特定保健用食品
第 2 章を参照．

食品表示法において**保健機能食品**は，その目的と機能の違いにより届出制である**機能性表示食品**，自己認証制（規格基準型）である**栄養機能食品**，個別許可制である**特定保健用食品**から構成され，いわゆる健康食品とは切り離されたものとなっている（図 6.5）．

(1) 特別用途食品

健康増進法において「販売に供する食品につき，乳児用，幼児用，妊産婦用，病者用その他特別の用途に適する旨の表示（特別用途表示）をしようとする者は，内閣総理大臣の許可（実際は消費者庁長官に許可権限委任）を受けなければならない．」とされている．

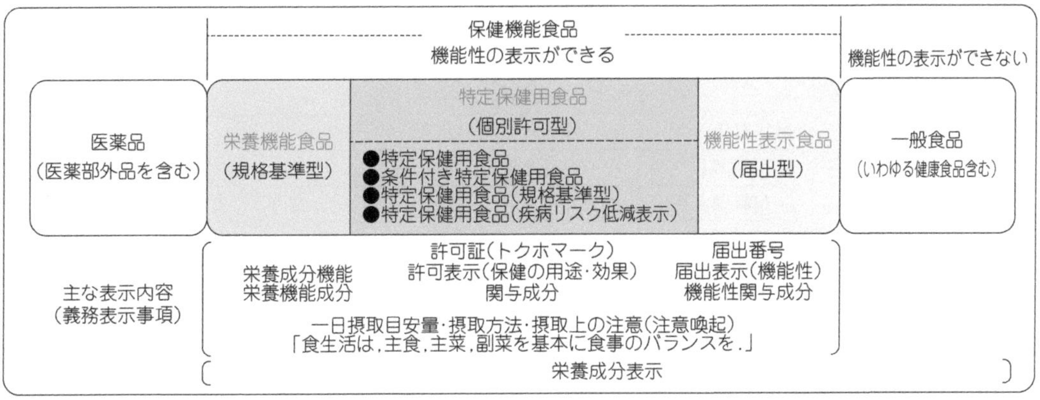

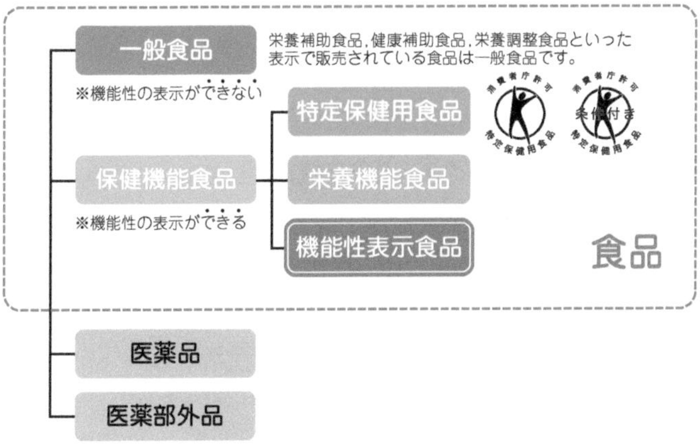

図 6.5 **保健機能食品の分類**

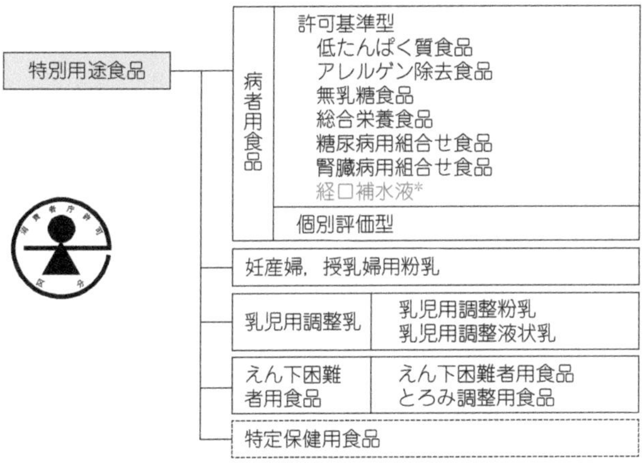

図 6.6 **特別用途食品の分類**

＊令和 5 年 5 月 19 日から追加

特別用途食品は，**許可基準型**と**個別評価型**に分類される（図 6.6）．なかでも新規分野の**総合栄養食品**は，いわゆる濃厚流動食であり，今後高齢者の増加に伴う需要が見込まれる．特別用途食品は，利用対象者が，医師や薬剤師，管理栄養士からの助言や指導を受けながら対象者自身が選択し，

Point!

病者用食品で許可基準型のもの
- 低たんぱく質食品
- アレルゲン除去食品
- 無乳糖食品
- 総合栄養食品

表 6.3　えん下困難者用食品の許可基準

規格*1	硬さ（一定速度で圧縮したときの抵抗）(N/m^2)	付着性（J/m^3）	凝集性
許可基準Ⅰ*2	$2.5 \times 10^3 \sim 1 \times 10^4$	4×10^2 以下	0.2 ～ 0.6
許可基準Ⅱ*3	$1 \times 10^3 \sim 1.5 \times 10^4$	1×10^3 以下	0.2 ～ 0.9
許可基準Ⅲ*4	$3 \times 10^2 \sim 2 \times 10^4$	1.5×10^3 以下	—

＊1 常温および喫食の目安となる温度のいずれの条件であっても規格基準の範囲内であること．
＊2 均質なもの（たとえば，ゼリー状の食品）．
＊3 均質なもの（たとえば，ゼリー状またはムース状等の食品）．ただし，許可基準Ⅰを満たすものを除く．
＊4 不均質なものも含む（例えば，まとまりのよいおかゆ，やわらかいペースト状またはゼリー寄せ等の食品）．ただし，許可基準Ⅰまたは許可基準Ⅱを満たすものを除く．

使用することが基本となる．また，特定保健用食品も特別用途食品の 1 つとして位置づけられている．

特別用途食品の**えん下困難者用食品**には，とろみ調整用食品がある．この食品の許可基準は，以下の 3 つに分類されている（表 6.3）．

① そのまま飲み込める性状のもの（許可基準Ⅰ）．
② 口のなかで少しつぶして飲み込める性状のもの（許可基準Ⅱ）．
③ 少しそしゃくして飲み込める性状のもの（許可基準Ⅲ）．

Point!
保健の用途を表示するには
個別に生理的機能や特定の保健機能を示す有効性や安全性などに関する科学的根拠に関する審査を受け，消費者庁長官の許可を受けることが必要である．健康増進法第 26 条，29 条を参照．

(2) 特定保健用食品

からだの生理学的機能などに影響を与える保健機能成分を含む食品で，「血圧，血中のコレステロールなどを正常に保つことを助ける」，「おなかの調子を整えたりするのに役立つ」などの特定の保健の用途に役立つ旨を表示するものをいう．

このような「保健の用途」を表示するには，個別に生理的機能や特定の保健機能を示す有効性や安全性などに関する科学的根拠に関する審査を受け，消費者庁長官の許可を受けることが必要である．なお，許可された特定保健用食品および条件付き特定保健用食品には，許可マークが付けられる（表 6.4）．

表 6.4　保健機能食品の特徴

	対象	評価者	手続き	おもな文言例
栄養機能食品	ミネラル 5 種類，ビタミン 12 種類のいずれかを含む食品	国が定めた基準に適合していれば表示可能	国への許可申請や届出は必要なし	「カルシウムは，骨や歯の形成に必要な栄養素です」
特定保健用食品（トクホ）	食品全般（生鮮食品が認められた例はない）	消費者庁が許可	国が科学的根拠を審査	「お腹の調子を整える」
機能性表示食品	食品全般（サプリメントや加工食品，生鮮食品も含む）	企業による届出制	企業が科学的根拠を提出	「脂肪の吸収を抑える」

また保健機能食品には，バランスの取れた食生活の普及啓発を図るために，「食生活は，主食，主菜，副菜を基本に，食事のバランスを」の表示が義務づけられている．

(3) 栄養機能食品

栄養機能食品とは，栄養成分の補給のために利用される食品である．現在，規格基準が定められている栄養成分は，ビタミン13種類，ミネラル6種類，n-3系脂肪酸である．食品表示法で定められている基準量の範囲内にあれば，消費者庁への申請や届け出は必要なく，表示者の責任で表示ができる．

栄養機能食品として販売するためには，1日当たりの摂取目安量に含まれる当該栄養成分量が定められた上・下限値の範囲内にある必要があり，栄養成分の機能だけでなく，注意喚起表示なども表示する必要がある．

(4) 機能性表示食品

2015（平成27）年4月から，「おなかの調子を整えます」，「脂肪の吸収をおだやかにします」などの食品の機能性を表す表示が個別審査を受けることなく表示できるようになった．ただし，表示するためには安全性の確保，科学的根拠に基づいた機能性を担保する必要があり，生産，製造，品質管理体制，健康被害の情報提供体制を整備したうえで販売日の60日前までに消費者庁長官に届け出ることが必要となっている．

機能性食品表示の基準
FOODCOM.NET
http://www.foocom.net/secretariat/foodlabeling/12446/
FOODCOM.NET
http://www.foocom.net/secretariat/foodlabeling/12446/

2.4 「健康な食事」の普及啓発

日本人の平均寿命が延伸し，世界でも高い水準を示しているが，それには日本の食が一助になっていると考えられる．厚生労働省では日本人の長寿を支える「健康な食事」について検討を始め，2014年に検討会報告書としてまとめた．

「健康な食事」とは，健康な心身の維持・増進に必要とされる栄養バランスを基本とする食生活が，無理なく持続している状態を意味しており，その実現においては，主食・主菜・副菜を組み合わせて食べることが重要であるとしている．また，厚生労働省では，健康な心身の維持・増進に必要とされる栄養バランスを確保する観点から，主食・主菜・副菜を組み合わせた食事のさらなる推奨を図るよう，シンボルマークを作成し，啓発普及を図っている．

「健康な食事」
第3章を参照.

主食・主菜・副菜を組み合わせた食事推奨のシンボルマーク
シンボルマークのデザインは，円を三分割してシンプルな線や面で，主食・主菜・副菜の3つの料理を表現し，黄色（うすい赤色）が「主食」，赤色（濃い赤色）が「主菜」，緑色（うすい灰色）が「副菜」で，主食，主菜，副菜の組み合わせを意味する．

2.5 健康づくりのための外食料理の活用

近年，食生活の変化に伴い，外食の機会が増加している．適正な栄養情報の提供はきわめて重要なことであり，国民の外食機会の増大に伴い，外食料理に含まれる栄養成分についての情報に対するニーズが高まっている（図6.7）．そうした背景から厚生省（現厚生労働省）は1990（平成2）年

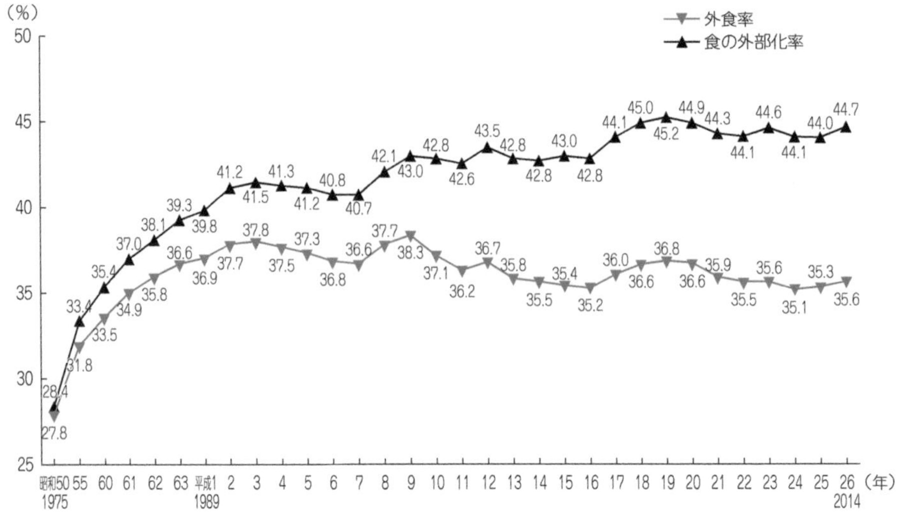

図 6.7　食の外部化率

資料：(財) 食の安全，安心財団附属機関外食産業総合調査研究センターによる推計.

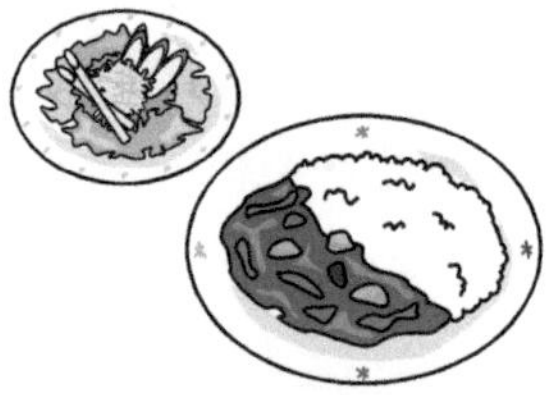

カレーライスセット	
エネルギー	814 kcal
たんぱく質	22 g
脂質	29 g
炭水化物	112 g
食塩相当量	4.0 g

図 6.8　外食の栄養成分表示の例

大阪市ホームページ.

に外食の栄養成分表示制度をとりまとめた「外食料理の栄養成分表示ガイドライン」を作成・公表した (**図 6.8**). 外食時に栄養成分表示を活用することによって健康意識を高め，健康の維持増進を図ることを目的としている.

健康日本 21 の食環境に関する目標項目では，「外食や食品を購入する時に栄養成分表示を参考にする人の増加」および「ヘルシーメニューの提供の増加と利用の促進」が掲げられ, 各都道府県の地方計画（健康増進計画）でも，ほとんどの計画で食環境に関する目標項目が取り上げられている. さらに，平成 25 年度から実施されている，21 世紀における第 2 次国民健康づくり運動〔健康日本 21（第二次）〕においても，「食品中の食塩や脂肪の低減に取り組む食品企業および飲食店の登録数の増加」が食環境の目標項目に掲げられている.

各自治体においても，こうした栄養成分表示やヘルシーメニューの提供 (**表 6.5**) など，健康づくりに役立つ取組みを行う外食料理店の認証制度を行っている (**表 6.6**).

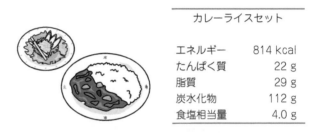

表 6.5　栄養成分表示や喫煙対策など，健康づくり全体の取組店舗数の多い自治体（例）

大阪府 「うちのお店も健康づくり応援団の店」 11,014 店舗（平成 26 年 3 月末）
北海道 「栄養成分表示の店」 3,759 店舗（平成 26 年 3 月末（暫定件数））
愛知県 「食育推進協力店」 2,589 店舗（平成 26 年 3 月末）
岐阜県 「ぎふ食と健康応援店」 1,290 店舗（平成 25 年 3 月末）
岡山県 「栄養成分表示の店」 1,043 店舗（平成 26 年 3 月末）

日本人の長寿を支える「健康な食事」のあり方に関する検討会（平成 26 年 5 月 13 日）より．

表 6.6　ヘルシーメニューの基準（例）

メニュー分類	一人分のメニュー	総菜など単品メニュー（100 g 中）
1. エネルギーひかえめ	670 kcal 以下	40 kcal 以下
2. 脂質ひかえめ	17 g 以下	3 g 以下
3. 塩分ひかえめ	3 g 未満	0.3 g 未満
4. カルシウムたっぷり	200 mg 以上	―
5. 鉄分たっぷり	3 mg 以上	―
6. 野菜たっぷり	120 g 以上	70 g 以上

Point!

食環境の整備（大阪府）

大阪府では平成元年度から認証制度をスタートさせている．1996(平成8) 年には大阪外食産業協会や大阪府飲食旅館生活衛生組合連合会など 13 の外食関連団体と，大阪府および大阪府内の 2 つの指定都市，5 つの中核市から構成される「大阪ヘルシー外食推進協議会」を設立し，官民一体となった健康づくり事業を展開している．事業の中核となるのは，メニューの栄養成分表示やヘルシーメニューの提供，ヘルシーオーダーやたばこ対策を行っている「うちのお店も健康づくり応援団の店」の普及拡大である．

ほかにも「おすすめ！わが店のヘルシーメニュー人気コンテスト」の実施や「ヘルシー外食フォーラム」の開催，機関紙「外食だより」の発行やホームページによる情報発信，ぐるなびと連携した飲食店検索など多角的に活動を行っている．

3　地域集団の特性別プログラムの展開

3.1　ライフステージ別：妊娠期・授乳期，新生児期・乳児期，成長期，成人期，高齢期

(1) 妊娠期・授乳期，新生児期・乳児期

わが国の母子保健対策は，思春期から妊娠・出産・育児期，新生児期，乳幼児期を通じて，総合的に進めることを目指している．

母子保健に関する多くの妊娠・出産・子育て支援事業は，市町村におい

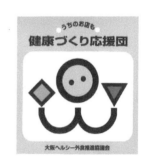

て実施されており，栄養指導はおもに市町村の行政栄養士によって行われる（表6.7）．

市町村保健センターから妊娠を届け出た住民に対して，母子健康手帳が交付される．母子健康手帳は，妊娠・出産・育児に関する一貫した健康記録帳であり，妊娠期と乳幼児期に関した行政情報や保健・育児に関する情報が提供される．母子健康手帳の記録は，行政機関では，母子保健サービスに活用されている．

健康診査は，おもに妊産婦健康診査，乳幼児健康診査，1歳6か月児健康診査，3歳児健康診査などが実施されている．妊産婦の健康診査では，つわり（妊娠悪阻（おそ））時の対応から貧血対策，体重のコントロール，妊娠高血圧症候群や妊娠糖尿病など，また授乳期におよぶ食事指導・支援を母親学級・両親学級などで実施している．

乳児の健康診査では，離乳食の指導・支援，1歳6か月児健康診査では心身障害の早期発見，虫歯予防などについて栄養状態のアセスメントに基づいた指導と支援，3歳児健康診査では身体の発育，精神発達面また家庭環境や生活環境までも考慮した育児支援を強化した栄養・食生活の指導・支援であり，集団や個別，また電話相談などの対応も行われている．

健やか親子21（第2次）のイメージ図
内閣府ホームページ
http://www8.cao.go.jp/youth/whitepaper/h27honpen/b2_02_03.html

表6.7 「健やか親子21（第2次）」における課題の概要

課題名，課題の説明		課題の説明
基盤課題A	切れ目のない妊産婦・乳幼児への保健対策	妊娠・出産・育児期における母子保健対策の充実に取り組むとともに，各事業や関連機関の緊密な連携体制の強化や，情報の利活用，母子保健事業の評価・分析体制の構築を図ることにより，切れ目ない支援体制の構築を目指す
基盤課題B	学童期・思春期から成人期に向けた保健対策	児童生徒自らが，心身の健康に関心を持ち，より良い将来を生きるため，健康の維持・向上に取り組めるよう，多分野の協働による健康教育の推進と次世代の健康を支える社会の実現を目指す
基盤課題C	子どもの健やかな成長を見守り育む地域づくり	社会全体で子どもの健やかな成長を見守り，子育て世代の親を孤立させないよう支えていく地域づくりを目指す．具体的には，国や地方公共団体による子育て支援施策の拡充に限らず，地域にある様々な資源（NPOや民間団体，母子愛育会や母子保健推進員等）との連携や役割分担の明確化があげられる
重点課題①	育てにくさを感じる親に寄り添う支援	親子が発信する様々な育てにくさ*のサインを受け止め，丁寧に向き合い，子育てに寄り添う支援の充実を図ることを重点課題の1つとする *育てにくさとは：子育てに関わるものが感じる育児上の困難感で，その背景として，子どもの要因，親の要因，親子関係に関する要因，支援状況を含めた環境に関する要因など多面的な要素を含む．育てにくさの概念は広く，一部には発達障害などが原因となっている場合がある
重点課題②	妊娠期からの児童虐待防止対策	児童虐待を防止するための対策として，①発生予防には，妊娠届出時など妊娠期から関わることが重要であること，②早期発見・早期対応には，新生児訪問などの母子保健事業と関係機関の連携強化が必要であることから重点課題の1つとする

厚生労働省，「健やか親子21（第2次）」ホームページより改変．

表 6.8　母子保健関連施策

年	出来事
1947（昭和 22）年	児童福祉法制定
1965（昭和 40）年	母子保健法制定
1994（平成 6）年	母子保健法改正 乳幼児健診など一般的な業務は市町村，未熟児など専門的な支援は保健所が所管することとなる
	エンゼルプラン制定
1999（平成 11）年	新エンゼルプラン制定
2001（平成 13）年	「健やか親子 21」公表 21 世紀の母子保健の方向性を示し，関係機関·団体が一体となって推進する国民運動計画として策定された．都道府県や市町村では，次世代育成行動計画と連携した取組みが行われている． 主要な課題は，①思春期の保健対策の強化と健康教育の推進，②妊娠・出産に関する安全性と快適さの確保と不妊への支援，③小児保健医療水準を維持・向上させるための環境整備，④子どもの心の安らかな発達の促進と育児不安の軽減である
2003（平成 15）年	少子化社会対策基本法，次世代育成支援対策推進法制定
2004（平成 16）年	少子化社会対策大綱制定　「子ども子育て応援プラン」策定
	「楽しく食べる子どもに～食からはじまる健やかガイド～」発行
	「楽しく食べる子どもに～保育所における食育に関する指針～」発行
2005（平成 17）年	食育基本法施行
2006（平成 18）年	「妊産婦のための食生活指針」公表
2007（平成 19）年	「授乳・離乳支援ガイド」公表 授乳・離乳を通じて母子の健康の維持と親子のかかわり方の健やかな形成，一人ひとりの子どもの成長・発達が尊重される支援を目指している．
2008（平成 20）年	保育所保育指針改定 次世代を担う子どもの健やかな成長は地域で生活するすべての人びとの願いでもある．食の問題は人間の基本であり，夢や希望をもって子育てのできる環境整備は地域の社会全体で取り組むべき課題である．地域の子育て家族にとってもっとも身近な児童福祉施設が保育所である．家庭や地域での子育て力の低下が指摘されるなかで，保育所における質の高い保育への期待が高まり，保育所の役割・機能の再確認から改定された
2010（平成 22）年	「子ども・子育てビジョン」策定
	「児童福祉施設における食事の提供ガイド」発行
2012（平成 24）年	「保育所における食事の提供ガイドライン」発行
2015（平成 27）年	「健やか親子 21（第 2 次）」公表 本計画では，10 年後に目指す姿を「すべての子どもが健やかに育つ社会」として，すべての国民が地域や家庭環境などの違いにかかわらず，同じ水準の母子保健サービスが受けられることを目指している 従来の「健やか親子 21」で掲げてきた課題を見直し，現在の母子保健を取り巻く状況を踏まえて 3 つの基盤課題を設定するとともに，とくに重点的に取り組む必要のあるものとして 2 つを重点課題として設定している

ほかでも学ぶ
覚えておこう キーワード

栄養教諭制度
➡栄養教育論

栄養教諭制度
第 3 章を参照.

ポピュレーションアプローチ
第 1 章を参照.

ハイリスクアプローチ
第 1 章を参照.

(2) 成長期

この時期は，心身の急速な成長・発達に加え，生活環境の変化などが原因となって，健康上の問題が生じやすい時期でもある．そのため，この時期で重要な役割を担うのが学校給食である（**表 6.9**）．

また，2004（平成 16）年に学校給食法の一部改正により栄養教諭制度が創設された（**表 6.10**）．

(3) 成人期

成人期は，身体面・精神面で成熟し，社会活動の中核をなす年齢期である．この時期は，健康状態，生活状況，この時期までの食体験によって育まれた価値観や，健康意識・食意識など健康に関する考え方は個人によって大きく異なる．また，就職，結婚，出産など人生における大きな節目を迎える年齢期でもある．

このように，生活が仕事中心や育児中心などになりやすく，生活習慣病対策が重要になる．公衆栄養プログラムとしては，疾病予防対策のためのポピュレーションアプローチと重症化予防対策のためのハイリスクアプローチの有効な展開と組み合わせの対応が重要である（**表 6.11**）．

(4) 高齢期

日本の高齢化は，急速に進展しており大きな社会問題となっている．高齢期は，個人差が大きく身体・精神・社会的側面からの総合的なアセスメントによる支援が必要である（**表 6.12**）．

表 6.9　学校給食の実施状況　（国公私立）
平成 27 年 5 月 1 日現在

区分		全国総数	完全給食		補食給食		ミルク給食		計	
			実施数	百分比	実施数	百分比	実施数	百分比	実施数	百分比
小学校	学校数	20,325	20,010	98.5	66	0.3	70	0.3	20,146	99.1
	児童数	6,543,104	6,466,669	98.8	10,094	0.2	9,210	0.1	6,485,973	99.1
中学校	学校数	10,419	8,603	82.6	43	0.4	538	5.2	9,184	88.1
	生徒数	3,481,839	2,663,962	76.5	8,595	0.2	201,100	5.8	2,873,657	82.5
特別支援学校	学校数	1,111	978	88.0	2	0.2	14	1.3	994	89.5
	幼児・児童・生徒数	137,894	121,087	87.8	63	0.0	935	0.7	122,085	88.5
夜間定時制高等学校	学校数	574	339	59.1	104	18.1	2	0.3	445	77.5
	生徒数	87,641	23,440	26.7	4,527	5.2	398	0.5	28,365	32.4
計	学校数	32,429	29,930	92.3	215	0.7	624	1.9	30,769	94.9
	幼児・児童・生徒数	10,250,478	9,275,158	90.5	23,279	0.2	211,643	2.1	9,510,080	92.8
（参考）幼稚園	園数	11,210	6,504	58.0	856	7.6	468	4.2	7,828	69.8
	幼児数	1,402,448	852,721	60.8	79,788	5.7	43,756	3.1	976,265	69.6

＊中学校には中等教育学校前期課程を含む.
文部科学省,「学校給食実施状況等調査」(平成 27 年 5 月 1 日現在).

表 6.10　栄養教諭制度の概要

○趣旨

食生活を取り巻く社会環境が大きく変化し，食生活の多様化が進む中で，朝食をとらないなど子どもの食生活の乱れが指摘されており，子どもが将来にわたって健康に生活していけるよう，栄養や食事のとり方などについて正しい知識に基づいて自ら判断し，食をコントロールしていく「食の自己管理能力」や「望ましい食習慣」を子どもたちに身につけさせることが必要となっている.

このため，食に関する指導（学校における食育）の推進に中核的な役割を担う「栄養教諭」制度が創設され，平成 17 年度から施行される

○職務

食に関する指導と給食管理を一体のものとして行うことにより，地場産物を活用して給食と食に関する指導を実施するなど，教育上の高い相乗効果がもたらされる

(1) 食に関する指導

①肥満，偏食，食物アレルギーなどの児童生徒に対する個別指導を行う

②学級活動，教科，学校行事等の時間に，学級担任等と連携して，集団的な食に関する指導を行う

③他の教職員や家庭・地域と連携した食に関する指導を推進するための連絡・調整を行う

(2) 学校給食の管理

栄養管理，衛生管理，検食，物資管理など

○資格

栄養教諭普通免許状（専修，一種，二種）を新設.

大学における所要単位の修得により免許状を取得することが基本

他方，現職の学校栄養職員は，一定の在職経験と都道府県教育委員会が実施する講習などにおいて所定の単位を修得することにより，栄養教諭免許状を取得できるよう法律上特別の措置が講じられている

○配置

すべての義務教育諸学校において給食を実施しているわけではないことや，地方分権の趣旨等から，栄養教諭の配置は地方公共団体や設置者の判断によることとされている

公立小中学校の栄養教諭は県費負担教職員であることから，都道府県教育委員会の判断によって配置される

○身分

公立学校の栄養教諭については，採用や研修などについて養護教諭と同様の措置が講じられる

表 6.11　成長期関連施策と内容

年	施策名と出来事	関連省庁
2006	「早寝，早起き，朝ごはん」運動の推進	文部科学省
2007	「食に関する指導の手引き」作成	
2008	「教育振興基本計画」策定 学習指導要領の改訂 (食育の充実の推進が記される)	
2013	「子供の貧困対策に関する大綱」	内閣府

表 6.12　高齢期の関連施策と内容

年	施策名と出来事
1989	ゴールドプラン策定（高齢者保健福祉推進 10 か年戦略策定）
1994	新ゴールドプラン策定
2000	ゴールドプラン 21 策定
2013	認知症施策 5 か年計画（オレンジプラン）策定
2015	新オレンジプラン策定

3.2　生活習慣病ハイリスク集団

生活習慣病とは，1996（平成 8）年の公衆衛生審議会において「食習慣，運動習慣，休養，喫煙，飲酒などの習慣が，その発症，進展に直接的に関与する疾患群」と定義された**非感染性疾患**（**NCDs**）である．日本では，この生活習慣病による死亡が全死亡の 6 割を占めている．さらに，生活習慣病の重症化などが介護保険財政に影響を与えており，生活習慣病対策はきわめて重要な課題である．

厚生労働省は健康日本 21 で，一次予防対策の充実を図るとともに，個別健康教育を進めてきた．その後，高齢者の医療の確保に関する法律によって，2008（平成 20）年 4 月から医療保険者に 40 歳以上の加入者を対象とした，**メタボリックシンドローム**（内臓脂肪症候群）に着目した特定健康診査の実施が義務づけられることとなった．これにより生活習慣病のハイリスク者を抽出することが可能になった．

生活習慣病の発症リスクが高く，生活習慣の改善によって，その予防効果が多く期待できる者に対しては特定保健指導を行う．この指導では，リスクの程度に応じて，**動機づけ支援**と**積極的支援**に分類され，医師，保健師，管理栄養士が中心となり，保健指導，栄養指導，運動指導などの生活習慣指導を通した支援を行っている．

非感染性疾患 (NCDs)
第 2 章を参照.

一次予防
第 1 章，第 3 章を参照.

高齢者の医療の確保に関する法律
第 3 章を参照.

特定健康診査
第 3 章を参照.

特定保健指導
第 3 章を参照.

Point!

積極的支援と動機づけ支援
積極的支援とは，特定健診で腹囲に加え，血圧，中性脂肪，血糖値など複数の項目が基準値より高い者（メタボリックシンドロームと診断された者）への支援 (20 分程度の面接を 3 ～ 4 回実施) を行う．動機づけ支援とは，特定健診の項目のうち，いずれかが基準値より高い人（メタボリックシンドローム予備群の者）への支援 (20 分程度の面接を 1 回実施) を行う．ただし，65 ～ 74 歳では積極的支援の対象となった場合も動機づけ支援となる．

国家試験ワンポイントアドバイス
公衆栄養施策は，その内容のほとんどが法令に基づき実施される．関連法規を正しく理解しておくことは重要であり，公衆栄養プログラムの展開においても同様である．国家試験では，用語の理解も重要であるが，近年では実務担当者としての判断となるような実践的な内容の問題も多く出題される．とくに公衆栄養プログラムの展開に関しては，アセスメントから評価・改善に至る PDCA サイクルを具体的にイメージできるようにする必要がある．

Column

公衆栄養プログラムの評価

公衆栄養プログラムを作成するのは，ほとんどの場合，市町村などの行政機関である．そのことが関係しているのかどうかわからないが，公衆栄養プログラムのプロセスのなかで最も置き去りにされているのが評価の部分である．公衆栄養プログラムの評価はまず，何かの事業を実施したとして，健康指標との関連性を説明することが難しい．事業計画を立てて予算要求するにしても，事業（プログラム）を実施することによる将来的な効果が求められても，事業実施後の評価は求められることは少ない．また，行政機関内でトップが替わることにより事業実施中であっても，事業そのものの重要性が薄らいでしまうこともある．

厚生労働省の資料によると，評価の観点はストラクチャー（構造），プロセス（過程），アウトカム（結果）となり，健診・保健指導の最終的な評価はアウトカムになるとしている．通常，結果が出るまでの年数がかかるアウトカム評価は困難である．そのようなことから，公衆栄養プログラムの評価指標としては健診受診率や保健指導実施率，保健指導の継続率などを評価するアウトプット（事業実施量）評価がどうしても多くなってしまう．

評価はとても重要である．公衆栄養プログラムにおいては，最終的なアウトカム評価のみならず中間評価も行うことでPDCAサイクルが円滑に回るようにすることが重要である．

復習問題を解いてみよう
https://www.kagakudojin.co.jp

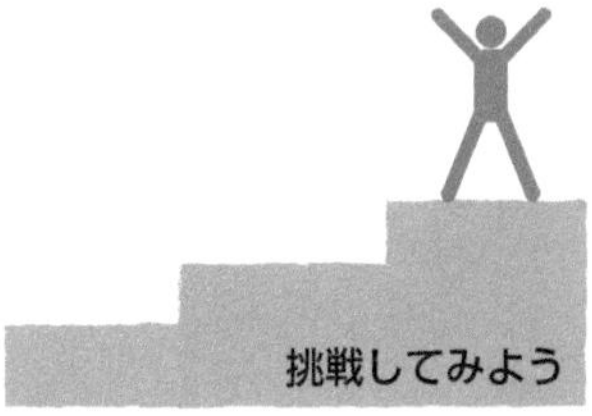

参考文献・参考情報

第１章

井上浩一，草間かおる，村山伸子，『公衆栄養学』＜サクセス管理栄養士講座＞，第一出版（2014）．

八倉巻和子，井上浩一編著，『五訂公衆栄養学　第２版』＜Ｎブックス＞，建帛社（2017）．

医療情報科学研究所，『公衆衛生が見える　2018-2019』，メディックメディア（2018）．

第２章

厚生労働省，「国民健康・栄養調査報告」（平成 27 年～平成 29 年）

農林水産省，「平成 29 年度食育白書」

農林水産省，「食育に関する意識調査報告書（平成 31 年 3 月報告）」

消費者庁，「平成 28 年度消費者意識基本調査結果」（平成 29 年 6 月）

消費者庁，「平成 29 年度消費者意識基本調査結果」（平成 30 年 6 月）

農林水産省，「食品の生産・流通構造の変化を踏まえた農産物供給のあり方に関する分析」

長瀬直人，世帯構造の変化がもたらす食品購入先の多様化と内食率の低下の実態　AFC フォーラム，**62**，15－18（2014）．
https://www.jfc.go.jp/n/findings/afc-month/pdf/afc_forum1409.pdf

農林水産省，「日本の食料自給率」
http://www.maff.go.jp/j/zyukyu/zikyu_ritu/012.html

農林水産省，「世界の食料自給率」

農林水産省，「食料自給力の手引き」（平成 29 年 10 月）

農林水産省，「平成 28 年度食品産業動態調査」

WHO World Health Statistics（2011）．

UNICEFF Report 2013-Tracking Progress on Child and Maternal Nutrition.

Global health risks, WHO（2009）．

第３章

総務省，e-Gov. 組織・制度の概要案内－詳細情報．
https://search.e-gov.go.jp/servlet/Organization?class=1050&objcd=100495&dispgrp=0090
https://search.e-gov.go.jp/servlet/Organization?class=1050&objcd=100495&dispgrp=0160

厚生労働省健康局，がん対策・健康増進課栄養指導室，新たな行政栄養士業務指針のねらいと健康・栄養施策の推進.
http://www.mhlw.go.jp/stf/houdou/2r98520000036h01-att/2r98520000036h3k.pdf

文部科学省，学校保健統計調査.
http://www.mext.go.jp/b_menu/toukei/chousa05/hoken/gaiyou/chousa/1268648.htm

フード・アクション・ニッポン HP　http://syokuryo.jp/project/

公益社団法人日本栄養士会，栄養ケア・ステーション　https://www.dietitian.or.jp/about/concept/care/

一般財団法人日本食生活協会，食生活改善推進員とは　http://www.shokuseikatsu.or.jp/kyougikai/index.php

国立保健医療科学院 HP　https://www.niph.go.jp/information/index.html

厚生労働省政策統括官付政策評価官室，「平成 26 年版厚生労働白書　健康長寿社会の実現に向けて～健康・予防元年～」　http://www.mhlw.go.jp/wp/hakusyo/kousei/14/

芦川修貮，古畑　公，鈴木三枝 編，『食生活指針の解説』，一般社団法人 全国栄養士養成施設協会（平成 29 年 2 月）．
文部科学省，厚生労働省，農林水産省，「食生活指針の解説要領」（平成 28 年 6 月）．
http://www.maff.go.jp/j/syokuiku/attach/pdf/shishinn-5.pdf
厚生労働省，「運動基準・運動指針の改定に関する検討会 報告書」（平成 25 年 3 月）．
http://www.mhlw.go.jp/stf/houdou/2r9852000002xple-att/2r9852000002xpqt.pdf
文部科学省，「幼児期運動指針」（平成 24 年 3 月）．
http://www.mext.go.jp/a_menu/sports/undousisin/1319771.htm
健康づくりのための睡眠指針の改定に関する検討会，「健康づくりのための睡眠指針の改定に関する検討会報告書」（平成 26 年 3 月 31 日）．
http://www.mhlw.go.jp/file/05-Shingikai-10901000-Kenkoukyoku-Soumuka/0000042800.pd
厚生科学審議会地域保健健康増進栄養部会，次期国民健康づくり運動プラン策定専門委員会，「健康日本 21（第二次）の推進に関する参考資料」．
http://www.mhlw.go.jp/bunya/kenkou/dl/kenkounippon21_02.pdf
新健康フロンティア戦略賢人会議，「新健康フロンティア戦略〜健康国家への挑戦〜」（平成 19 年 4 月）．
http://www.kantei.go.jp/jp/singi/kenkou/dai3/honbun.pdf
経済産業省 HP　http://www.meti.go.jp/press/2016/02/20170221004/20170221004.html
厚生労働省，「『健康な食事』の普及について」
http://www.mhlw.go.jp/file/04-Houdouhappyou-10904750-Kenkoukyoku-Gantaisakukenkouzoushinka/0000096854.pdf
厚生労働省，「生活習慣病その他の健康増進を目的として提供する食事の目安の普及について」
http://www.mhlw.go.jp/file/04-Houdouhappyou-10904750-Kenkoukyoku-Gantaisakukenkouzoushinka/0000096858.pdf
「健康な食事・食環境」認証制度 HP　http://smartmeal.jp/press.html
内閣府，「平成 23 年度食育白書」 http://www.city.fukuoka.lg.jp/data/open/cnt/3/33079/1/H230817siryou7.pdf
厚生労働省，平成 28 年度都道府県等栄養施策担当者会議，「第 3 次食育推進基本計画」について．
http://www.mhlw.go.jp/file/04-Houdouhappyou-10904750-Kenkoukyoku-Gantaisakukenkouzoushinka/03.pdf
農林水産省，「第 3 次食育推進基本計画（概要）」
http://www.maff.go.jp/j/syokuiku/3jikeikakugaiyou.pdf

第４章

坪野吉孝，久通　茂，『栄養疫学』，南江堂（2001）．

第５章

ローレンス　W. グリーン，マーシャル　W. クロイター，神馬征峰訳，『実践ヘルスプロモーション：PRECEDE-PROCEED モデルによる企画と評価，医学書院（2005）．
厚生科学審議会地域保健健康増進栄養部会・次期国民健康づくり運動プラン策定専門委員会，「健康日本 21（第二次）の推進に関する参考資料」（2012 年）．
健康・体力づくり事業財団，「地域における健康日本 21　実践の手引き」（2000 年）．
厚生労働省，「地域における行政栄養士による健康づくり及び栄養・食生活の改善の基本指針を実践するための資料集―成果のみえる施策に取り組むために，地域社会・食・身体の構造をみる―」
http://www.mhlw.go.jp/bunya/kenkou/dl/chiiki-gyousei_03_zentai.pdf
前大道教子，松原知子編，『ウエルネス公衆栄養学　2015 年版』，医歯薬出版（2015）．
吉池信男編，『公衆栄養学―栄養政策，地域栄養活動の理論と展開―』，第一出版（2015）．

手嶋哲子，田中久子 編，『公衆栄養学実習～事例から学ぶ公衆栄養プログラムの展開～』，同文書院（2014）．
徳留裕子，東あかね 編著，『公衆栄養学ワークブック』，みらい（2016）．
京都府精華町，第２期精華町健康増進計画．
京都府精華町　第２期精華町食育基本方針．
日本公衆衛生協会，地域診断ガイドライン
www.jpha.or.jp/sub/pdf/menu04_2_10_02.pdf

第６章

国立健康・栄養研究所ホームページ　http://www.nibiohn.go.jp/eiken/
厚生労働省，「避難所における食事提供の計画・評価のための栄養の参照量」
https://www.mhlw.go.jp/stf/houdou/2r9852000001a159-img/2r9852000001a29m.pdf
日本栄養士会 HP　https://www.dietitian.or.jp/about/concept/jdadat/
厚生労働省，「健康づくりのための食環境整備に関する検討会報告書」（平成 16 年３月）．
消費者庁食品表示企画課，「食品表示法に基づく栄養成分表示のためのガイドライン」．
厚生労働省，「日本人の長寿を支える『健康な食事』のあり方に関する検討会　報告書」（平成 26 年 10 月）．
厚生労働省，「健やか親子 21（第２次）」HP，http://sukoyaka21.jp/

巻末資料

化学同人のホームページに，2の各資料へのリンクがあります．

1　公衆栄養の歴史

1914（大正3）年	佐伯矩，私立の栄養研究所を設立
1920（大正9）年	佐伯矩，国立栄養研究所（現在の国立研究開発法人医薬基盤・健康・栄養研究所）初代所長に就任
1924（大正13）年	佐伯矩，私立の栄養学校設立
1926（昭和元）年	栄養学校の第1回卒業生が栄養技手として，栄養士の活動に携わる
1929（昭和4）年	内務大臣名により，栄養士が各地に配置される
1937（昭和12）年	保健所法制定．1994（平成6）年に地域保健法に改正
1938（昭和13）年	厚生省（現在の厚生労働省）が設置
1945（昭和20）年	栄養摂取状況調査と身体状況調査（現在の国民健康・栄養調査）がGHQ（連合軍最高司令部）の指令により実施
1947（昭和22）年	栄養士法公布
1952（昭和27）年	栄養改善法公布．2002（平成14）年公布の健康増進法により廃止
1954（昭和29）年	栄養指導車（キッチンカー）が東京都に登場
1962（昭和37）年	栄養士法等一部改正公布．管理栄養士制度の創設
1978（昭和53）年	第1次国民健康づくり対策開始
1985（昭和60）年	「健康づくりのための食生活指針」策定
1988（昭和63）年	「第2次国民健康づくり対策（アクティブ80ヘルスプラン）」開始
1989（平成元）年	「健康づくりのための運動所要量」策定 ゴールドプラン（高齢者保健福祉推進10か年戦略策定）
1990（平成2）年	「健康づくりのための食生活指針（対象特性別）」策定
1993（平成5）年	「健康づくりのための運動指針」策定
1994（平成6）年	「健康づくりのための休養指針」策定 新ゴールドプラン策定
2000（平成12）年	第3次「21世紀における国民健康づくり運動（健康日本21）」施行 「食生活指針」（厚生省，農林水産省，文部省合同）策定 ゴールドプラン21策定
2001（平成13）年	「健やか親子21」開始
2002（平成14）年	健康増進法公布．栄養改善法は廃止
2004（平成16）年	栄養教諭の免許制度創設 「楽しく食べる子どもに～食からはじまる健やかガイド～」発行
2005（平成17）年	食育基本法施行 食事バランスガイド策定 「健康フロンティア戦略」（生活習慣病の予防と介護予防）策定
2006（平成18）年	「妊産婦のための食生活指針」「健康づくりのための運動基準2006」策定 「健康づくりのための運動指針2006（エクササイズガイド2006）」策定 食育推進基本計画策定 「早寝，早起き，朝ごはん」運動の推進：文部科学省
2007（平成19）年	新健康フロンティア戦略アクションプラン策定 「授乳・離乳支援ガイド」公表 「食に関する指導の手引き」作成：文部科学省
2008（平成20）年	高齢者の医療の確保に関する法律（老人保健法廃止，特定検診・特定保健指導開始）施行 保育所保育指針改定 「教育振興基本計画」策定：文部科学省 学習指導要領の改訂

2010（平成 22）年	「子ども・子育てビジョン」策定 「児童福祉施設における食事の提供ガイド」発行
2011（平成 23）年	第 2 次食育推進基本計画策定
2013（平成 25）年	第 4 次国民健康づくり対策（「健康日本 21（第二次）」）開始 「健康づくりのための身体活動基準 2013」策定 「健康づくりのための身体活動指針 2013（アクティブガイド）」策定 「子供の貧困対策に関する大綱」公布 認知症施策 5 か年計画（オレンジプラン）策定 「和食：日本人の伝統的な食文化」のユネスコ無形文化遺産への登録
2015（平成 27）年	食品表示法施行 健やか親子 21（第 2 次）開始 「健康な食事」の普及開始 新オレンジプラン策定
2016（平成 28）年	第 3 次食育推進基本計画策定
2018（平成 30）年	「健康日本 21（第二次）」中間評価報告書，公開 https://www.mhlw.go.jp/content/000481242.pdf

2　公衆栄養・関連法規

【栄養士法】　昭和 22 年法律第 245 号　最終改正：平成 19 年 6 月 27 日法律第 96 号

第 1 条　この法律で栄養士とは，都道府県知事の免許を受けて，栄養士の名称を用いて栄養の指導に従事することを業とする者をいう．

2　この法律で管理栄養士とは，厚生労働大臣の免許を受けて，管理栄養士の名称を用いて，傷病者に対する療養のため必要な栄養の指導，個人の身体の状況，栄養状態等に応じた高度の専門的知識及び技術を要する健康の保持増進のための栄養の指導並びに特定多数人に対して継続的に食事を供給する施設における利用者の身体の状況，栄養状態，利用の状況等に応じた特別の配慮を必要とする給食管理及びこれらの施設に対する栄養改善上必要な指導等を行うことを業とする者をいう．

第 2 条　栄養士の免許は，厚生労働大臣の指定した栄養士の養成施設（以下「養成施設」という．）において 2 年以上栄養士として必要な知識及び技能を修得した者に対して，都道府県知事が与える．

2　養成施設に入所することができる者は，学校教育法（昭和 22 年法律第 26 号）第 90 条に規定する者とする．

3　管理栄養士の免許は，管理栄養士国家試験に合格した者に対して，厚生労働大臣が与える．

第 3 条　次の各号のいずれかに該当する者には，栄養士又は管理栄養士の免許を与えないことがある．

一　罰金以上の刑に処せられた者

二　前号に該当する者を除くほか，第 1 条に規定する業務に関し犯罪又は不正の行為があつた者

第 3 条の 2　都道府県に栄養士名簿を備え，栄養士の免許に関する事項を登録する．

2　厚生労働省に管理栄養士名簿を備え，管理栄養士の免許に関する事項を登録する．

第 4 条　栄養士の免許は，都道府県知事が栄養士名簿に登録することによって行う．

2　都道府県知事は，栄養士の免許を与えたときは，栄養士免許証を交付する．

3　管理栄養士の免許は，厚生労働大臣が管理栄養士名簿に登録することによって行う．

4　厚生労働大臣は，管理栄養士の免許を与えたときは，管理栄養士免許証を交付する．

第 5 条　栄養士が第 3 条各号のいずれかに該当するに至つたときは，都道府県知事は，当該栄養士に対する免許を取り消し，又は 1 年以内の期間を定めて栄養士の名称の使用の停止を命ずることができる．

2　管理栄養士が第 3 条各号のいずれかに該当するに至つたときは，厚生労働大臣は，当該管理栄養士に対する免許を取り消し，又は 1 年以内の期間を定めて管理栄養士の名称の使用の停止を命ずることができる．

3　都道府県知事は，第 1 項の規定により栄養士の免許を取り消し，又は栄養士の名称の使用の停止を命じたときは，速やかに，その旨を厚生労働大臣に通知しなければならない．

4　厚生労働大臣は，第 2 項の規定により管理栄養士の免許を取り消し，又は管理栄養士の名称の使用の停止を命じたときは，速やかに，その旨を当該処分を受けた者が受けている栄養士の免許を与えた都道府県知事に通知しなければならない．

第 5 条の 2　厚生労働大臣は，毎年少なくとも一回，管理栄養士として必要な知識及び技能について，管理栄養士国家試験を行う．

第 5 条の 3　管理栄養士国家試験は，栄養士であって次の各号のいずれかに該当するものでなければ，受けることができない．

一　修業年限が 2 年である養成施設を卒業して栄養士の免許を受けた後厚生労働省令で定める施設において 3 年以上栄養の指導に従事した者

二　修業年限が 3 年である養成施設を卒業して栄養士の免許を受けた後厚生労働省令で定める施設において 2 年以上栄養の指導に従事した者

三　修業年限が 4 年である養成施設を卒業して栄養士の免許を受けた後厚生労働省令で定める施設において 1 年以上栄養の指導に従事した者

四　修業年限が 4 年である養成施設であって，学校（学校教育法第 1 条の学校並びに同条の学校の設置者が設置している同法第 124 条の専修学校及び同法第 134 条の各種学校をいう．以下この号において同じ．）であるものにあっては文部科学大臣及び厚生労働大臣が，学校以外のものにあっては厚生労働大臣が，政令で定める基準により指定したもの（以下「管理栄養士養成施設」という．）を卒業した者

第 5 条の 4　管理栄養士国家試験に関して不正の行為があつた場合には，当該不正行為に関係のある者について，その受験を停止させ，又はその試験を無効とすることができる．この場合においては，なお，その者について，期間を定めて管理栄養士国家試験を受けることを許さな

いことができる．
第5条の5　管理栄養士は，傷病者に対する療養のため必要な栄養の指導を行うに当たっては，主治の医師の指導を受けなければならない．
第6条　栄養士でなければ，栄養士又はこれに類似する名称を用いて第1条第1項に規定する業務を行ってはならない．
2　管理栄養士でなければ，管理栄養士又はこれに類似する名称を用いて第1条第2項に規定する業務を行ってはならない．
第6条の2　管理栄養士国家試験に関する事務をつかさどらせるため，厚生労働省に管理栄養士国家試験委員を置く．
第6条の3　管理栄養士国家試験委員その他管理栄養士国家試験に関する事務をつかさどる者は，その事務の施行に当たつて厳正を保持し，不正の行為がないようにしなければならない．
第6条の4　この法律に規定する厚生労働大臣の権限は，厚生労働省令で定めるところにより，地方厚生局長に委任することができる．
2　前項の規定により地方厚生局長に委任された権限は，厚生労働省令で定めるところにより，地方厚生支局長に委任することができる．
第7条　この法律に定めるもののほか，栄養士の免許及び免許証，養成施設，管理栄養士の免許及び免許証，管理栄養士養成施設，管理栄養士国家試験並びに管理栄養士国家試験委員に関し必要な事項は，政令でこれを定める．
第7条の2　第6条の3の規定に違反して，故意若しくは重大な過失により事前に試験問題を漏らし，又は故意に不正の採点をした者は，6月以下の懲役又は50万円以下の罰金に処する．
第8条　次の各号のいずれかに該当する者は，30万円以下の罰金に処する．
一　第5条第1項の規定により栄養士の名称の使用の停止を命ぜられた者で，当該停止を命ぜられた期間中に，栄養士の名称を使用して第1条第1項に規定する業務を行ったもの
二　第5条第2項の規定により管理栄養士の名称の使用の停止を命ぜられた者で，当該停止を命ぜられた期間中に，管理栄養士の名称を使用して第1条第2項に規定する業務を行ったもの
三　第6条第1項の規定に違反して，栄養士又はこれに類似する名称を用いて第1条第1項に規定する業務を行った者
四　第6条第2項の規定に違反して，管理栄養士又はこれに類似する名称を用いて第1条第2項に規定する業務を行った者
（中略）
附　則（平成19年6月27日法律第96号）
（施行期日）
第1条　この法律は，公布の日から起算して6月を超えない範囲内において政令で定める日から施行する．

【健康増進法】　平成14年法律第103号　最終改正：令和4年6月22日公布（令和4年法律第77号）

第1章　総則
（目的）
第1条　この法律は，我が国における急速な高齢化の進展及び疾病構造の変化に伴い，国民の健康の増進の重要性が著しく増大していることにかんがみ，国民の健康の増進の総合的な推進に関し基本的な事項を定めるとともに，国民の栄養の改善その他の国民の健康の増進を図るための措置を講じ，もって国民保健の向上を図ることを目的とする．
（国民の責務）
第2条　国民は，健康な生活習慣の重要性に対する関心と理解を深め，生涯にわたって，自らの健康状態を自覚するとともに，健康の増進に努めなければならない．
（国及び地方公共団体の責務）
第3条　国及び地方公共団体は，教育活動及び広報活動を通じた健康の増進に関する正しい知識の普及，健康の増進に関する情報の収集，整理，分析及び提供並びに研究の推進並びに健康の増進に係る人材の養成及び資質の向上を図るとともに，健康増進事業実施者その他の関係者に対し，必要な技術的援助を与えることに努めなければならない．
（健康増進事業実施者の責務）
第4条　健康増進事業実施者は，健康教育，健康相談その他国民の健康の増進のために必要な事業（以下「健康増進事業」という．）を積極的に推進するよう努めなければならない．
（関係者の協力）
第5条　国，都道府県，市町村（特別区を含む．以下同じ．），健康増進事業実施者，医療機関その他の関係者は，国民の健康の増進の総合的な推進を図るため，相互に連携を図りながら協力するよう努めなければならない．
（定義）
第6条　この法律において「健康増進事業実施者」とは，次に掲げる者をいう．
一　健康保険法（大正11年法律第70号）の規定により健康増進事業を行う全国健康保険協会，健康保険組合又は健康保険組合連合会
二　船員保険法（昭和14年法律第73号）の規定により健康増進事業を行う全国健康保険協会
三　国民健康保険法（昭和33年法律第192号）の規定により健康増進事業を行う市町村，国民健康保険組合又は国民健康保険団体連合会
四　国家公務員共済組合法（昭和33年法律第128号）の規定により健康増進事業を行う国家公務員共済組合又は国家公務員共済組合連合会
五　地方公務員等共済組合法（昭和37年法律第152号）の規定により健康増進事業を行う地方公務員共済組合又は全国市町村職員共済組合連合会
六　私立学校教職員共済法（昭和28年法律第245号）の規定により健康増進事業を行う日本私立学校振興・共済事業団
七　学校保健安全法（昭和33年法律第56号）の規定により健康増進事業を行う者
八　母子保健法（昭和40年法律第141号）の規定により健康増進事業を行う市町村
九　労働安全衛生法（昭和47年法律第57号）の規定により健康増進事業を行う事業者
十　高齢者の医療の確保に関する法律（昭和57年法律第80号）の規定により健康増進事業を行う全国健康保険協会，健康保険組合，市町村，国民健康保険組合，共済組合，日本私立学校振興・共済事業団又は後期高齢者医療広域連合
十一　介護保険法（平成9年法律第123号）の規定により健康増進事業を行う市町村
十二　この法律の規定により健康増進事業を行う市町村
十三　その他健康増進事業を行う者であって，政令で定めるもの
第2章　基本方針等
（基本方針）

第7条　厚生労働大臣は，国民の健康の増進の総合的な推進を図るための基本的な方針（以下「基本方針」という.）を定めるものとする.
2　基本方針は，次に掲げる事項について定めるものとする.
一　国民の健康の増進の推進に関する基本的な方向
二　国民の健康の増進の目標に関する事項
三　次条第1項の都道府県健康増進計画及び同条第2項の市町村健康増進計画の策定に関する基本的な事項
四　第10条第1項の国民健康・栄養調査その他の健康の増進に関する調査及び研究に関する基本的な事項
五　健康増進事業実施者間における連携及び協力に関する基本的な事項
六　食生活，運動，休養，飲酒，喫煙，歯の健康の保持その他の生活習慣に関する正しい知識の普及に関する事項
七　その他国民の健康の増進の推進に関する重要事項
3　厚生労働大臣は，基本方針を定め，又はこれを変更しようとするときは，あらかじめ，関係行政機関の長に協議するものとする.
4　厚生労働大臣は，基本方針を定め，又はこれを変更したときは，遅滞なく，これを公表するものとする.

（都道府県健康増進計画等）

第8条　都道府県は，基本方針を勘案して，当該都道府県の住民の健康の増進の推進に関する施策についての基本的な計画（以下「都道府県健康増進計画」という.）を定めるものとする.
2　市町村は，基本方針及び都道府県健康増進計画を勘案して，当該市町村の住民の健康の増進の推進に関する施策についての計画（以下「市町村健康増進計画」という.）を定めるよう努めるものとする.
3　国は，都道府県健康増進計画又は市町村健康増進計画に基づいて住民の健康増進のために必要な事業を行う都道府県又は市町村に対し，予算の範囲内において，当該事業に要する費用の一部を補助することができる.

（健康診査の実施等に関する指針）

第9条　厚生労働大臣は，生涯にわたる国民の健康の増進に向けた自主的な努力を促進するため，健康診査の実施及びその結果の通知，健康手帳（自らの健康管理のために必要な事項を記載する手帳をいう.）の交付その他の措置に関し，健康増進事業実施者に対する健康診査の実施等に関する指針（以下「健康診査等指針」という.）を定めるものとする.
2　厚生労働大臣は，健康診査等指針を定め，又はこれを変更しようとするときは，あらかじめ，内閣総理大臣，総務大臣，財務大臣及び文部科学大臣に協議するものとする.
3　厚生労働大臣は，健康診査等指針を定め，又はこれを変更したときは，遅滞なく，これを公表するものとする.

第3章　国民健康・栄養調査等

（国民健康・栄養調査の実施）

第10条　厚生労働大臣は，国民の健康の増進の総合的な推進を図るための基礎資料として，国民の身体の状況，栄養摂取量及び生活習慣の状況を明らかにするため，国民健康・栄養調査を行うものとする.
2　厚生労働大臣は，国立研究開発法人医薬基盤・健康・栄養研究所（以下「研究所」という.）に，国民健康・栄養調査の実施に関する事務のうち集計その他の政令で定める事務の全部又は一部を行わせることができる.
3　都道府県知事（保健所を設置する市又は特別区にあっては，市長又は区長.以下同じ.）は，その管轄区域内の国民健康・栄養調査の執行に関する事務を行う.

（調査世帯）

第11条　国民健康・栄養調査の対象の選定は，厚生労働省令で定めるところにより，毎年，厚生労働大臣が調査地区を定め，その地区内において都道府県知事が調査世帯を指定することによって行う.
2　前項の規定により指定された調査世帯に属する者は，国民健康・栄養調査の実施に協力しなければならない.

（国民健康・栄養調査員）

第12条　都道府県知事は，その行う国民健康・栄養調査の実施のために必要があるときは，国民健康・栄養調査員を置くことができる.
2　前項に定めるもののほか，国民健康・栄養調査員に関し必要な事項は，厚生労働省令でこれを定める.

（国の負担）

第13条　国は，国民健康・栄養調査に要する費用を負担する.

（調査票の使用制限）

第14条　国民健康・栄養調査のために集められた調査票は，第10条第1項に定める調査の目的以外の目的のために使用してはならない.

（省令への委任）

第15条　第10条から前条までに定めるもののほか，国民健康・栄養調査の方法及び調査項目その他国民健康・栄養調査の実施に関して必要な事項は，厚生労働省令で定める.

（生活習慣病の発生の状況の把握）

第16条　国及び地方公共団体は，国民の健康の増進の総合的な推進を図るための基礎資料として，国民の生活習慣とがん，循環器病その他の政令で定める生活習慣病（以下単に「生活習慣病」という.）との相関関係を明らかにするため，生活習慣病の発生の状況の把握に努めなければならない.

（食事摂取基準）

第16条の2　厚生労働大臣は，生涯にわたる国民の栄養摂取の改善に向けた自主的な努力を促進するため，国民健康・栄養調査その他の健康の保持増進に関する調査及び研究の成果を分析し，その分析の結果を踏まえ，食事による栄養摂取量の基準（以下この条において「食事摂取基準」という.）を定めるものとする.
2　食事摂取基準においては，次に掲げる事項を定めるものとする.
一　国民がその健康の保持増進を図る上で摂取することが望ましい熱量に関する事項
二　国民がその健康の保持増進を図る上で摂取することが望ましい次に掲げる栄養素の量に関する事項
イ　国民の栄養摂取の状況からみてその欠乏が国民の健康の保持増進を妨げているものとして厚生労働省令で定める栄養素
ロ　国民の栄養摂取の状況からみてその過剰な摂取が国民の健康の保持増進を妨げているものとして厚生労働省令で定める栄養素
3　厚生労働大臣は，食事摂取基準を定め，又は変更したときは，遅滞なく，これを公表するものとする.

第4章　保健指導等

（市町村による生活習慣相談等の実施）

第17条　市町村は，住民の健康の増進を図るため，医師，歯科医師，薬剤師，保健師，助産師，看護師，准看護師，管理栄養士，栄養士，歯科衛生士その他の職員に，栄養の改善その他の生活習慣の改善に関する事項につき住民からの相談に応じさせ，及び必要な栄養指導その他の保健指導を行わせ，並びにこれらに付随する業務を行わせるものとする.
2　市町村は，前項に規定する業務の一部について，健康

保険法第63条第3項各号に掲げる病院又は診療所その他適当と認められるものに対し，その実施を委託することができる．

（都道府県による専門的な栄養指導その他の保健指導の実施）

第18条 都道府県，保健所を設置する市及び特別区は，次に掲げる業務を行うものとする．

一 住民の健康の増進を図るために必要な栄養指導その他の保健指導のうち，特に専門的な知識及び技術を必要とするものを行うこと．

二 特定かつ多数の者に対して継続的に食事を供給する施設に対し，栄養管理の実施について必要な指導及び助言を行うこと．

三 前2号の業務に付随する業務を行うこと．

2 都道府県は，前条第1項の規定により市町村が行う業務の実施に関し，市町村相互間の連絡調整を行い，及び市町村の求めに応じ，その設置する保健所による技術的事項についての協力その他当該市町村に対する必要な援助を行うものとする．

（栄養指導員）

第19条 都道府県知事は，前条第1項に規定する業務（同項第1号及び第3号に掲げる業務については，栄養指導に係るものに限る．）を行う者として，医師又は管理栄養士の資格を有する都道府県，保健所を設置する市又は特別区の職員のうちから，栄養指導員を命ずるものとする．

（市町村による健康増進事業の実施）

第19条の2 市町村は，第17条第1項に規定する業務に係る事業以外の健康増進事業であって厚生労働省令で定めるものの実施に努めるものとする．

（都道府県による健康増進事業に対する技術的援助等の実施）

第19条の3 都道府県は，前条の規定により市町村が行う事業の実施に関し，市町村相互間の連絡調整を行い，及び市町村の求めに応じ，その設置する保健所による技術的事項についての協力その他当該市町村に対する必要な援助を行うものとする．

（健康増進事業の実施に関する情報の提供の求め）

第19条の4 市町村は，当該市町村の住民であってかつて当該市町村以外の市町村（以下この項において「他の市町村」という．）に居住していたものに対し健康増進事業を行うために必要があると認めるときは，当該他の市町村に対し，厚生労働省令で定めるところにより，当該他の市町村が当該住民に対して行った健康増進事業に関する情報の提供を求めることができる．

2 市町村は，前項の規定による情報の提供の求めについては，電子情報処理組織を使用する方法その他の情報通信の技術を利用する方法であって厚生労働省令で定めるものにより行うよう努めなければならない．

（報告の徴収）

第19条の5 厚生労働大臣又は都道府県知事は，市町村に対し，必要があると認めるときは，第17条第1項に規定する業務及び第19条の2に規定する事業の実施の状況に関する報告を求めることができる．

第5章 特定給食施設

（特定給食施設の届出）

第20条 特定給食施設（特定かつ多数の者に対して継続的に食事を供給する施設のうち栄養管理が必要なものとして厚生労働省令で定めるものをいう．以下同じ．）を設置した者は，その事業の開始の日から1月以内に，その施設の所在地の都道府県知事に，厚生労働省令で定める事項を届け出なければならない．

2 前項の規定による届出をした者は，同項の厚生労働省令で定める事項に変更を生じたときは，変更の日から1月以内に，その旨を当該都道府県知事に届け出なければならない．その事業を休止し，又は廃止したときも，同様とする．

（特定給食施設における栄養管理）

第21条 特定給食施設であって特別の栄養管理が必要なものとして厚生労働省令で定めるところにより都道府県知事が指定するものの設置者は，当該特定給食施設に管理栄養士を置かなければならない．

2 前項に規定する特定給食施設以外の特定給食施設の設置者は，厚生労働省令で定めるところにより，当該特定給食施設に栄養士又は管理栄養士を置くように努めなければならない．

3 特定給食施設の設置者は，前2項に定めるもののほか，厚生労働省令で定める基準に従って，適切な栄養管理を行わなければならない．

（指導及び助言）

第22条 都道府県知事は，特定給食施設の設置者に対し，前条第1項又は第3項の規定による栄養管理の実施を確保するため必要があると認めるときは，当該栄養管理の実施に関し必要な指導及び助言をすることができる．

（勧告及び命令）

第23条 都道府県知事は，第21条第1項の規定に違反して管理栄養士を置かず，若しくは同条第3項の規定に違反して適切な栄養管理を行わず，又は正当な理由がなくて前条の栄養管理をしない特定給食施設の設置者があるときは，当該特定給食施設の設置者に対し，管理栄養士を置き，又は適切な栄養管理を行うよう勧告をすることができる．

2 都道府県知事は，前項に規定する勧告を受けた特定給食施設の設置者が，正当な理由がなくてその勧告に係る措置をとらなかったときは，当該特定給食施設の設置者に対し，その勧告に係る措置をとるべきことを命ずることができる．

（立入検査等）

第24条 都道府県知事は，第21条第1項又は第3項の規定による栄養管理の実施を確保するため必要があると認めるときは，特定給食施設の設置者若しくは管理者に対し，その業務に関し報告をさせ，又は栄養指導員に，当該施設に立ち入り，業務の状況若しくは帳簿，書類その他の物件を検査させ，若しくは関係者に質問させることができる．

2 前項の規定により立入検査又は質問をする栄養指導員は，その身分を示す証明書を携帯し，関係者に提示しなければならない．

3 第1項の規定による権限は，犯罪捜査のために認められたものと解釈してはならない．

第6章 受動喫煙防止

第1節 総則

（国及び地方公共団体の責務）

第25条 国及び地方公共団体は，望まない受動喫煙が生じないよう，受動喫煙に関する知識の普及，受動喫煙の防止に関する意識の啓発，受動喫煙の防止に必要な環境の整備その他の受動喫煙を防止するための措置を総合的かつ効果的に推進するよう努めなければならない．

（略）

第7章 特別用途表示等

（特別用途表示の許可）

第43条 販売に供する食品につき，乳児用，幼児用，妊産婦用，病者用その他内閣府令で定める特別の用途に適する旨の表示（以下「特別用途表示」という．）をしようとする者は，内閣総理大臣の許可を受けなければならない．

2 前項の許可を受けようとする者は，製品見本を添え，商品名，原材料の配合割合及び当該製品の製造方法，成分分析表，許可を受けようとする特別用途表示の内容その他内閣府令で定める事項を記載した申請書を内閣総理大臣に提出しなければならない．

3 内閣総理大臣は，研究所又は内閣総理大臣の登録を受けた法人（以下「登録試験機関」という．）に，第1項の許可を行うについて必要な試験（以下「許可試験」という．）を行わせるものとする．

4 第1項の許可を申請する者は，実費（許可試験に係る実費を除く．）を勘案して政令で定める額の手数料を国に，研究所の行う許可試験にあっては許可試験に係る実費を勘案して政令で定める額の手数料を研究所に，登録試験機関の行う許可試験にあっては当該登録試験機関が内閣総理大臣の認可を受けて定める額の手数料を当該登録試験機関に納めなければならない．

5 内閣総理大臣は，第1項の許可をしようとするときは，あらかじめ，厚生労働大臣の意見を聴かなければならない．

6 第1項の許可を受けて特別用途表示をする者は，当該許可に係る食品（以下「特別用途食品」という．）につき，内閣府令で定める事項を内閣府令で定めるところにより表示しなければならない．

7 内閣総理大臣は，第1項又は前項の内閣府令を制定し，又は改廃しようとするときは，あらかじめ，厚生労働大臣に協議しなければならない．

（中略）

（特別用途食品の検査及び収去）

第61条 内閣総理大臣又は都道府県知事は，必要があると認めるときは，当該職員に特別用途食品の製造施設，貯蔵施設又は販売施設に立ち入らせ，販売の用に供する当該特別用途食品を検査させ，又は試験の用に供するのに必要な限度において当該特別用途食品を収去させることができる．

2 前項の規定により立入検査又は収去をする職員は，その身分を示す証明書を携帯し，関係者に提示しなければならない．

3 第1項に規定する当該職員の権限は，食品衛生法第30条第1項に規定する食品衛生監視員が行うものとする．

4 第1項の規定による権限は，犯罪捜査のために認められたものと解釈してはならない．

5 内閣総理大臣は，研究所に，第1項の規定により収去された食品の試験を行わせるものとする．

（中略）

（誇大表示の禁止）

第65条 何人も，食品として販売に供する物に関して広告その他の表示をするときは，健康の保持増進の効果その他内閣府令で定める事項（次条第3項において「健康保持増進効果等」という．）について，著しく事実に相違する表示をし，又は著しく人を誤認させるような表示をしてはならない．

2 内閣総理大臣は，前項の内閣府令を制定し，又は改廃しようとするときは，あらかじめ，厚生労働大臣に協議しなければならない．

（中略）

附 則 （令和4年6月22日法律第77号） 抄

（施行期日）

第1条 この法律は，令和5年4月1日から施行する．ただし，次の各号に掲げる規定は，この法律の公布の日又は当該各号に定める法律の公布の日のいずれか遅い日から施行する．

（略）

【食育基本法】 平成17年法律第63号 最終改正：平成27年9月11日公布（平成27年法律第66号）

21世紀における我が国の発展のためには，子どもたちが健全な心と身体を培い，未来や国際社会に向かって羽ばたくことができるようにするとともに，すべての国民が心身の健康を確保し，生涯にわたって生き生きと暮らすことができるようにすることが大切である．

子どもたちが豊かな人間性をはぐくみ，生きる力を身に付けていくためには，何よりも「食」が重要である．今，改めて，食育を，生きる上での基本であって，知育，徳育及び体育の基礎となるべきものと位置付けるとともに，様々な経験を通じて「食」に関する知識と「食」を選択する力を習得し，健全な食生活を実践することができる人間を育てる食育を推進することが求められている．もとより，食育はあらゆる世代の国民に必要なものであるが，子どもたちに対する食育は，心身の成長及び人格の形成に大きな影響を及ぼし，生涯にわたって健全な心と身体を培い豊かな人間性をはぐくんでいく基礎となるものである．

一方，社会経済情勢がめまぐるしく変化し，日々忙しい生活を送る中で，人々は，毎日の「食」の大切さを忘れがちである．国民の食生活においては，栄養の偏り，不規則な食事，肥満や生活習慣病の増加，過度の痩身志向などの問題に加え，新たな「食」の安全上の問題や，「食」の海外への依存の問題が生じており，「食」に関する情報が社会に氾濫する中で，人々は，食生活の改善の面からも，「食」の安全の確保の面からも，自ら「食」のあり方を学ぶことが求められている．また，豊かな緑と水に恵まれた自然の下で先人からはぐくまれてきた，地域の多様性と豊かな味覚や文化の香りあふれる日本の「食」が失われる危機にある．

こうした「食」をめぐる環境の変化の中で，国民の「食」に関する考え方を育て，健全な食生活を実現することが求められるとともに，都市と農山漁村の共生・対流を進め，「食」に関する消費者と生産者との信頼関係を構築して，地域社会の活性化，豊かな食文化の継承及び発展，環境と調和のとれた食料の生産及び消費の推進並びに食料自給率の向上に寄与することが期待されている．

国民一人一人が「食」について改めて意識を高め，自然の恩恵や「食」に関わる人々の様々な活動への感謝の念や理解を深めつつ，「食」に関して信頼できる情報に基づく適切な判断を行う能力を身に付けることによって，心身の健康を増進する健全な食生活を実践するために，今こそ，家庭，学校，保育所，地域等を中心に，国民運動として，食育の推進に取り組んでいくことが，我々に課せられている課題である．さらに，食育の推進に関する我が国の取組が，海外との交流等を通じて食育に関して国際的に貢献することにつながることも期待される．

ここに，食育について，基本理念を明らかにしてその方向性を示し，国，地方公共団体及び国民の食育の推進に関する取組を総合的かつ計画的に推進するため，この法律を制定する．

第1章 総則

（目的）

第1条 この法律は，近年における国民の食生活をめぐる環境の変化に伴い，国民が生涯にわたって健全な心身を培い，豊かな人間性をはぐくむための食育を推進することが緊要な課題となっていることにかんがみ，食育に関し，基本理念を定め，及び国，地方公共団体等の責務を明らかにするとともに，食育に関する施策の基本となる事項を定めることにより，食育に関する施策を総合的かつ計画的に推進し，もって現在及び将来にわたる健康で文化的な国民の生活と豊かで活力ある社会の実現に寄与することを目的とする．

（国民の心身の健康の増進と豊かな人間形成）

第2条 食育は，食に関する適切な判断力を養い，生涯にわたって健全な食生活を実現することにより，国民の心身の健康の増進と豊かな人間形成に資することを旨として，行われなければならない．

（食に関する感謝の念と理解）

第3条 食育の推進に当たっては，国民の食生活が，自然の恩恵の上に成り立っており，また，食に関わる人々の様々な活動に支えられていることについて，感謝の念や理解が深まるよう配慮されなければならない．

（食育推進運動の展開）

第4条 食育を推進するための活動は，国民，民間団体等の自発的意思を尊重し，地域の特性に配慮し，地域住民その他の社会を構成する多様な主体の参加と協力を得るものとするとともに，その連携を図りつつ，あまねく全国において展開されなければならない．

（子どもの食育における保護者，教育関係者等の役割）

第5条 食育は，父母その他の保護者にあっては，家庭が食育において重要な役割を有していることを認識するとともに，子どもの教育，保育等を行う者にあっては，教育，保育等における食育の重要性を十分自覚し，積極的に子どもの食育の推進に関する活動に取り組むこととなるよう，行われなければならない．

（食に関する体験活動と食育推進活動の実践）

第6条 食育は，広く国民が家庭，学校，保育所，地域その他のあらゆる機会とあらゆる場所を利用して，食料の生産から消費等に至るまでの食に関する様々な体験活動を行うとともに，自ら食育の推進のための活動を実践することにより，食に関する理解を深めることを旨として，行われなければならない．

（伝統的な食文化，環境と調和した生産等への配意及び農山漁村の活性化と食料自給率の向上への貢献）

第7条 食育は，我が国の伝統のある優れた食文化，地域の特性を生かした食生活，環境と調和のとれた食料の生産とその消費等に配意し，我が国の食料の需要及び供給の状況についての国民の理解を深めるとともに，食料の生産者と消費者との交流等を図ることにより，農山漁村の活性化と我が国の食料自給率の向上に資するよう，推進されなければならない．

（食品の安全性の確保等における食育の役割）

第8条 食育は，食品の安全性が確保され安心して消費できることが健全な食生活の基礎であることにかんがみ，食品の安全性をはじめとする食に関する幅広い情報の提供及びこれについての意見交換が，食に関する知識と理解を深め，国民の適切な食生活の実践に資することを旨として，国際的な連携を図りつつ積極的に行われなければならない．

（国の責務）

第9条 国は，第2条から前条までに定める食育に関する基本理念（以下「基本理念」という．）にのっとり，食育の推進に関する施策を総合的かつ計画的に策定し，及び実施する責務を有する．

（地方公共団体の責務）

第10条 地方公共団体は，基本理念にのっとり，食育の推進に関し，国との連携を図りつつ，その地方公共団体の区域の特性を生かした自主的な施策を策定し，及び実施する責務を有する．

（教育関係者等及び農林漁業者等の責務）

第11条 教育並びに保育，介護その他の社会福祉，医療及び保健（以下「教育等」という．）に関する職務に従事する者並びに教育等に関する関係機関及び関係団体（以下「教育関係者等」という．）は，食に関する関心及び理解の増進に果たすべき重要な役割にかんがみ，基本理念にのっとり，あらゆる機会とあらゆる場所を利用して，積極的に食育を推進するよう努めるとともに，他の者の行う食育の推進に関する活動に協力するよう努めるものとする．

2　農林漁業者及び農林漁業に関する団体（以下「農林漁業者等」という．）は，農林漁業に関する体験活動等が食に関する国民の関心及び理解を増進する上で重要な意義を有することにかんがみ，基本理念にのっとり，農林漁業に関する多様な体験の機会を積極的に提供し，自然の恩恵と食に関わる人々の活動の重要性について，国民の理解が深まるよう努めるとともに，教育関係者等と相互に連携して食育の推進に関する活動を行うよう努めるものとする．

（食品関連事業者等の責務）

第12条 食品の製造，加工，流通，販売又は食事の提供を行う事業者及びその組織する団体（以下「食品関連事業者等」という．）は，基本理念にのっとり，その事業活動に関し，自主的かつ積極的に食育の推進に自ら努めるとともに，国又は地方公共団体が実施する食育の推進に関する施策その他の食育の推進に関する活動に協力するよう努めるものとする．

（国民の責務）

第13条 国民は，家庭，学校，保育所，地域その他の社会のあらゆる分野において，基本理念にのっとり，生涯にわたり健全な食生活の実現に自ら努めるとともに，食育の推進に寄与するよう努めるものとする．

（法制上の措置等）

第14条 政府は，食育の推進に関する施策を実施するため必要な法制上又は財政上の措置その他の措置を講じなければならない．

（年次報告）

第15条 政府は，毎年，国会に，政府が食育の推進に関して講じた施策に関する報告書を提出しなければならない．

第2章　食育推進基本計画等

（食育推進基本計画）

第16条 食育推進会議は，食育の推進に関する施策の総合的かつ計画的な推進を図るため，食育推進基本計画を作成するものとする．

2　食育推進基本計画は，次に掲げる事項について定めるものとする．

一　食育の推進に関する施策についての基本的な方針

二　食育の推進の目標に関する事項

三　国民等の行う自発的な食育推進活動等の総合的な促進に関する事項

四　前3号に掲げるもののほか，食育の推進に関する施策を総合的かつ計画的に推進するために必要な事項

3　食育推進会議は，第1項の規定により食育推進基本計画を作成したときは，速やかにこれを農林水産大臣に報告し，及び関係行政機関の長に通知するとともに，その要旨を公表しなければならない．

4　前項の規定は，食育推進基本計画の変更について準用する．

（都道府県食育推進計画）

第17条 都道府県は，食育推進基本計画を基本として，当該都道府県の区域内における食育の推進に関する施策

についての計画（以下「都道府県食育推進計画」という．）を作成するよう努めなければならない．
2　都道府県（都道府県食育推進会議が置かれている都道府県にあっては，都道府県食育推進会議）は，都道府県食育推進計画を作成し，又は変更したときは，速やかに，その要旨を公表しなければならない．
（市町村食育推進計画）
第18条　市町村は，食育推進基本計画（都道府県食育推進計画が作成されているときは，食育推進基本計画及び都道府県食育推進計画）を基本として，当該市町村の区域内における食育の推進に関する施策についての計画（以下「市町村食育推進計画」という．）を作成するよう努めなければならない．
2　市町村（市町村食育推進会議が置かれている市町村にあっては，市町村食育推進会議）は，市町村食育推進計画を作成し，又は変更したときは，速やかに，その要旨を公表しなければならない．

第3章　基本的施策

（家庭における食育の推進）
第19条　国及び地方公共団体は，父母その他の保護者及び子どもの食に対する関心及び理解を深め，健全な食習慣の確立に資するよう，親子で参加する料理教室その他の食事についての望ましい習慣を学びながら食を楽しむ機会の提供，健康美に関する知識の啓発その他の適切な栄養管理に関する知識の普及及び情報の提供，妊産婦に対する栄養指導又は乳幼児をはじめとする子どもを対象とする発達段階に応じた栄養指導その他の家庭における食育の推進を支援するために必要な施策を講ずるものとする．
（学校，保育所等における食育の推進）
第20条　国及び地方公共団体は，学校，保育所等において魅力ある食育の推進に関する活動を効果的に促進することにより子どもの健全な食生活の実現及び健全な心身の成長が図られるよう，学校，保育所等における食育の推進のための指針の作成に関する支援，食育の指導にふさわしい教職員の設置及び指導的立場にある者の食育の推進において果たすべき役割についての意識の啓発その他の食育に関する指導体制の整備，学校，保育所等又は地域の特色を生かした学校給食等の実施，教育の一環として行われる農場等における実習，食品の調理，食品廃棄物の再生利用等様々な体験活動を通じた子どもの食に関する理解の促進，過度の痩身又は肥満の心身の健康に及ぼす影響等についての知識の啓発その他必要な施策を講ずるものとする．
（地域における食生活の改善のための取組の推進）
第21条　国及び地方公共団体は，地域において，栄養，食習慣，食料の消費等に関する食生活の改善を推進し，生活習慣病を予防して健康を増進するため，健全な食生活に関する指針の策定及び普及啓発，地域における食育の推進に関する専門的知識を有する者の養成及び資質の向上並びにその活用，保健所，市町村保健センター，医療機関等における食育に関する普及及び啓発活動の推進，医学教育等における食育に関する指導の充実，食品関連事業者等が行う食育の推進のための活動への支援等必要な施策を講ずるものとする．
（食育推進運動の展開）
第22条　国及び地方公共団体は，国民，教育関係者等，農林漁業者等，食品関連事業者等その他の事業者若しくはその組織する団体又は消費生活の安定及び向上等のための活動を行う民間の団体が自発的に行う食育の推進に関する活動が，地域の特性を生かしつつ，相互に緊密な連携協力を図りながらあまねく全国において展開されるようにするとともに，関係者相互間の情報及び意見の交換が促進されるよう，食育の推進に関する普及啓発を図るための行事の実施，重点的かつ効果的に食育の推進に関する活動を推進するための期間の指定その他必要な施策を講ずるものとする．
2　国及び地方公共団体は，食育の推進に当たっては，食生活の改善のための活動その他の食育の推進に関する活動に携わるボランティアが果たしている役割の重要性にかんがみ，これらのボランティアとの連携協力を図りながら，その活動の充実が図られるよう必要な施策を講ずるものとする．
（生産者と消費者との交流の促進，環境と調和のとれた農林漁業の活性化等）
第23条　国及び地方公共団体は，生産者と消費者との間の交流の促進等により，生産者と消費者との信頼関係を構築し，食品の安全性の確保，食料資源の有効な利用の促進及び国民の食に対する理解と関心の増進を図るとともに，環境と調和のとれた農林漁業の活性化に資するため，農林水産物の生産，食品の製造，流通等における体験活動の促進，農林水産物の生産された地域内の学校給食等における利用その他のその地域内における消費の促進，創意工夫を生かした食品廃棄物の発生の抑制及び再生利用等必要な施策を講ずるものとする．
（食文化の継承のための活動への支援等）
第24条　国及び地方公共団体は，伝統的な行事や作法と結びついた食文化，地域の特色ある食文化等我が国の伝統のある優れた食文化の継承を推進するため，これらに関する啓発及び知識の普及その他の必要な施策を講ずるものとする．
（食品の安全性，栄養その他の食生活に関する調査，研究，情報の提供及び国際交流の推進）
第25条　国及び地方公共団体は，すべての世代の国民の適切な食生活の選択に資するよう，国民の食生活に関し，食品の安全性，栄養，食習慣，食料の生産，流通及び消費並びに食品廃棄物の発生及びその再生利用の状況等について調査及び研究を行うとともに，必要な各種の情報の収集，整理及び提供，データベースの整備その他食に関する正確な情報を迅速に提供するために必要な施策を講ずるものとする．
2　国及び地方公共団体は，食育の推進に資するため，海外における食品の安全性，栄養，食習慣等の食生活に関する情報の収集，食育に関する研究者等の国際的交流，食育の推進に関する活動についての情報交換その他国際交流の推進のために必要な施策を講ずるものとする．

第4章　食育推進会議等

（食育推進会議の設置及び所掌事務）
第26条　農林水産省に，食育推進会議を置く．
2　食育推進会議は，次に掲げる事務をつかさどる．
一　食育推進基本計画を作成し，及びその実施を推進すること．
二　前号に掲げるもののほか，食育の推進に関する重要事項について審議し，及び食育の推進に関する施策の実施を推進すること．
（組織）
第27条　食育推進会議は，会長及び委員25人以内をもって組織する．
（会長）
第28条　会長は，農林水産大臣をもって充てる．
2　会長は，会務を総理する．
3　会長に事故があるときは，あらかじめその指名する委員がその職務を代理する．
（委員）

第29条 委員は，次に掲げる者をもって充てる．
一 農林水産大臣以外の国務大臣のうちから，農林水産大臣の申出により，内閣総理大臣が指定する者
二 食育に関して十分な知識と経験を有する者のうちから，農林水産大臣が任命する者
2 前項第二号の委員は，非常勤とする．
（委員の任期）
第30条 前条第1項第2号の委員の任期は，2年とする．ただし，補欠の委員の任期は，前任者の残任期間とする．
2 前条第1項第2号の委員は，再任されることができる．
（政令への委任）
第31条 この章に定めるもののほか，食育推進会議の組織及び運営に関し必要な事項は，政令で定める．
（都道府県食育推進会議）
第32条 都道府県は，その都道府県の区域における食育の推進に関して，都道府県食育推進計画の作成及びその実施の推進のため，条例で定めるところにより，都道府県食育推進会議を置くことができる．
2 都道府県食育推進会議の組織及び運営に関し必要な事項は，都道府県の条例で定める．
（市町村食育推進会議）
第33条 市町村は，その市町村の区域における食育の推進に関して，市町村食育推進計画の作成及びその実施の推進のため，条例で定めるところにより，市町村食育推進会議を置くことができる．
2 市町村食育推進会議の組織及び運営に関し必要な事項は，市町村の条例で定める．
（中略）
附 則 （平成27年9月22日法律第66号）
（施行期日）
第1条 この法律は，平成28年4月1日から施行する．ただし，次の各号に掲げる規定は，当該各号に定める日から施行する．
一 附則第7条の規定 公布の日
（食育基本法の一部改正に伴う経過措置）
第4条 この法律の施行の際現に第25条の規定による改正前の食育基本法第26条第1項の規定により置かれている食育推進会議は，第25条の規定による改正後の食育基本法第26条第1項の規定により置かれる食育推進会議となり，同一性をもって存続するものとする．
（政令への委任）
第7条 附則第2条から前条までに定めるもののほか，この法律の施行に関し必要な経過措置は，政令で定める．

【健やか親子21】 平成13（2001）年から開始．平成27～36年度は第2次計画が始まっている．

Ⅰ はじめに
○「健やか親子21」（計画期間：平成13年から平成26年まで）は，21世紀の母子保健の主要な取組を提示するビジョンであり，関係者，関係機関・団体が一体となって，その達成に向けて取り組む国民運動計画として，「健康日本21」の一翼を担うものである．
○ 平成25年11月にとりまとめた最終評価報告書で示された今後の課題や提言をもとに，平成27年度から始まる「健やか親子21（第2次）」について，6回にわたる検討会で議論を進め，平成26年3月に検討会報告書をとりまとめた．

Ⅱ 「健やか親子21（第2次）」の基本的な考え方
1 基本的視点
○ 指標の設定は，下記の観点から行った．
・今まで努力したが達成（改善）できなかったもの（例：思春期保健対策）
・今後も引き続き維持していく必要があるもの（例：乳幼児健康診査事業等の母子保健水準の維持）・21世紀の新たな課題として取り組む必要のあるもの（例：児童虐待防止対策）・改善したが指標から外すことで悪化する可能性のあるもの（例：喫煙・飲酒対策）
2 10年後に目指す姿
○ 日本全国どこで生まれても，一定の質の母子保健サービスが受けられ，かつ生命が守られるという地域間での健康格差を解消すること．
○ 疾病や障害，経済状態等の個人や家庭環境の違い，多様性を認識した母子保健サービスを展開すること．
○ 上記2点から，10年後の目指す姿を「すべての子どもが健やかに育つ社会」とした．
3 課題の構成

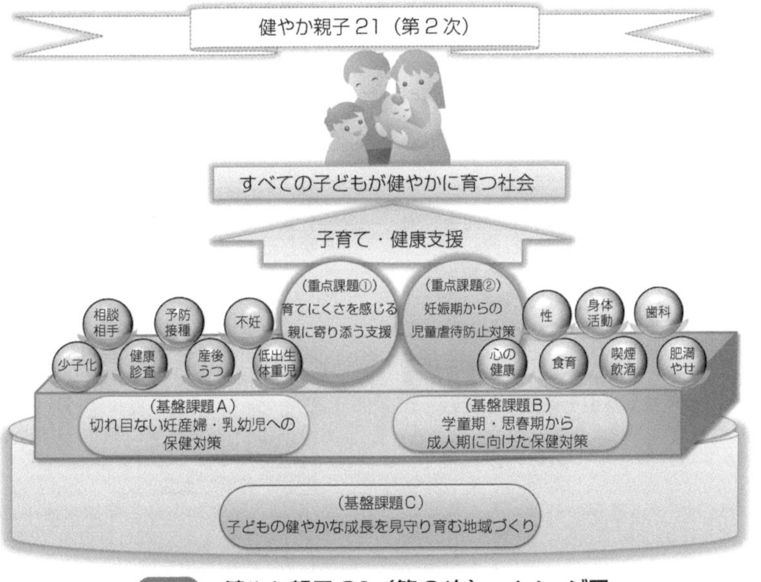

図1 健やか親子21（第2次） イメージ図

表1 「健やか親子21（第2次）」における課題の概要

課題名		課題の説明
基盤課題A	切れ目のない妊産婦・乳幼児への保健対策	妊娠・出産・育児期における母子保健対策の充実に取り組むとともに，各事業や関連機関の緊密な連携体制の強化や，情報の利活用，母子保健事業の評価・分析体制の構築を図ることにより，切れ目ない支援体制の構築を目指す．
基盤課題B	学童期・思春期から成人期に向けた保健対策	児童・生徒自らが，心身の健康に関心をもち，より良い将来を生きるため，健康の維持・向上に取り組めるよう，多分野の協調による健康教育の推進と次世代の健康を支える社会の実現を目指す．
基盤課題C	子どもの健やかな成長を見守り育む地域づくり	社会全体で子どもの健やかな成長を見守り，子育て世代の親を孤立させないよう支えていく地域づくりを目指す．具体的には，国や地方公共団体による子育て支援施策の拡充に限らず，地域にあるさまざまな資源（NPOや民間団体，母子愛育会や母子保健推進員等）との連携や役割分担の明確化があげられる．
重点課題①	育てにくさを感じる親に寄り添う支援	親子それぞれが発信するさまざまな育てにくさ*のサインを受け止め，丁寧に向き合い，子育てに寄り添う支援の充実を図ることを重点課題の1つとする． * 育てにくさとは，子育てに関わる者が感じる育児上の困難感で，その背景として，子どもの要因，親の要因，親子関係に関する要因，支援状況を含めた環境に関する要因など多面的な要素を含む．育てにくさの概念は広く，一部には発達障害などが原因となっている場合がある．
重点課題②	妊娠期からの児童虐待防止対策	児童虐待の発生を防止するための対策として，① 発生予防には，妊娠届出等など妊娠期から関わることが重要であること，② 早期発見・早期対応には，新生児訪問などの母子保健事業と関係機関の連携強化が必要であることから重点課題の1つとする．

○「すべての子どもが健やかに育つ社会」の10年後の実現に向け，3つの基盤となる課題と2つの重点的な課題を設定した（図1，表1）．

○ まず，3つの基盤課題のうち，基盤課題Aと基盤課題Bには従来から取り組んできたが引き続き改善が必要な課題や，少子化や家族形態の多様化等を背景として新たに出現してきた課題があり，ライフステージを通してこれらの課題の解決を図ることを目指す．また，基盤課題Cは，基盤課題Aと基盤課題Bを広く下支えする環境づくりを目指すための課題として設定した．

○ 次に，2つの重点課題は，様々ある母子保健課題の中でも，基盤課題A～Cでの取組をより一歩進めた形で重点的に取り組む必要があるものとして設定した．

III 目標の設定

○ 現計画の指標をもとに，「健康水準の指標」，「健康行動の指標」，「環境整備の指標」の三段階に整理した．また，現計画において目標を達成したと評価したもの等を「参考とする指標」として設定し，具体的な目標値を設けないものの，データの推移等を継続的に注視する指標とした．

○ 現計画では，目標を設けた指標が69指標74項目と多かったため，達成状況や現状を踏まえ見直しを行い，目標を設けた52の指標（うち再掲2指標を含む）と，目標を設けない参考とする指標として28の指標を設定した．

○ 目標値の設定にあたっては，既存の統計調査から現状や今後の推移の見通し等の分析を行い，向こう10年間で取組が着実に促されるよう段階的な目標設定を行った（別紙）．なお，既存の調査がない指標については，今後出来るだけ速やかに調査研究等を行い，ベースライン値及び目標値を設定する．

IV 国民運動計画としての取組の充実に向けて

1 国民の主体的取組の推進

すべての子どもが健やかな生活を送ることができるよう，国民一人ひとりが，親子を取り巻く温かな環境づくりへの関心と理解を深め，主体的に取り組むこと．

2 「健やか親子21」推進協議会及び各参画団体の活動の更なる活性化

課題の達成に向け，取組を推進する団体等が活動しやすく，連携しやすい柔軟な仕組みを取り入れることや，学術団体や職能団体などと連携した取組を推進すること．

3 企業や学術団体等との連携，協働による取組推進の体制づくり

子育て等に関連する事業を展開する企業や学術団体等と連携した普及啓発活動を行うこと．また，参画する企業にとっても，広報活動や社会貢献に繋がる仕組みを検討すること．

4 国及び地方公共団体における取組の推進－健康格差の解消に向けて国・都道府県・市町村に求められる役割－

○ 計画期間と達成すべき具体的課題を明確にした目標を設定し，「1 地域の現状等の把握（情報収集）→2 課題の抽出→3 改善策の検討→4 改善策の実行」というPDCAサイクルで母子保健事業を実施し，評価する仕組みが必要であること．

○ 国は，全国的な母子保健水準や母子保健事業の実施状況等を評価するための目標を設定し，広く関係者等に対して，その目標を周知すること．

○ 都道府県は，県内の課題の把握等を広域的かつ専門的な立場から行い，都道府県母子保健計画を策定し，課題解決に向けて，県内の地方公共団体間の役割分担や関係機関等との連携強化について中心的な役割を果たすこと．

○ 県型保健所は，地域保健における広域的，専門的かつ技術的拠点であり，管内市町村における事業評価及び改善を円滑に進めるために，積極的に協力・支援に取り組むこと．

○ 市町村は母子保健事業の主たる実施者として，関連部署や関係機関等と連携し，個々の状況に応じたきめ細かな支援を行い，把握した情報等から課題の明確化や対応策の検討を行い，事業に反映すること．指定都市・中核市の場合は，県型保健所の役割も同時に担うことになるが，より広域的な事業評価等を行っていくために，都道府県と連携すること．

【地域保健法】 昭和22年9月5日法律第101号　最終改正：平成23年6月22日法律第72号

第1章　総則

第1条　この法律は，地域保健対策の推進に関する基本指針，保健所の設置その他地域保健対策の推進に関し基本となる事項を定めることにより，母子保健法（昭和四十年法律第百四十一号）その他の地域保健対策に関する法律による対策が地域において総合的に推進されることを確保し，もつて地域住民の健康の保持及び増進に寄与することを目的とする．

第2条　地域住民の健康の保持及び増進を目的として国及び地方公共団体が講ずる施策は，我が国における急速な高齢化の進展，保健医療を取り巻く環境の変化等に即応し，地域における公衆衛生の向上及び増進を図るとともに，地域住民の多様化し，かつ，高度化する保健，衛生，生活環境等に関する需要に適確に対応することができるように，地域の特性及び社会福祉等の関連施策との有機的な連携に配慮しつつ，総合的に推進されることを基本理念とする．

第3条　市町村（特別区を含む．以下同じ．）は，当該市町村が行う地域保健対策が円滑に実施できるように，必要な施設の整備，人材の確保及び資質の向上等に努めなければならない．

② 都道府県は，当該都道府県が行う地域保健対策が円滑に実施できるように，必要な施設の整備，人材の確保及び資質の向上，調査及び研究等に努めるとともに，市町村に対し，前項の責務が十分に果たされるように，その求めに応じ，必要な技術的援助を与えることに努めなければならない．

③ 国は，地域保健に関する情報の収集，整理及び活用並びに調査及び研究並びに地域保健対策に係る人材の養成及び資質の向上に努めるとともに，市町村及び都道府県に対し，前二項の責務が十分に果たされるように必要な技術的及び財政的援助を与えることに努めなければならない．

第2章　地域保健対策の推進に関する基本指針

第4条　厚生労働大臣は，地域保健対策の円滑な実施及び総合的な推進を図るため，地域保健対策の推進に関する基本的な指針（以下「基本指針」という．）を定めなければならない．

② 基本指針は，次に掲げる事項について定めるものとする．

一　地域保健対策の推進の基本的な方向

二　保健所及び市町村保健センターの整備及び運営に関する基本的事項

三　地域保健対策に係る人材の確保及び資質の向上並びに第21条第1項の人材確保支援計画の策定に関する基本的事項

四　地域保健に関する調査及び研究に関する基本的事項

五　社会福祉等の関連施策との連携に関する基本的事項

六　その他地域保健対策の推進に関する重要事項

③ 厚生労働大臣は，基本指針を定め，又はこれを変更したときは，遅滞なく，これを公表しなければならない．

第3章　保健所

第5条　保健所は，都道府県，地方自治法（昭和22年法律第67号）第252条の19第1項の指定都市，同法第252条の22第1項の中核市その他の政令で定める市又は特別区が，これを設置する．

② 都道府県は，前項の規定により保健所を設置する場合においては，保健医療に係る施策と社会福祉に係る施策との有機的な連携を図るため，医療法（昭和23年法律第205号）第30条の4第2項第14号に規定する区域及び介護保険法（平成9年法律第123号）第118条第2項第1号に規定する区域を参酌して，保健所の所管区域を設定しなければならない．

第6条　保健所は，次に掲げる事項につき，企画，調整，指導及びこれらに必要な事業を行う．

一　地域保健に関する思想の普及及び向上に関する事項

二　人口動態統計その他地域保健に係る統計に関する事項

三　栄養の改善及び食品衛生に関する事項

四　住宅，水道，下水道，廃棄物の処理，清掃その他の環境の衛生に関する事項

五　医事及び薬事に関する事項

六　保健師に関する事項

七　公共医療事業の向上及び増進に関する事項

八　母性及び乳幼児並びに老人の保健に関する事項

九　歯科保健に関する事項

十　精神保健に関する事項

十一　治療方法が確立していない疾病その他の特殊の疾病により長期に療養を必要とする者の保健に関する事項

十二　エイズ，結核，性病，伝染病その他の疾病の予防に関する事項

十三　衛生上の試験及び検査に関する事項

十四　その他地域住民の健康の保持及び増進に関する事項

第7条　保健所は，前条に定めるもののほか，地域住民の健康の保持及び増進を図るため必要があるときは，次に掲げる事業を行うことができる．

一　所管区域に係る地域保健に関する情報を収集し，整理し，及び活用すること．

二　所管区域に係る地域保健に関する調査及び研究を行うこと．

三　歯科疾患その他厚生労働大臣の指定する疾病の治療を行うこと．

四　試験及び検査を行い，並びに医師，歯科医師，薬剤師その他の者に試験及び検査に関する施設を利用させること．

第8条　都道府県の設置する保健所は，前2条に定めるもののほか，所管区域内の市町村の地域保健対策の実施に関し，市町村相互間の連絡調整を行い，及び市町村の求めに応じ，技術的助言，市町村職員の研修その他必要な援助を行うことができる．

第9条　第5条第1項に規定する地方公共団体の長は，その職権に属する第6条各号に掲げる事項に関する事務を保健所長に委任することができる．

第10条　保健所に，政令の定めるところにより，所長その他所要の職員を置く．

第11条　第5条第1項に規定する地方公共団体は，保健所の所管区域内の地域保健及び保健所の運営に関する事

項を審議させるため，当該地方公共団体の条例で定めるところにより，保健所に，運営協議会を置くことができる．
第12条　第5条第1項に規定する地方公共団体は，保健所の事業の執行の便を図るため，その支所を設けることができる．
第13条　この法律による保健所でなければ，その名称中に，保健所たることを示すような文字を用いてはならない．
第14条　保健所の施設の利用又は保健所で行う業務については，政令で定める場合を除いては，使用料，手数料又は治療料を徴収してはならない．
第15条　国は，保健所の施設又は設備に要する費用を支出する地方公共団体に対し，予算の範囲内において，政令で定めるところにより，その費用の全部又は一部を補助することができる．
第16条　厚生労働大臣は，政令の定めるところにより，第5条第1項に規定する地方公共団体の長に対し，保健所の運営に関し必要な報告を求めることができる．
②　厚生労働大臣は，第5条第1項に規定する地方公共団体に対し，保健所の設置及び運営に関し適切と認める技術的な助言又は勧告をすることができる．
第17条　この章に定めるもののほか，保健所及び保健所支所の設置，廃止及び運営に関して必要な事項は，政令でこれを定める．
第4章　市町村保健センター
第18条　市町村は，市町村保健センターを設置することができる．
②　市町村保健センターは，住民に対し，健康相談，保健指導及び健康診査その他地域保健に関し必要な事業を行うことを目的とする施設とする．
第19条　国は，予算の範囲内において，市町村に対し，市町村保健センターの設置に要する費用の一部を補助することができる．
第20条　国は，次条第1項の町村が市町村保健センターを整備しようとするときは，その整備が円滑に実施されるように適切な配慮をするものとする．
第5章　地域保健対策に係る人材確保の支援に関する計画
第21条　都道府県は，当分の間，基本指針に即して，政令で定めるところにより，地域保健対策の実施に当たり特にその人材の確保又は資質の向上を支援する必要がある町村について，町村の申出に基づき，地域保健対策を円滑に実施するための人材の確保又は資質の向上の支援に関する計画（以下「人材確保支援計画」という．）を定めることができる．
②　人材確保支援計画は，次に掲げる事項について定めるものとする．
一　人材確保支援計画の対象となる町村（以下「特定町村」という．）
二　都道府県が実施する特定町村の地域保健対策を円滑に実施するための人材の確保又は資質の向上に資する事業の内容に関する事項
③　前項各号に掲げる事項のほか，人材確保支援計画を定める場合には，特定町村の地域保健対策を円滑に実施するための人材の確保又は資質の向上の基本的方針に関する事項について定めるよう努めるものとする．
④　都道府県は，人材確保支援計画を定め，又はこれを変更しようとするときは，あらかじめ，特定町村の意見を聴かなければならない．
⑤　都道府県は，人材確保支援計画を定め，又はこれを変更したときは，遅滞なく，厚生労働大臣にこれを通知しなければならない．
第22条　国は，政令で定めるところにより，予算の範囲内において，人材確保支援計画に定められた前条第2項第2号の事業を実施する都道府県に対し，当該事業に要する費用の一部を補助することができる．
②　国は，前項に規定するもののほか，人材確保支援計画を定めた都道府県が，当該人材確保支援計画に定められた事業を実施しようとするときは，当該事業が円滑に実施されるように必要な助言，指導その他の援助の実施に努めるものとする．
（中略）
附　則　（平成30年7月25日法律第79号）　抄
（施行期日）
第1条　この法律は，平成31年4月1日から施行する．

【母子保健法】　昭和40年法律第141号　最終改正：平成28年6月3日（法律第63号）
第1章　総則
（目的）
第1条　この法律は，母性並びに乳児及び幼児の健康の保持及び増進を図るため，母子保健に関する原理を明らかにするとともに，母性並びに乳児及び幼児に対する保健指導，健康診査，医療その他の措置を講じ，もつて国民保健の向上に寄与することを目的とする．
（母性の尊重）
第2条　母性は，すべての児童がすこやかに生まれ，かつ，育てられる基盤であることにかんがみ，尊重され，かつ，保護されなければならない．
（乳幼児の健康の保持増進）
第3条　乳児及び幼児は，心身ともに健全な人として成長してゆくために，その健康が保持され，かつ，増進されなければならない．
（母性及び保護者の努力）
第4条　母性は，みずからすすんで，妊娠，出産又は育児についての正しい理解を深め，その健康の保持及び増進に努めなければならない．
2　乳児又は幼児の保護者は，みずからすすんで，育児についての正しい理解を深め，乳児又は幼児の健康の保持及び増進に努めなければならない．
（国及び地方公共団体の責務）
第5条　国及び地方公共団体は，母性並びに乳児及び幼児の健康の保持及び増進に努めなければならない．
2　国及び地方公共団体は，母性並びに乳児及び幼児の健康の保持及び増進に関する施策を講ずるに当たっては，当該施策が乳児及び幼児に対する虐待の予防及び早期発見に資するものであることに留意するとともに，その施策を通じて，前3条に規定する母子保健の理念が具現されるように配慮しなければならない．
（用語の定義）
第6条　この法律において「妊産婦」とは，妊娠中又は出産後1年以内の女子をいう．
2　この法律において「乳児」とは，1歳に満たない者をいう．
3　この法律において「幼児」とは，満1歳から小学校就学の始期に達するまでの者をいう．
4　この法律において「保護者」とは，親権を行う者，未成年後見人その他の者で，乳児又は幼児を現に監護する者をいう．
5　この法律において「新生児」とは，出生後28日を経過しない乳児をいう．
6　この法律において「未熟児」とは，身体の発育が未熟のまま出生した乳児であって，正常児が出生時に有する諸機能を得るに至るまでのものをいう．

（都道府県児童福祉審議会等の権限）
第7条　児童福祉法（昭和22年法律第164号）第8条第2項に規定する都道府県児童福祉審議会（同条第1項ただし書に規定する都道府県にあっては，地方社会福祉審議会．以下この条において同じ．）及び同条第四項に規定する市町村児童福祉審議会は，母子保健に関する事項につき，調査審議するほか，同条第2項に規定する都道府県児童福祉審議会は都道府県知事の，同条第4項に規定する市町村児童福祉審議会は市町村長の諮問にそれぞれ答え，又は関係行政機関に意見を具申することができる．
第8条　都道府県は，この法律の規定により市町村が行う母子保健に関する事業の実施に関し，市町村相互間の連絡調整を行い，及び市町村の求めに応じ，その設置する保健所による技術的事項についての指導，助言その他当該市町村に対する必要な技術的援助を行うものとする．
（実施の委託）
第8条の2　市町村は，この法律に基づく母子保健に関する事業の一部について，病院若しくは診療所又は医師，助産師その他適当と認められる者に対し，その実施を委託することができる．
（連携及び調和の確保）
第8条の3　都道府県及び市町村は，この法律に基づく母子保健に関する事業の実施に当たつては，学校保健安全法（昭和33年法律第56号），児童福祉法その他の法令に基づく母性及び児童の保健及び福祉に関する事業との連携及び調和の確保に努めなければならない．
第2章　母子保健の向上に関する措置
（知識の普及）
第9条　都道府県及び市町村は，母性又は乳児若しくは幼児の健康の保持及び増進のため，妊娠，出産又は育児に関し，相談に応じ，個別的又は集団的に，必要な指導及び助言を行い，並びに地域住民の活動を支援すること等により，母子保健に関する知識の普及に努めなければならない．
（保健指導）
第10条　市町村は，妊産婦若しくはその配偶者又は乳児若しくは幼児の保護者に対して，妊娠，出産又は育児に関し，必要な保健指導を行い，又は医師，歯科医師，助産師若しくは保健師について保健指導を受けることを勧奨しなければならない．
（新生児の訪問指導）
第11条　市町村長は，前条の場合において，当該乳児が新生児であって，育児上必要があると認めるときは，医師，保健師，助産師又はその他の職員をして当該新生児の保護者を訪問させ，必要な指導を行わせるものとする．ただし，当該新生児につき，第19条の規定による指導が行われるときは，この限りでない．
2　前項の規定による新生児に対する訪問指導は，当該新生児が新生児でなくなつた後においても，継続することができる．
（健康診査）
第12条　市町村は，次に掲げる者に対し，厚生労働省令の定めるところにより，健康診査を行わなければならない．
一　満1歳6か月を超え満2歳に達しない幼児
二　満3歳を超え満4歳に達しない幼児
2　前項の厚生労働省令は，健康増進法（平成14年法律第103号）第9条第1項に規定する健康診査等指針（第16条第4項において単に「健康診査等指針」という．）と調和が保たれたものでなければならない．
第13条　前条の健康診査のほか，市町村は，必要に応じ，妊産婦又は乳児若しくは幼児に対して，健康診査を行い，又は健康診査を受けることを勧奨しなければならない．
2　厚生労働大臣は，前項の規定による妊婦に対する健康診査についての望ましい基準を定めるものとする．
（栄養の摂取に関する援助）
第14条　市町村は，妊産婦又は乳児若しくは幼児に対して，栄養の摂取につき必要な援助をするように努めるものとする．
（妊娠の届出）
第15条　妊娠した者は，厚生労働省令で定める事項につき，速やかに，市町村長に妊娠の届出をするようにしなければならない．
（母子健康手帳）
第16条　市町村は，妊娠の届出をした者に対して，母子健康手帳を交付しなければならない．
2　妊産婦は，医師，歯科医師，助産師又は保健師について，健康診査又は保健指導を受けたときは，その都度，母子健康手帳に必要な事項の記載を受けなければならない．乳児又は幼児の健康診査又は保健指導を受けた当該乳児又は幼児の保護者についても，同様とする．
3　母子健康手帳の様式は，厚生労働省令で定める．
4　前項の厚生労働省令は，健康診査等指針と調和が保たれたものでなければならない．
（妊産婦の訪問指導等）
第17条　第13条第1項の規定による健康診査を行った市町村の長は，その結果に基づき，当該妊産婦の健康状態に応じ，保健指導を要する者については，医師，助産師，保健師又はその他の職員をして，その妊産婦を訪問させて必要な指導を行わせ，妊娠又は出産に支障を及ぼすおそれがある疾病にかかっている疑いのある者については，医師又は歯科医師の診療を受けることを勧奨するものとする．
2　市町村は，妊産婦が前項の勧奨に基づいて妊娠又は出産に支障を及ぼすおそれがある疾病につき医師又は歯科医師の診療を受けるために必要な援助を与えるように努めなければならない．
（低体重児の届出）
第18条　体重が2500グラム未満の乳児が出生したときは，その保護者は，速やかに，その旨をその乳児の現在地の市町村に届け出なければならない．
（未熟児の訪問指導）
第19条　市町村長は，その区域内に現在地を有する未熟児について，養育上必要があると認めるときは，医師，保健師，助産師又はその他の職員をして，その未熟児の保護者を訪問させ，必要な指導を行わせるものとする．
2　第11条第2項の規定は，前項の規定による訪問指導に準用する．
（健康診査に関する情報の提供の求め）
第19条の2　市町村は，妊産婦若しくは乳児若しくは幼児であって，かつて当該市町村以外の市町村（以下この項において「他の市町村」という．）に居住していた者又は当該妊産婦の配偶者若しくは当該乳児若しくは幼児の保護者に対し，第10条の保健指導，第11条，第17条第1項若しくは前条の訪問指導，第12条第1項若しくは第13条第1項の健康診査又は第22条第2項第2号から第5号までに掲げる事業を行うために必要があると認めるときは，当該他の市町村に対し，厚生労働省令で定めるところにより，当該妊産婦又は乳児若しくは幼児に対する第12条第1項又は第13条第1項の健康診査に関する情報の提供を求めることができる．
2　市町村は，前項の規定による情報の提供の求めについては，電子情報処理組織を使用する方法その他の情報通信の技術を利用する方法であって厚生労働省令で定めるものにより行うよう努めなければならない.

(養育医療)

第20条　市町村は，養育のため病院又は診療所に入院することを必要とする未熟児に対し，その養育に必要な医療(以下「養育医療」という.)の給付を行い，又はこれに代えて養育医療に要する費用を支給することができる.

2　前項の規定による費用の支給は，養育医療の給付が困難であると認められる場合に限り，行なうことができる.

3　養育医療の給付の範囲は，次のとおりとする.

一　診察

二　薬剤又は治療材料の支給

三　医学的処置，手術及びその他の治療

四　病院又は診療所への入院及びその療養に伴う世話その他の看護

五　移送

4　養育医療の給付は，都道府県知事が次項の規定により指定する病院若しくは診療所又は薬局(以下「指定養育医療機関」という.)に委託して行うものとする.

5　都道府県知事は，病院若しくは診療所又は薬局の開設者の同意を得て，第1項の規定による養育医療を担当させる機関を指定する.

6　第一項の規定により支給する費用の額は，次項の規定により準用する児童福祉法第19条の12の規定により指定養育医療機関が請求することができる診療報酬の例により算定した額のうち，本人及びその扶養義務者〔民法(明治29年法律第89号)に定める扶養義務者をいう.第21条の4第1項において同じ.〕が負担することができないと認められる額とする.

7　児童福祉法第19条の12，第19条の20及び第21条の3の規定は養育医療の給付について，同法第20条第7項及び第8項並びに第21条の規定は指定養育医療機関について，それぞれ準用する.この場合において，同法第19条の12中「診療方針」とあるのは「診療方針及び診療報酬」と，同法第19条の20(第2項を除く.)中「小児慢性特定疾病医療費の」とあるのは「診療報酬の」と，同条第1項中「第19条の3第10項」とあるのは「母子保健法第20条第7項において読み替えて準用する第19条の12」と，同条第4項中「都道府県」とあるのは「市町村」と，同法第21条の3第2項中「都道府県の」とあるのは「市町村の」と読み替えるものとする.

(医療施設の整備)

第20条の2　国及び地方公共団体は，妊産婦並びに乳児及び幼児の心身の特性に応じた高度の医療が適切に提供されるよう，必要な医療施設の整備に努めなければならない.

(調査研究の推進)

第20条の3　国は，乳児及び幼児の障害の予防のための研究その他母性並びに乳児及び幼児の健康の保持及び増進のため必要な調査研究の推進に努めなければならない.

(費用の支弁)

第21条　市町村が行う第12条第1項の規定による健康診査に要する費用及び第20条の規定による措置に要する費用は，当該市町村の支弁とする.

(都道府県の負担)

第21条の2　都道府県は，政令の定めるところにより，前条の規定により市町村が支弁する費用のうち，第20条の規定による措置に要する費用については，その4分の1を負担するものとする.

(国の負担)

第21条の3　国は，政令の定めるところにより，第21条の規定により市町村が支弁する費用のうち，第20条の規定による措置に要する費用については，その2分の1を負担するものとする.

(費用の徴収)

第21条の4　第20条の規定による養育医療の給付に要する費用を支弁した市町村長は，当該措置を受けた者又はその扶養義務者から，その負担能力に応じて，当該措置に要する費用の全部又は一部を徴収することができる.

2　前項の規定による費用の徴収は，徴収されるべき者の居住地又は財産所在地の市町村に嘱託することができる.

3　第1項の規定により徴収される費用を，指定の期限内に納付しない者があるときは，地方税の滞納処分の例により処分することができる.この場合における徴収金の先取特権の順位は，国税及び地方税に次ぐものとする.

第3章　母子健康包括支援センター

第22条　市町村は，必要に応じ，母子健康包括支援センターを設置するように努めなければならない.

2　母子健康包括支援センターは，第1号から第4号までに掲げる事業を行い，又はこれらの事業に併せて第5号に掲げる事業を行うことにより，母性並びに乳児及び幼児の健康の保持及び増進に関する包括的な支援を行うことを目的とする施設とする.

一　母性並びに乳児及び幼児の健康の保持及び増進に関する支援に必要な実情の把握を行うこと.

二　母子保健に関する各種の相談に応ずること.

三　母性並びに乳児及び幼児に対する保健指導を行うこと.

四　母性及び児童の保健医療又は福祉に関する機関との連絡調整その他母性並びに乳児及び幼児の健康の保持及び増進に関し，厚生労働省令で定める支援を行うこと.

五　健康診査，助産その他の母子保健に関する事業を行うこと(前各号に掲げる事業を除く.).

3　市町村は，母子健康包括支援センターにおいて，第9条の相談，指導及び助言並びに第10条の保健指導を行うに当たっては，児童福祉法第21条の11第1項の情報の収集及び提供，相談並びに助言並びに同条第2項のあっせん，調整及び要請と一体的に行うように努めなければならない.

第4章　雑則

(非課税)

第23条　第20条の規定により支給を受けた金品を標準として，租税その他の公課を課することができない.

(差押えの禁止)

第24条　第20条の規定により金品の支給を受けることとなった者の当該支給を受ける権利は，差し押えることができない.

第25条　削除

(大都市等の特例)

第26条　この法律中都道府県が処理することとされている事務で政令で定めるものは，地方自治法(昭和22年法律第67号)第252条の19第1項の指定都市(以下「指定都市」という.)及び同法第252条の22第1項の中核市(以下「中核市」という.)においては，政令の定めるところにより，指定都市又は中核市(以下「指定都市等」という.)が処理するものとする.この場合においては，この法律中都道府県に関する規定は，指定都市等に関する規定として，指定都市等に適用があるものとする.

(緊急時における厚生労働大臣の事務執行)

第27条　第20条第7項において準用する児童福祉法第21条の3第1項の規定により都道府県知事の権限に属するものとされている事務は，未熟児の利益を保護する緊急の必要があると厚生労働大臣が認める場合にあっては，厚生労働大臣又は都道府県知事が行うものとする．この場合においては，第20条第7項において準用する同法の規定中都道府県知事に関する規定（当該事務に係るものに限る．）は，厚生労働大臣に関する規定として厚生労働大臣に適用があるものとする．

2　前項の場合において，厚生労働大臣又は都道府県知事が当該事務を行うときは，相互に密接な連携の下に行うものとする．

（権限の委任）

第28条　この法律に規定する厚生労働大臣の権限は，厚生労働省令で定めるところにより，地方厚生局長に委任することができる．

2　前項の規定により地方厚生局長に委任された権限は，厚生労働省令で定めるところにより，地方厚生支局長に委任することができる．

（中略）

附則　（令和元年5月31日法律第16号）　抄

（施行期日）

第1条　この法律は，公布の日から起算して9月を超えない範囲内において政令で定める日から施行する．ただし，次の各号に掲げる規定は，当該各号に定める日から施行する．

一　第2条中住民基本台帳法別表第1の改正規定（同表の57の4の項を同表の57の5の項とし，同表の57の3の項の次に次のように加える部分に限る．），同法別表第2の改正規定（第10号に掲げる部分を除く．），同法別表第3の改正規定（同号に掲げる部分を除く．），同法別表第4の改正規定（同号に掲げる部分を除く．）及び同法別表第5の改正規定（同号に掲げる部分を除く．），第3条中電子署名等に係る地方公共団体情報システム機構の認証業務に関する法律第17条第3項の改正規定（同項第3号に係る部分及び同項第11号に係る部分（「第57条」を「第57条第1項」に改める部分に限る．）を除く．），同法第18条の改正規定，同法第37条第3項の改正規定（同項第1号に係る部分及び同項第5号に係る部分（「第57条」を「第57条第1項」に改める部分に限る．）を除く．），同法第56条（見出しを含む．）の改正規定，同法第57条の見出しの改正規定（「電子計算機処理等の受託者等」を「利用者証明検証者等」に改める部分に限る．）及び同条の改正規定（同条に2項を加える部分を除く．），第4条中行政手続における特定の個人を識別するための番号の利用等に関する法律（以下この条から附則第6条までにおいて「番号利用法」という．）別表第1及び別表第2の改正規定並びに第7条の規定並びに附則第3条，第7条から第9条まで，第68条及び第80条の規定　公布の日

（政令への委任）

第8条　この附則に定めるもののほか，この法律の施行に関し必要な経過措置（罰則に関する経過措置を含む．）は，政令で定める．

（検討）

第9条

2　政府は，前項に定めるもののほか，この法律の施行後3年を目途として，この法律による改正後のそれぞれの法律の施行の状況について検討を加え，必要があると認めるときは，その結果に基づいて必要な措置を講ずるものとする．

索　引

た

な

は

●執筆者略歴●

荒牧　礼子（あらまき　れいこ）
高知県立大学大学院人間生活学研究科修了
現在　神戸学院大学栄養学部教授
専門　公衆栄養学，栄養疫学論，健康情報論，介護論
博士（生活科学）（高知県立大学）

今井　絵理（いまい　えり）
滋賀県立大学大学院人間文化学研究科修了
現在　滋賀県立大学人間文化学部生活栄養学科准教授
専門　公衆栄養学，栄養疫学，応用栄養学
博士（学術）（滋賀県立大学）

栗山　孝雄（くりやま　たかお）
静岡県立大学大学院生活健康科学研究科，早稲田大学大学院人間科学研究科修了
現在　東北生活文化大学家政学部家政学科教授
専門　公衆栄養学，衛生学・公衆衛生学
博士（人間科学）

黒川　通典（くろかわ　みちのり）
大阪府立大学大学院総合リハビリテーション学研究科修了
現在　摂南大学農学部食品栄養学科教授
専門　公衆栄養学，社会調査
博士（保健学）

中出麻紀子（なかで　まきこ）
東京大学大学院医学系研究科修了
現在　兵庫県立大学環境人間学部食環境栄養課程准教授
専門　公衆栄養学
博士（保健学）

東　あかね（ひがし　あかね）
京都府立医科大学卒業
現在　京都府立大学名誉教授
　　　京都産業大学保健管理センター所長
専門　予防医学，公衆栄養学
医学博士　京都府立医科大学

三好　美紀（みよし　みき）
青森県立保健大学大学院健康科学研究科修了
現在　青森県立保健大学大学院健康科学研究科国際地域栄養研究室准教授
専門　公衆栄養学，国際栄養学
博士（健康科学）（青森県立保健大学大学院）

（五十音順）

ステップアップ栄養・健康科学シリーズ⑬
公衆栄養学 地域から国内外までの栄養問題に取り組むために

第1版 第1刷 2020年3月31日
第5刷 2024年3月1日

検印廃止

編 者 荒牧 礼子
今井 絵理
発行者 曽根 良介
発行所 ㈱化学同人
〒600-8074 京都市下京区仏光寺通柳馬場西入ル
編集部 TEL 075-352-3711 FAX 075-352-0371
営業部 TEL 075-352-3373 FAX 075-351-8301
振替 01010-7-5702
e-mail webmaster@kagakudojin.co.jp
URL https://www.kagakudojin.co.jp
印刷・製本 ㈱ウイル・コーポレーション

ISBN978-4-7598-1903-8